Kohlhammer

Die Autorinnen

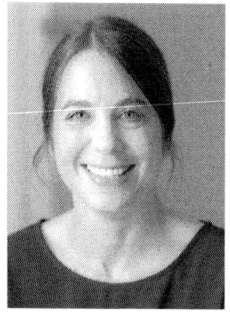

Sonja Jelineck ist u.a. Osteopathin und Heilpädagogin. Sie lebt und arbeitet in München.

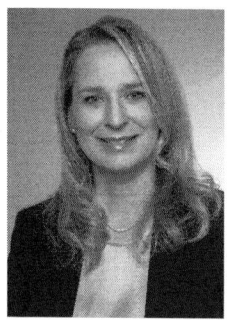

Andrea Beetz, Prof. Dr. phil. habil., ist Diplom-Psychologin in Erlangen und hat eine Professur für Heilpädagogik und Inklusionspädagogik an der IU Internationalen Hochschule.

Sonja Jelineck
Andrea Beetz

Hypermobilität im Kindes- und Jugendalter

Ein praxisorientierter Leitfaden für Ärzte, Therapeuten und Eltern

Verlag W. Kohlhammer

Für den Inhalt abgedruckter oder verlinkter Websites ist ausschließlich der jeweilige Betreiber verantwortlich. Die W. Kohlhammer GmbH hat keinen Einfluss auf die verknüpften Seiten und übernimmt hierfür keinerlei Haftung. Dieses Werk einschließlich aller seiner Teile ist urheberrechtlich geschützt. Jede Verwendung außerhalb der engen Grenzen des Urheberrechts ist ohne Zustimmung des Verlags unzulässig und strafbar. Das gilt insbesondere für Vervielfältigungen, Übersetzungen, Mikroverfilmungen und für die Einspeicherung und Verarbeitung in elektronischen Systemen.

Pharmakologische Daten, d. h. u. a. Angaben von Medikamenten, ihren Dosierungen und Applikationen, verändern sich fortlaufend durch klinische Erfahrung, pharmakologische Forschung und Änderung von Produktionsverfahren. Verlag und Autoren haben große Sorgfalt darauf gelegt, dass alle in diesem Buch gemachten Angaben dem derzeitigen Wissensstand entsprechen. Da jedoch die Medizin als Wissenschaft ständig im Fluss ist, da menschliche Irrtümer und Druckfehler nie völlig auszuschließen sind, können Verlag und Autoren hierfür jedoch keine Gewähr und Haftung übernehmen. Jeder Benutzer ist daher dringend angehalten, die gemachten Angaben, insbesondere in Hinsicht auf Arzneimittelnamen, enthaltene Wirkstoffe, spezifische Anwendungsbereiche und Dosierungen anhand des Medikamentenbeipackzettels und der entsprechenden Fachinformationen zu überprüfen und in eigener Verantwortung im Bereich der Patientenversorgung zu handeln. Aufgrund der Auswahl häufig angewendeter Arzneimittel besteht kein Anspruch auf Vollständigkeit.

Die Wiedergabe von Warenbezeichnungen, Handelsnamen und sonstigen Kennzeichen in diesem Buch berechtigt nicht zu der Annahme, dass diese von jedermann frei benutzt werden dürfen. Vielmehr kann es sich auch dann um eingetragene Warenzeichen oder sonstige geschützte Kennzeichen handeln, wenn sie nicht eigens als solche gekennzeichnet sind.

Es konnten nicht alle Rechtsinhaber von Abbildungen ermittelt werden. Sollte dem Verlag gegenüber der Nachweis der Rechtsinhaberschaft geführt werden, wird das branchenübliche Honorar nachträglich gezahlt.

Dieses Werk enthält Hinweise/Links zu externen Websites Dritter, auf deren Inhalt der Verlag keinen Einfluss hat und die der Haftung der jeweiligen Seitenanbieter oder -betreiber unterliegen. Zum Zeitpunkt der Verlinkung wurden die externen Websites auf mögliche Rechtsverstöße überprüft und dabei keine Rechtsverletzung festgestellt. Ohne konkrete Hinweise auf eine solche Rechtsverletzung ist eine permanente inhaltliche Kontrolle der verlinkten Seiten nicht zumutbar. Sollten jedoch Rechtsverletzungen bekannt werden, werden die betroffenen externen Links soweit möglich unverzüglich entfernt.

1. Auflage 2025

Alle Rechte vorbehalten
© W. Kohlhammer GmbH, Stuttgart
Gesamtherstellung: W. Kohlhammer GmbH, Heßbrühlstr. 69, 70565 Stuttgart
produktsicherheit@kohlhammer.de

Print:
ISBN 978-3-17-045539-9

E-Book-Formate:
pdf: ISBN 978-3-17-045540-5
epub: ISBN 978-3-17-045541-2

Inhalt

Abkürzungsverzeichnis 9

Vorwort 11

1 **Einleitung** 15
   1.1   Eine multisystemische chronische Erkrankung 16
   1.2   »Zebras« – ein oft langwieriger diagnostischer Prozess 17
   1.3   Aktuelle Diagnoserahmen für Erwachsene, Kinder und Jugendliche 19
   1.4   Nach der Diagnose: Multiprofessionelles Team und Behandlungsoptionen 20
   1.5   Zielsetzung und Aufbau des Buches 21

2 **Hypermobilität im Überblick** 22
   2.1   Prävalenz 22
   2.2   Diagnostik 23
       2.2.1   Allgemeine Hinweise auf symptomatische Hypermobilität 24
       2.2.2   Hinweise auf behandlungsbedürftige Hypermobilität bei Säuglingen und Kleinkindern 25
       2.2.3   Hinweise auf symptomatische Hypermobilität bei Kindern und Jugendlichen 26
       2.2.4   Das Beighton-Scoring-System 28
       2.2.5   Diagnosekriterien für Kinder und Jugendliche 29
       2.2.6   Wie es weitergehen könnte: Diagnosekriterien für Erwachsene 34
       2.2.7   Ein potenzieller Biomarker für hEDS und HSD 36
       2.2.8   Bedeutung von Früherkennung und präventivem Management 36
   2.3   HSD: Eine multisystemische Spektrum-Erkrankung 37
   2.4   Haut- und Gewebeauffälligkeiten 39
   2.5   Muskuloskelettale Krankheitszeichen und Symptome 39
   2.6   Komorbiditäten (Begleiterkrankungen) 45
       2.6.1   Gesicherte Komorbiditäten bei Kindern und Jugendlichen 45
       2.6.2   Sich abzeichnende Komorbiditäten 48

	2.7	Prognose im Lebensverlauf	49
	2.8	Erfahrungen und Perspektiven von Betroffenen	51
3	Notwendigkeit multiprofessioneller Teams für das Management von Hypermobilität		55
4	Mögliche Ursachen und Zusammenhänge von Hypermobilität und Begleiterkrankungen		57
	4.1	Die Rolle des Bindegewebes	57
	4.2	Schmerz, Wahrnehmungsveränderungen und psychische Symptome	58
	4.3	Triade, Quartett oder Pentade? Hypermobilität, POTS, Mastzellenaktivierungs-Syndrom, gastrointestinale Dysmotilität und Autoimmunität	62
	4.4	Exkurs: Maxwells Pentade-Super-Syndrom im Detail	64
	4.5	Mögliche Ansatzpunkte für Interventionen	70
5	Evidenzbasierte therapeutische und pädagogische Interventionen bei Hypermobilität		73
6	Hypermobilität im Kindergarten- und Schulalter		77
	6.1	Wie kann die Kinder- und Jugendmedizin unterstützen?	77
		6.1.1 Was sagt die Evidenz?	77
		6.1.2 Was sagen Fachkräfte?	78
		6.1.3 Kernbotschaften für die Praxis	89
	6.2	Wie kann die Physiotherapie unterstützen?	91
		6.2.1 Was sagt die Evidenz?	91
		6.2.2 Was sagen Fachkräfte?	92
		6.2.3 Kernbotschaften für die Praxis	103
		6.2.4 Weiterführende Ressourcen	104
	6.3	Wie kann die Ergotherapie unterstützen?	106
		6.3.1 Was sagt die Evidenz?	106
		6.3.2 Was sagen Fachkräfte?	107
		6.3.3 Kernbotschaften für die Praxis	115
		6.3.4 Weiterführende Ressourcen	116
	6.4	Wie kann die Psychotherapie unterstützen?	116
		6.4.1 Was sagt die Evidenz?	116
		6.4.2 Was sagen Fachkräfte?	117
		6.4.3 Kernbotschaften für die Praxis	123
	6.5	Wie kann die Pädagogik unterstützen?	124
		6.5.1 Was sagt die Evidenz?	124
		6.5.2 Was sagen Fachkräfte?	125
		6.5.3 Kernbotschaften für die Praxis	132
	6.6	Was können Betroffene und ihre Erziehungsberechtigten und Angehörigen tun?	133
		6.6.1 Was sagt die Evidenz?	133

		6.6.2	Was sagen Fachkräfte?	134
		6.6.3	Wie mache ich das meiste aus meinem multiprofessionellen Team?	147
		6.6.4	Kernbotschaften für Betroffene und Erziehungsberechtigte	148
		6.6.5	Weiterführende Ressourcen	150
	6.7	Weiterführende Ressourcen für alle Fachgebiete und Betroffene		150
		6.7.1	EDS ECHO	150
		6.7.2	Hypermobilitäts-»Hacks« von Bendybodiespodcast.com	151
		6.7.3	Hypermobility 101 Series	152
		6.7.4	Dokumentationen zu HSD, hEDS und EDS	152
7	**Nützliche Anlaufstellen**			**154**
	7.1	Selbsthilfeorganisationen		154
		7.1.1	Selbsthilfeorganisationen für Hypermobilität im deutschsprachigen Raum	154
		7.1.2	Selbsthilfeorganisationen für Hypermobilität im Ausland	155
		7.1.3	Selbsthilfeorganisationen für Begleiterkrankungen im deutschsprachigen Raum	156
	7.2	Ärztliche und therapeutische Fachkräfte		156
	7.3	Facebook-Gruppen		157
		7.3.1	Deutschsprachige Facebook-Gruppen ab ca. 300 Mitgliedern	157
		7.3.2	Größere englischsprachige Spezialgruppen auf Facebook	157
8	**Fazit**			**158**
Literatur				**160**
Glossar				**175**
Sachwortverzeichnis				**181**

Abkürzungsverzeichnis

ADHS	Aufmerksamkeitsdefizit-/Hyperaktivitätsstörung
ANS	Autonomes Nervensystem
ASS	Autismus-Spektrum-Störung
BfArM	Bundesinstitut für Arzneimittel und Medizinprodukte
BMG	Bundesministerium für Gesundheit
DEDI	Deutsche Ehlers-Danlos Initiative e. V.
DEGAM	Deutsche Gesellschaft für Allgemeinmedizin und Familienmedizin
DSM	Diagnostic and Statistical Manual of Mental Disorders
EDS	Ehlers-Danlos-Syndrome
EU	Europäische Union
GfH	Deutsche Gesellschaft für Humangenetik
GM	German Modifikation (deutsche Modifikation)
hEDS	Hypermobiles Ehlers-Danlos-Syndrom
HMS	Hypermobilitäts-Syndrom
HMSA	The Hypermobility Syndromes Association
HSD	Hypermobility Spectrum Disorder/Hypermobilitäts-Spektrum-Erkrankung
HSS	Hypermobilitäts-Spektrum-Störung
ICD	International Classification of Diseases and Related Health Problems (Internationale statistische Klassifikation der Krankheiten und verwandter Gesundheitsprobleme)
MCAS	Mastzellenaktivierungssyndrom
NHLBI	National Heart, Lung and Blood Institute
NHS	National Health Service
PEM	Post-Exertionelle Malaise
POTS	Posturales orthostatisches Tachykardiesyndrom
RCT(s)	Randomisierte kontrollierte Studie(n)
SNS	Sympathisches Nervensystem
TEDS	The Ehlers-Danlos Society
TEDS UK	The Ehlers-Danlos Support UK
TENS	Transkutane elektrische Nervenstimulation
UK	United Kingdom (Großbritannien)
US	United States (Vereinigte Staaten)
ZNS	Zentrales Nervensystem

Vorwort

Sonja Jelineck

Hypermobilität entwickelte sich über viele Jahre zu einem Herzensthema in meiner osteopathischen Praxis. Während meines Studiums an einer englischen Universität spielte sie nur eine Nebenrolle. Wer als »double-jointed« galt, wie man die hypermobile Veranlagung dort oft nannte, sollte bei bestimmten Techniken besonders auf die eigenen Finger achten. Waren die zu Behandelnden hypermobil, sollte man beispielsweise Manipulationstechniken modifizieren. Viel mehr wurde nicht erwähnt.

Nach dem Studium traf ich in der Praxis immer wieder auf Patientinnen – seltener auch Patienten –, für die es im Englischen den treffenden Ausdruck »heartsink patients« gibt, also Patientinnen, die Behandelnde ratlos machen. Diese Frauen, meist jungen bis mittleren Alters und oft beruflich stark engagiert, brachten eine Vielzahl an Beschwerden mit: Muskuloskelettale Probleme im gesamten Körper, Verdauungsstörungen, Kopfschmerzen und manchmal auch Autoimmunerkrankungen. Nach einer Weile fiel mir auf, dass sich alle unter meinen Händen ähnlich anfühlten: Die Haut war weich und recht dehnbar, sodass ich mühelos die gesamte Muskulatur unterhalb des Schulterblattes behandeln konnte – was bei vielen anderen kaum möglich ist. Die Gelenke waren überbeweglich, obwohl sich die Patientinnen selbst oft als unbeweglich empfanden. Ich erinnere mich an eine Patientin, die sich im Sitzen mühelos das Bein hinter den Kopf legte und dennoch meinte: »Beweglich? Ich? In meiner Familie bin ich die Steifste!«

Einige der Frauen berichteten von schweren Erschöpfungszuständen, die oft als psychosomatisch diagnostiziert worden waren. Diese Begegnungen waren mein erster Kontakt mit chronischer Fatigue. Ich begann, die damals noch spärlichen Studien zu Zusammenhängen zwischen chronischer Fatigue und Autoimmunerkrankungen oder latenten Infektionen zu lesen. Leider fanden sich kaum konkrete Behandlungsansätze. Mit Ausbruch der COVID-19-Pandemie dachte ich sofort, dass dies zu mehr Fatigue-Fällen führen und das Forschungsinteresse sowie die Anerkennung Betroffener steigern könnte.

Anfang 2022 stieß ich auf einen Artikel von Gavrilova et al. (2022), der einen neuen klinischen Phänotyp des Post-COVID-Syndroms beschrieb: Sie schlugen vor, dass Bindegewebsschädigungen durch COVID-19 bei hypermobilen Betroffenen Fibromyalgie verursachen könnten. Ich begann zu ahnen, dass es eventuell kein Zufall war, dass meine Patientinnen sich ähnlich anfühlten. Wie bei einem Dominoeffekt zeigten sich immer mehr Verbindungen zwischen Hypermobilität und anderen Beschwerden, insbesondere jenen, bei denen Autoimmunität ebenfalls eine (Teil-)Rolle spielt: Migräne, Raynaud-Syndrom, Arthritis und Mastzellensyndrom, um nur einige zu nennen. Noch verblüffter war ich, als ich mit Sharp et al. (2021) Verbindungen zu psychischen Erkrankungen und Neurodiversität entdeckte. Mittlerweile testete ich komplexe Patientinnen und Patienten routinemäßig mithilfe des Beighton-Scoring-Systems (vgl. ▶ Kap. 2.2.4) auf Hypermobilität. Viele erzielten hohe Werte, ohne je von Hypermobilität gehört zu haben.

»Herzensthemen« können inspirieren und motivieren – doch bergen sie die Gefahr, auf Abwege zu geraten oder die Bodenhaftung zu verlieren. Deshalb habe ich im Rahmen eines berufsbegleitenden Heilpädagogikstudiums die Gelegenheit genutzt, mich intensiv evidenzbasiert mit dem Thema auseinanderzusetzen. Dabei wurde deutlich, dass es im deutschsprachigen Raum bisher nur wenige Ressourcen gibt, um sich fundiert zu diesem Thema zu informieren. Fachkräfte aus den medizinischen, therapeutischen und pädagogischen Bereichen und Betroffene müssen sich oft mühsam Hintergrundwissen und Behandlungsmöglichkeiten aus verschiedenen Quellen zusammenstellen. Gerade für hypermobile Kinder, Jugendliche und junge Erwachsene ist die Informationslage noch dünner. Dieses Buch soll dazu beitragen, diese Lücke zu schließen. Ich wünsche Ihnen eine bereichernde und spannende Lektüre!

Andrea Beetz

Hypermobilität – dieser Begriff war mir nicht bekannt. Bis eine unserer Studierenden der Heilpädagogik mit dem Wunsch auf mich zukam, sie zu diesem Thema bei ihrer Bachelorarbeit zu betreuen. Da ich mich sehr auch für medizinisch relevante Themen und Bezüge zur Psyche interessiere, sagte ich zu. Denn als promovierte Psychologin mit einer Habilitation in der Sonderpädagogik und einer Professur in der Heil- und Inklusionspädagogik habe ich schon immer interdisziplinär geforscht und mich immer auch für noch unbekannte, neue Themen interessiert.

Beim Lesen der Arbeit fielen mir immer wieder Personen ein, denen ich begegnet war, die Hypermobilität und teils auch die beschriebenen Komorbiditäten und Symptome zeigten. Zu einem gewissen Ausmaß war ich in Kindheit und Jugend sicher auch in einigen Gelenken hypermobil. Die Bachelorarbeit war dann inhaltlich so herausragend, und enthielt so viele relevante Informationen, dass ich den Vorschlag machte, auf Basis der recherchierten Studien, Fachartikel und der Praxiserfahrung von Sonja Jelineck, ein Buch zu verfassen. Wir hoffen, damit für Betroffene und Fachkräfte verschiedener Disziplinen ein Grundlagenwerk zum Thema Hypermobilität mit wichtigen Informationen zu bieten und darüber Betroffenen zu einer zeitnäheren Diagnose und umfassenderen Unterstützung zu verhelfen. Als Psychologin betrachte ich nun auch Symptome einiger meiner Patienten unter dem Blickwinkel einer möglichen Hypermobilität, schließe diese entweder aus oder verweise an relevante Informationen. Denn oft ist es überaus entlastend, wenn Klienten eben nicht von Ärzten oder Psychologen gesagt bekommen, ihre Beschwerden seien psychosomatischer Natur, sondern es eine körperliche, nachvollziehbare Erklärung für ihre verschiedenen Symptome gibt.

Da dieses Buch für einen weiten Personenkreis geschrieben wurde – Betroffene, ihre Angehörigen und Fachkräfte verschiedener Disziplinen – enthält dieses Buch hinten ein Glossar, in dem einige medizinische Fachbegriffe kurz erklärt werden.

1 Einleitung

Viele von uns erinnern sich vielleicht aus der Schulzeit an zwei oder drei »Schlangenmenschen«, die mühelos ihren Unterschenkel hinter den Kopf legten oder ihren Daumen so weit bogen, dass er den Unterarm berührte. In teils weniger extremen Ausprägungen ist Hypermobilität der Gelenke kein besonders seltenes Phänomen: 10–20 % der Gesamtbevölkerung gelten als überbeweglich (Hakim & Grahame, 2003). Bei Kindern und Jugendlichen ist es sogar ein Drittel, wobei Mädchen häufiger betroffen sind als Jungen (Sobhani-Eraghi et al., 2020).

Für viele der »Schlangenmenschen« handelt es sich bei Hypermobilität lediglich um eine kuriose Fußnote ihrer Lebensgeschichte. Jenseits der Beweglichkeit entwickeln sie keine weiteren Symptome. Einige nutzen ihre Hypermobilität sogar aktiv im Sport, in der Musik und den darstellenden Künsten.

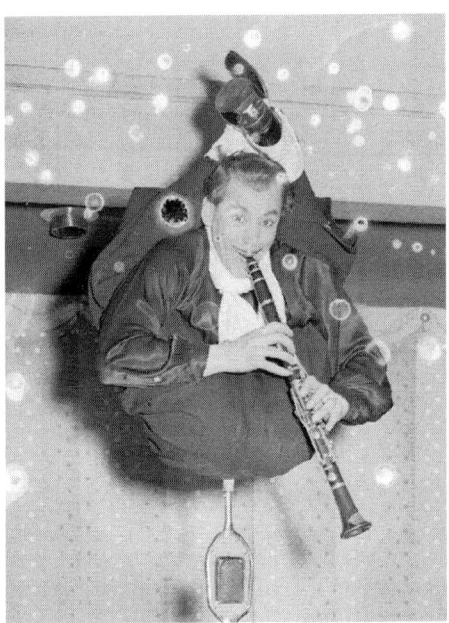

Abb. 1.1: Piet van Brechts, ein Schlangenmensch der 1950er Jahre
Quelle: Noord-Hollands Archief/Fotoburo de Boer

Dieses Buch konzentriert sich auf diejenigen Betroffenen, bei denen die Beweglichkeit zur Belastung wird. Schätzungen zu symptomatischer Hypermobilität variieren, werden aber zunehmend nach oben korrigiert: Vermutlich sind mindestens 2–3 % der Gesamtbevölkerung betroffen (Hakim & Grahame, 2014; Tinkle et al., 2017). Bei Kindern und Jugendlichen liegt die Rate wahrscheinlich noch höher, da beispielsweise zwischen 30 und bis zu knapp 70 % der hypermobilen Kinder und Jugendlichen von chronischem Schmerz berichten (Clinch et al., 2011; Pacey et al., 2015).

Die Hauptursache symptomatischer Hypermobilität liegt in einer meist angeborenen Erkrankung des Bindegewebes, die unter anderem zu einer erhöhten Beweglichkeit der Gelenke führt. Die vermutlich am häufigsten vererbbaren Bindegewebserkrankungen sind die Ehlers-Danlos-Syndrome (EDS) (Castori et al., 2017). Weitere bekannte erbliche Erkrankungen sind das Marfan-Syndrom und Osteogenesis imperfecta. Bindegewebe ist jedoch nicht nur im Bereich der Gelenke vorhanden, sondern im gesamten Körper: In der Haut, in Knochen, Sehnen, Muskeln, in allen Organen und im Nervensystem (Kamrani et al., 2024). Faszien bestehen sogar ausschließlich aus Bindegewebe. Bindegewebe macht knapp fünf Prozent der Körpermasse aus. Daher können sich Bindegewebserkrankungen im gesamten Körper auswirken und Symptome verursachen.

1.1 Eine multisystemische chronische Erkrankung

Symptomatische Hypermobilität ist bei medizinischen, therapeutischen und pädagogischen Fachkräften und in der allgemeinen Bevölkerung relativ unbekannt und gilt als stark unterdiagnostiziert. Betroffene zeigen eine auf den ersten Blick verblüffende Palette an Symptomen, die nicht nur physischer Natur sind, wie zum Beispiel Schmerz, chronische Erschöpfung, Schwindel und Störungen des Verdauungs- und Harntrakts, sondern auch die Psyche betreffen, beispielsweise in Form von Angsterkrankungen (Castori, 2012). In symptomatischen Fällen wird Hypermobilität mittlerweile als ein zentraler Aspekt einer multisystemischen chronischen Erkrankung gesehen.

Fallbeispiel

Eine amerikanische Teenagerin beschreibt im Buch »Disjointed«, wie sie diese multisystemische Erkrankung im Alltag erlebt:
»Subluxationen [unvollständige Ausrenkungen von Gelenken] tun sehr, sehr weh, ein wirklich intensiver Schmerz, bei dem man schreien möchte. Aber sie passierten ständig, also habe ich einfach aufgehört, darüber zu reden. […] In der Schule haben sich meine Gelenke beim Hinauf- und Hinuntergehen der Treppen verschoben, die Stühle verursachten Rückenschmerzen, nach dem Mittagessen tat mir der Magen weh wie verrückt, und dann hatte ich einen Gehirnnebel und konnte mich an nichts mehr erinnern. Und an den meisten Tagen wurde mir schwindelig und ich hatte das Gefühl, mich übergeben zu müssen. Ich

kämpfte nur darum, mich in dem Gebäude zurechtzufinden und den Tag zu überleben. [...] Fehlende Propriozeption [d. h. Wahrnehmung der Lage und Bewegung des eigenen Körpers im Raum] ist wie in einem Virtual-Reality-Videospiel, in dem es keinen Boden gibt. Man weiß, dass es ihn gibt, aber man hat keinen Anhaltspunkt, wo er sich befindet. [...] Ich wusste nicht, wie sich erholsamer Schlaf anfühlt, bis ich fünfzehn war. Egal wie lange ich schlief, ich wachte immer erschöpft auf.«
(Jovin, 2020a, Übersetzung der Autorinnen)

Symptomatische Hypermobilität kann das Leben der Betroffenen erheblich beeinflussen, wie ausführlicher in ▶ Kap. 2.8 beschrieben wird. Betroffene berichten neben gesundheitlichen Belastungen u. a. von einer eingeschränkten Berufswahl, mangelnder sozialer Teilhabe, Abhängigkeit von Anderen und Folgen für die Familienplanung. Es stellen sich z. B. Fragen wie: Ist eine Schwangerschaft gesundheitlich möglich? Werden meine Kinder hypermobil sein (Bennett et al., 2019; Gurley-Green, 2001)?

1.2 »Zebras« – ein oft langwieriger diagnostischer Prozess

Früherkennung und frühzeitiges gutes (auch präventives) Management der Hypermobilität und damit verbundener Symptome sind essenziell, um Spätfolgen symptomatischer Hypermobilität hinauszuzögern und weitestmöglich abzumildern (Romeo et al., 2016). Leider gestaltet sich der Diagnoseprozess oft außerordentlich langwierig (vgl. auch ▶ Kap. 2.2).

Fallbeispiel – Fortsetzung

Dies berichtet die Mutter der oben genannten amerikanischen Teenagerin über den diagnostischen Prozess:
»Meine Tochter verbrachte ihre gesamte Kindheit mit Fehldiagnosen. Ihre Kindheit war geprägt von Schmerzen und seltsamen Symptomen, die in ärztlichen Praxen als Angstzustände abgetan wurden. Viel ›Hmmm... das ist seltsam‹. Die Auswirkungen auf ihre psychische Gesundheit waren verheerend. Sie ist jetzt 17 Jahre alt und wurde mit EDS, MCAS [Mastzellenaktivierungssyndrom], POTS [posturales orthostatisches Tachykardiesyndrom, eine Form von Dysautonomie] und Skoliose diagnostiziert. Jetzt, da wir wissen, woran sie leidet, können wir feststellen, dass sie diese Symptome seit ihrer frühen Kindheit hat. Kürzlich sind wir alte Krankenakten durchgegangen und haben gesehen, dass sie mit sieben Jahren zum ersten Mal wegen Schmerzen in den Hüften und Beinen zum Arzt gegangen ist. Sie leidet unter Angstzuständen, und während ihrer

gesamten Kindheit führten verschiedene ärztliche Praxen ihre Schmerzen und seltsamen gesundheitlichen Probleme auf ihre Angstzustände zurück. Vier Therapierende und viele Jahre Therapie brachten keinerlei Verbesserung ihrer körperlichen Symptome und verschlimmerten in der Regel ihre Angstzustände. Mit 15 Jahren wurde ihr POTS so schlimm, dass es schließlich diagnostiziert wurde, was in der Folge zu EDS, MCAS und anderen Diagnosen führte. Die richtige Diagnose war das Beste für die psychische Gesundheit meines Mädchens. Nachdem sie ein Leben lang das Gefühl hatte, dass ihr Gehirn für all ihre gesundheitlichen Probleme verantwortlich war und dass es ihr besser gehen würde, wenn sie nur besser therapieren würde, war es für sie eine unglaubliche Bestätigung und Ermutigung zu verstehen, welche Dinge wirklich eine körperliche Grundlage haben (in ihrem Fall fast alle).«
(Jovin, 2020a, Übersetzung der Autorinnen)

Auf dem Weg zur Diagnose werden Symptome manchmal belächelt, übersehen oder voreilig als psychosomatisch klassifiziert; bei Komorbiditäten (Begleiterkrankungen) wird ein möglicher Zusammenhang mit Hypermobilität von fachärztlichem Personal, das oft nur ein Körpersystem isoliert in Betracht zieht, teils nicht erkannt (Jovin, 2020a). Kindern und Jugendlichen werden dadurch sinnvolle Interventionen vorenthalten, was sich negativ auf ihre Gesundheit und ihre Teilhabe (im Sinne einer aktiven und gleichberechtigten Teilnahme am sozialen, kulturellen und beruflichen Leben) auswirken kann (Bennett et al., 2019).

Erschwerend kommt hinzu, dass einige Betroffene sich minderwertig oder stigmatisiert fühlen und versuchen, ihre Symptome zu verbergen. Verletzungsneigungen, blaue Flecken, Müdigkeit oder lang anhaltendes Einnässen führen dabei manchmal zu falschen Verdächtigungen von Missbrauch oder sogar zum Verdacht auf ein Münchhausen- bzw. Münchhausen-Stellvertreter-Syndrom (Sulli et al., 2018). Beim Münchhausen-Syndrom führen die Betroffenen selbst Symptome bzw. Krankheiten herbei, z. B. durch Einnahme von Drogen, Medikamenten oder Selbstverletzung. Sie verschweigen dies, wenn sie sich in Behandlung begeben, und wollen vor allem die Aufmerksamkeit und Fürsorge des medizinischen Fachpersonals sowie ihres sozialen Umfeldes aufgrund ihrer Krankheitsgeschichte. Beim Münchhausen-Stellvertreter-Syndrom ruft jemand (oft ein Elternteil) Symptome bzw. Erkrankungen bei einer nahestehenden Person (oft beim Kind) hervor, ebenfalls um Aufmerksamkeit und Fürsorge zu erhalten.

Negative Gefühle und falsche Verdächtigungen können zu Desorientierung und Stress bei symptomatischen Betroffenen und Erziehungsberechtigten führen. Aufgrund der diagnostischen Schwierigkeiten bezeichnen Betroffene sich oft als »Zebras« (TEDS, 2025e). Der Hintergrund ist, dass Medizinstudierende vielfach den Rat bekommen, mit einem Pferd, statt mit einem Zebra zu rechnen, wenn sie hinter sich Hufgeräusche hören. Sie sollen zunächst häufige und naheliegende Erklärungen für Symptome berücksichtigen, bevor sie seltenere Diagnosen in Betracht ziehen. Manchmal steckt hinter Symptomen aber eben doch ein Zebra, also eine seltenere oder weniger bekannte Krankheit oder Störung.

1.3 Aktuelle Diagnoserahmen für Erwachsene, Kinder und Jugendliche

Für die Diagnose Erwachsener gilt aktuell die internationale Klassifikation von 2017 für die Ehlers-Danlos-Syndrome (EDS). Sie benennt 13 Subtypen von EDS (Malfait et al., 2017). Für zwölf der Subtypen wurden genetische Mutationen identifiziert; die Ausnahme bildet das hypermobile EDS (hEDS), das bisher ausschließlich aufgrund des klinischen Bildes diagnostiziert wird; es wird weiter nach genetischen Grundlagen für hEDS gesucht.

Um die Lücke zwischen asymptomatischer Hypermobilität und hEDS zu schließen, haben Castori et al. (2017) die diagnostische Einheit »Hypermobilitäts-Spektrum-Erkrankung« (abgekürzt teils HSS, häufiger und hier im Folgenden HSD von »hypermobility spectrum disorder«) vorgeschlagen. Dabei liegen Symptome vor, ohne dass alle klinischen Kriterien für hEDS erfüllt werden (vgl. ▶ Kap. 2.3).

Der Begriff Hypermobilitäts-Syndrom (HMS) wird zwar noch anstelle von HSD verwendet (s. a. M35.7 der Internationalen statistischen Klassifikation der Krankheiten und verwandter Gesundheitsprobleme (ICD-10-GM) (Bundesinstitut für Arzneimittel und Medizinprodukte (BfArM), 2023), gilt aber seit 2017 als veraltet (TEDS, 2025a).

Eine Übertragung der Klassifikation von 2017 auf Kinder und Jugendliche unter 18 Jahren ist problematisch (Tofts et al., 2023). Kinder und Jugendliche sind tendenziell beweglicher als Erwachsene. Viele Personen, die in der Kindheit hypermobil waren, wachsen mit der Zeit aus der Hypermobilität heraus. Hautmerkmale (ein Bestandteil der Kriterien von 2017) bilden sich häufig erst im längeren Lebensverlauf heraus und muskuloskelettale Symptome sowie andere Begleiterkrankungen können auch bei Kindern und Jugendlichen unabhängig von Hypermobilität auftreten.

Daher haben Tofts et al. (2023) im Rahmen des International Consortium on the Ehlers-Danlos Syndromes (EDS) and Hypermobility Spectrum Disorders (HSD) den ersten pädiatrischen Diagnoserahmen entwickelt. Neu, neben der Einbeziehung neuer Komorbiditäten im Vergleich zum Rahmen von 2017 ist, dass Kinder und Jugendliche höchstens mit verschiedenen Formen von HSD diagnostiziert werden können. Die Diagnose hEDS soll biologisch reifen Heranwachsenden bzw. Jugendlichen ab 18 Jahren vorbehalten sein und unter Verwendung der Kriterien von 2017 erfolgen, bis diese überarbeitet werden. Die einzelnen pädiatrischen Subdiagnosen reichen von asymptomatischer pädiatrischer generalisierter Gelenkhypermobilität bis zu pädiatrischer HSD des systemischen Subtyps und werden in ▶ Kap. 2.2.5 vorgestellt. Die Übergänge sind fließend und Reklassifizierungen im Entwicklungsverlauf sind möglich. Mit diesem Rahmen und der verzögerten hEDS-Diagnose soll erreicht werden, dass Grundlagen für angemessene Behandlungen und Unterstützung gelegt werden, aber noch keine lebenslange Diagnose erfolgt, die gegebenenfalls zu Übermedikalisierung und damit verbundenen Nachteilen führen könnte.

1 Einleitung

> Der Schwerpunkt des Buches liegt auf HSD und hEDS. Es beleuchtet zudem, wie bei Kindern und Jugendlichen mit ausgeprägter, jedoch asymptomatischer Hypermobilität präventiv gearbeitet werden kann. Der Begriff »Hypermobilität« dient hier als Oberbegriff für HSD und hEDS; die anderen zwölf Subtypen von EDS werden nicht behandelt.

Der pädiatrische Diagnoserahmen von Tofts et al. (2023) verdeutlicht, wie rasant die Forschung zur Hypermobilität, besonders im englischsprachigen Raum, in den letzten Jahren vorangeschritten ist. Dazu gehört auch, dass mehr Komorbiditäten anerkannt wurden und weitere aktuell evaluiert werden. Derzeit arbeitet ein Fachausschuss des International Consortium on the Ehlers-Danlos Syndromes and Hypermobility Spectrum Disorders im Rahmen des Projekts »Der Weg bis 2026« an einer Aktualisierung der internationalen Klassifikation für hEDS und HSD bei Erwachsenen (TEDS, 2025c). Bislang werden bei der Diagnose von Erwachsenen als Begleiterkrankungen lediglich chronische Schmerzen sowie Haut- und Gewebeauffälligkeiten und Prolapse (Organvorfälle) und Hernien (Eingeweidebrüche) berücksichtigt (vgl. auch ▶ Kap. 2.2.6). Es wird jedoch erwartet, dass im Zuge der Überarbeitung, in Anlehnung an den pädiatrischen Diagnoserahmen von Tofts et al. (2023), weitere Komorbiditäten hinzugefügt werden. Bis Ende 2026 sollen die Ergebnisse vorliegen, einschließlich eines klinisch getesteten Diagnosepfads. Parallel wird aktuell im deutschsprachigen Raum unter Federführung der Deutschen Gesellschaft für Humangenetik (GfH) eine S2k-Leitlinie für die Ehlers-Danlos-Syndrome entwickelt (Ehlers-Danlos Organisation e. V., 2024). Insgesamt sind 16 weitere Fachgesellschaften in den Prozess eingebunden. Die Leitlinie soll flächendeckend die Diagnostik und Therapie der verschiedenen Ehlers-Danlos-Subtypen verbessern und im April 2026 vorgelegt werden.

1.4 Nach der Diagnose: Multiprofessionelles Team und Behandlungsoptionen

Leider garantiert eine angemessene Diagnose keine optimale Behandlung: Betroffene und ihre Familien erfahren nach der Diagnose oft Frustrationen bei der Suche nach kompetentem Fachpersonal (Bennett et al., 2019; Terry et al., 2015). Unbestritten ist, dass bei komplexer systemischer Hypermobilität die Zusammenstellung eines multiprofessionellen Teams empfehlenswert ist (C. Smith, 2017, mehr dazu in ▶ Kap. 3). Während die Diagnosekriterien sich in den vergangenen Jahren stetig weiterentwickelt haben, gibt es weltweit noch keine hochwertigen klinischen Leitlinien zur Behandlung Betroffener (Sulli et al., 2018). Auch dies wird im oben genannten Projekt »Der Weg bis 2026« des International Consortium on the Ehlers-Danlos Syndromes and Hypermobility Spectrum Disorders adressiert: Erstmalig sollen auch Behandlungsleitlinien für hEDS, HSD und ihre Begleiterkrankungen formuliert werden. Auch die oben erwähnte S2k-Leitlinie wird Therapieempfehlungen beinhalten. Bis Behandlungsleitlinien vorliegen, empfiehlt sich mit Blick auf Behandlungsoptionen, sowohl den aktuellen Stand der Evidenz zu berücksichtigen als auch das Wissen von Fachkräften relevanter Disziplinen einzubeziehen. Dies möchte ▶ Kap. 6 dieses Buches für die Kinder- und Jugendmedizin, die Physio-, Ergo- und Psychotherapie, die Pädagogik und Optionen des Selbstmanagements für Betroffene und ihre Erziehungsberechtigten leisten.

1.5 Zielsetzung und Aufbau des Buches

Dieses Buch soll die wenig bekannten Beschwerdebilder von HSD und hEDS verständlicher machen, mögliche Zusammenhänge zwischen den vielfältigen Symptomen aufzeigen und praxisnahe Ansätze für medizinische, therapeutische und pädagogische Unterstützung sowie präventive Maßnahmen bei asymptomatischer Hypermobilität im Kinder-, Jugend- und jungen Erwachsenenalter bieten. Es richtet sich an Fachkräfte in der Kinder- und Jugendmedizin, Physiotherapie, Ergotherapie, Psychotherapie, Pädagogik sowie an Betroffene und deren Angehörige.

▶ Kap. 2 bietet einen Überblick über den aktuellen Wissensstand zur Prävalenz, Diagnostik, HSD als multisystemische Spektrum-Erkrankung, zu Haut- und Gewebeauffälligkeiten, muskuloskelettalen Krankheitszeichen und Symptomen, Begleiterkrankungen, zur Prognose im Lebensverlauf sowie zu den Erfahrungen Betroffener. ▶ Kap. 3 beleuchtet die Bedeutung multiprofessioneller Teams für das effektive Management von Hypermobilität. In ▶ Kap. 4 werden aktuelle Theorien vorgestellt, die mögliche Zusammenhänge zwischen Gelenkhypermobilität und den zahlreichen Begleiterkrankungen erklären. Zudem wird erläutert, welche Interventionsmöglichkeiten sich hypothetisch daraus ergeben könnten. ▶ Kap. 5 kontrastiert dies mit den aktuellen evidenzbasierten therapeutischen und pädagogischen Interventionsmöglichkeiten. ▶ Kap. 6 basiert auf Evidenz und Fachwissen und vermittelt praxisorientierte Strategien, wie Fachkräfte und Erziehungsberechtigte hypermobile Kinder, Jugendliche und junge Erwachsene unterstützen können. Zudem zeigt es Maßnahmen auf, die Betroffene selbst ergreifen können. Betroffene und ihre Angehörigen, die insbesondere an Behandlungsoptionen interessiert sind, sollten zur Orientierung zunächst den Abschnitt »Überblick zu Behandlungsoptionen mithilfe von Informationen in diesem Buch« in ▶ Kap. 6.6.2 konsultieren. ▶ Kap. 7 nennt nützliche Anlaufstellen.

2 Hypermobilität im Überblick

Im Folgenden wird ein Überblick über den aktuellen Wissensstand zu generalisierter Gelenkhypermobilität, HSD und hEDS gegeben. Dabei wird auf Prävalenz, Diagnostik, die Einordnung von HSD als Spektrum-Erkrankung, Haut- und Gewebeauffälligkeiten, muskuloskelettale Krankheitszeichen und Symptome, Begleiterkrankungen sowie die Prognose im Lebensverlauf eingegangen. Zudem werden Erfahrungen und Perspektiven Betroffener vorgestellt.

2.1 Prävalenz

Hypermobilität der Gelenke ist ein relativ häufiges Phänomen: Sie betrifft etwa 10–20 % der gesamten Bevölkerung (Hakim & Grahame, 2003). In den meisten Fällen zieht sie keine weiteren Symptome nach sich. Kinder und Jugendliche sowie Menschen inuitischer, asiatischer und afrikanischer Herkunft zählen zu den Bevölkerungsgruppen mit erhöhter Prävalenz (Morlino & Castori, 2023). Mädchen sind stärker betroffen als Jungen. Gemäß einer Metaanalyse von Sobhani-Eraghi et al. (2020) beträgt die Prävalenz in der Altersgruppe der 3- bis 19-Jährigen 34,1 %. Nur ein Teil der einbezogenen Studien differenziert nach Geschlechtern: In der Metaanalyse wird für Mädchen eine Prävalenz von 32,5 % und für Jungen von 18,1 % festgestellt. Die Prävalenzen variieren jedoch je nach Studie stark. Generell nimmt die Prävalenz mit zunehmendem Alter der Jugendlichen ab. In einer populationsbasierten Studie in Großbritannien (2011) weisen 14-jährige Mädchen zu 27,5 % und Jungen zu 10.6 % Hypermobilität auf, wobei ein verhältnismäßig geringer Beighton-Score von ≥ 4 (zum Beighton-Score vgl. ▶ Kap. 2.2.4) herangezogen wird (Clinch et al., 2011).

> **Merke**
>
> Hypermobilität ist weit verbreitet und meist asymptomatisch. Hypermobilität kommt bei Kindern und Jugendlichen, insbesondere Mädchen, und Bevölkerungsgruppen inuitischer, asiatischer und afrikanischer Herkunft besonders häufig vor.

Auch in Bezug auf symptomatische Hypermobilität ist die geschätzte Spannbreite groß: Die minimale Prävalenz liegt bei 0,2 % (Hakim et al., 2021). In den USA wird sie auf 0,75 bis 2 % der Bevölkerung geschätzt, ca. 80–90 % davon werden dem Subtyp hEDS zugerechnet. Frauen sind dreimal so häufig betroffen wie Männer (Tinkle et al., 2017). Hakim und Grahame (2014) kalkulieren auf Basis einer Studie von Mulvey et al. (2013) eine mögliche Prävalenz in der Bevölkerung Großbritanniens von sogar 3,4 %. Viele Forschende halten symptomatische Hypermobilität für die häufigste systemische vererbte Bindegewebserkrankung (C. Smith, 2017; Tinkle et al., 2017). Bei Kindern und Jugendlichen ergeben Studien, dass zwischen 30 % und bis zu 67 % der Kinder mit generalisierter Gelenkhypermobilität Schmerzen haben, wobei unklar ist, ob die Gelenkhypermobilität die Schmerzursache darstellt (Clinch et al., 2011; Pacey et al., 2015).

> **Merke**
>
> Symptomatische Hypermobilität ist vermutlich die häufigste systemische vererbte Bindegewebserkrankung. Die Prävalenz liegt bei 2 % der Gesamtbevölkerung oder höher, bei Kindern und Jugendlichen wird sie sogar deutlich höher eingeschätzt.

2.2 Diagnostik

Der Diagnoseprozess ist häufig außerordentlich langwierig. In einer europäischen Studie von 2009 zu 16 seltenen Erkrankungen werden bei EDS die längsten diagnostischen Verzögerungen festgestellt: Für 50 % der Befragten dauert es im Schnitt 14 Jahre bis zur Diagnose, bezieht man ein weiteres Viertel mit ein (75 %), dauert es 28 Jahre (Kole & Faurisson, 2009).

> **Merke**
>
> Betroffene warten oft viele Jahre, teils Jahrzehnte, auf eine Diagnose.

> **Fallbeispiel**
>
> [Der Kanadier] Mark […] hatte jahrzehntelang fachärztliche Praxen wegen einer Vielzahl von Symptomen aufgesucht, darunter Gelenkschmerzen und tägliche Kopfschmerzen, von denen ihm immer gesagt wurde, sie seien normal.
> Erst vor kurzem erhielt [er], 57, die Diagnose Ehlers-Danlos-Syndrom (EDS) […].
> »Die ursprüngliche Diagnose wurde von meiner Krankenschwester gestellt«,

sagt er. »Es war ein langer Weg zu dieser Diagnose, da ich mich schon mein ganzes Leben damit herumplage.«
[Er] sagt, er habe seit seiner Kindheit hyperbewegliche Gelenke.
»Meine Mutter konnte mich nicht richtig anziehen, weil meine Finger wie Gummi waren«, sagt er. »Sie sagte, der Versuch, meine Hände in Handschuhe zu stecken, sei so, als ob man versuchen würde, eine Qualle in einen Handschuh zu stecken.«
(Vancouver Island Mental Health Society, 2024, Übersetzung der Autorinnen)

2.2.1 Allgemeine Hinweise auf symptomatische Hypermobilität

Typisch für symptomatische Hypermobilität sind eine Vielzahl von Symptomen in verschiedenen Organsystemen, die zunächst zusammenhanglos wirken. Erst der Gedanke an Bindegewebe als roten Faden vereint die einzelnen Aspekte zu einem sinnvollen Muster. »*If you can't connect the tissues, think connective tissues*« (»Wenn du die Gewebe nicht verbinden kannst, denke an Bindegewebe«), heißt es im englischsprachigen Raum. Der Ursprung dieses Satzes ist unbekannt, aber er wurde u. a. 2014 auf einer EDS-Konferenz in den USA von Dr. Heidi Collins aufgegriffen und hat sich seitdem weiter verbreitet (Collins, 2014).

> **Merke**
>
> »*If you can't connect the tissues, think connective tissues.*«
> (»Wenn du die Gewebe nicht verbinden kannst, denke an Bindegewebe«).

Für einen ersten Zugang zu Hypermobilität empfiehlt die Selbsthilfeorganisation The Ehlers-Danlos Support UK (TEDS UK) das englische Akronym »Just GAPE« (»Staune nur«). Es steht für:

»Just GAPE« (»Staune nur«) als erster diagnostischer Zugang

- **J**oints and (**U**)/other **S**oft **T**issues (Gelenke und Weichteile)
- **G**ut (Darm)
- **A**llergy/atopy/auto-immune (Allergie, Atopie, Autoimmunität)
- **P**ostural Symptoms (posturale Symptome, insbesondere posturales orthostatisches Tachykardiesyndrom (POTS))
- **E**xhaustion (Erschöpfung)

Insbesondere in Verbindung mit Hypermobilität in der Familienanamnese sollte bei Symptomen aus mehreren dieser Bereiche an Hypermobilität gedacht werden.

Fallbeispiel – Erwachsene

Eine 50-jährige Gastwirtin leidet seit der Pubertät an Migräne und schmerzhaften und verstärkten Monatsblutungen. Nach einer Infektion mit dem Epstein-Barr-Virus mit Anfang 20 entwickelt sie chronische Fatigue und in der Folge Fibromyalgie, die zunächst als Depression fehldiagnostiziert werden. Auch die Diagnose einer Schilddrüsenunterfunktion fällt in diese Zeit. Ab Mitte 30 kommen vermehrt muskuloskelettale Beschwerden hinzu (wiederkehrende Entzündungen der Faszien der Fußsohle, Schmerzen im vorderen rechten Hüftbereich und Diagnose einer Kiefergelenkdysfunktion). Später stellt sich heraus, dass die Hüftschmerzen durch einen okkulten Leistenbruch verursacht werden. Mit 49 Jahren werden eine Magenschleimhautentzündung und ein Vitamin-B12-Mangel diagnostiziert. Ein Jahr später, nach über 35 Jahren mit sich anhäufenden Diagnosen, wird die Diagnose hEDS gestellt. Die Bindegewebserkrankung ist das Bindeglied der verschiedenen Beschwerden.

2.2.2 Hinweise auf behandlungsbedürftige Hypermobilität bei Säuglingen und Kleinkindern

Säuglinge und Kleinkinder sind viel beweglicher als Erwachsene, und aufgrund mangelnder Knochenreife wird eine offizielle Hypermobilitäts-Diagnose erst ab dem fünften Lebensjahr empfohlen (vgl. ▶ Kap. 2.2.5). Lamari und Beighton (2023) empfehlen dennoch, auch bei Säuglingen und Kleinkindern auf Zeichen übermäßiger Hypermobilität zu achten. Dies gilt besonders, wenn es bereits Hypermobilität in der Familie gibt. In den ersten Lebensjahren äußert sich Hypermobilität meist in Problemen in der motorischen Entwicklung, die in aller Regel nur vorübergehend sind. Dennoch ist es empfehlenswert, sie nach bzw. parallel zur Abklärung relevanter Differenzialdiagnosen frühzeitig mithilfe von Physiotherapie und ggf. Ergotherapie sowie Logopädie zu adressieren, um Folgeprobleme zu minimieren.

Auffällig sind nach Lamari und Beighton (2023) oft:

- Sehr weiche, teils dehnbare Haut
- Schlechtes Saugen und häufiges Verschlucken
- Hypotonie (reduzierte Muskelspannung) und verzögerte motorische Entwicklung, insbesondere:
    - Fähigkeit, den Kopf und den Rumpf zu stabilisieren
    - Nach vorn gebeugtes Sitzen mit Rundrücken und nach vorne gezogenen Schultern oder in extremen Positionen wie dem Spagat. Zum Sitzen im sogenannten »W-Sitz« vgl. Exkurs in ▶ Kap. 2.5
    - Armstütz in Bauchlage mit durchgedrücktem Ellbogengelenk
    - »Poporutschen« statt Krabbeln oder anderweitig atypisches Krabbeln
    - Teils verzögertes Laufen

- Erziehungsberechtigte berichten manchmal, ihr Baby sei »bewegungsfaul« oder »sehr ruhig« und zudem »ungeschickt« oder »tollpatschig«
- Höheres Risiko für vorgeburtliche Schädeldeformationen sowie lagerungsbedingten Plagio-/Brachyzephalus durch mangelnde neuromuskuläre Impulse bzw. mangelnde Kraft
- Subluxationen und Dislokationen
- Hernien

Fallbeispiel – Säugling

Die Amerikanerin Katherine Goss beschreibt, wie ihre Mutter sie als Säugling erlebte:
»Ich war ein »schlaffes Baby«. Meine Mutter beschreibt, dass es so war, als würde man eine nasse Nudel in der Hand halten. Ich konnte meinen Kopf nicht in die Höhe halten, als ich es sollte, und war bei einigen Meilensteinen ziemlich verspätet. Ich wurde zur Untersuchung an einen Neurologen überwiesen, aber niemand hatte eine Antwort. Der Neurologe sagte meiner Mutter, er habe noch nie erlebt, dass ein Säugling so schlaff gewesen sei und dann bei den Meilensteinen aufgeholt habe, aber genau das habe ich getan.«
(Goss, 2021, Übersetzung der Autorinnen)

2.2.3 Hinweise auf symptomatische Hypermobilität bei Kindern und Jugendlichen

Wie bei Erwachsenen können auch bei Kindern und Jugendlichen systemübergreifende Symptome ein Hinweis auf Hypermobilität sein (vgl. ▶ Kap. 2.2.1). Sie stellen sich vor der Pubertät in kinderärztlichen Praxen besonders häufig mit den folgenden Symptomen vor (TEDS UK, 2025):

- Gestörte Blutdruckregulation
- Magen-Darm-Blasen-Symptome
- Sogenannte »Wachstumsschmerzen« (vgl. ▶ Kap. 2.5)

Mit Einsetzen der Pubertät berichten Betroffene häufig über Gelenkschmerzen und Erschöpfung. Dazu können entwicklungsneurologische Symptome wie Ängste, Konzentrations-, Schlaf- und Essstörungen und Hypersensibilität kommen (TEDS UK, 2025).
Zusätzlich berichten die Erziehungsberechtigten oft Folgendes:

- Sehr häufiges Sitzen im W-Sitz (vgl. Exkurs in ▶ Kap. 2.5)
- Zurschaustellung der Beweglichkeit einzelner Gelenke als »Partytricks«
- Ungeschicklichkeit
- Neigung zu blauen Flecken
- Als Sportarten wählen die Kinder oft Gymnastik, Yoga, Ballett oder andere Tänze, da ihre Beweglichkeit dort von Vorteil ist

- Entwicklungsverzögerungen im Säuglings- und Kleinkindalter (vgl. ▶ Kap. 2.2.2)

Im Schulalltag können Hypermobilität und ihre Begleiterkrankungen sich unter anderem als Konzentrationsschwierigkeiten, Schwindel, Kopf- und Nackenschmerzen, schnelles Ermüden beim Schreiben, Licht- und Geräuschempfindlichkeit, häufiges oder reduziertes Toilettenbedürfnis, Zappeln und Tollpatschigkeit äußern (vgl. dazu ausführlicher ▶ Kap. 6.5.2 und dort ▶ Abb. 6.1).

Äußerlich *kann* ein marfanoider Habitus vorliegen, ohne dass die Betroffenen alle Kriterien für eine formelle Diagnose des Marfan-Syndroms erfüllen: Beobachtet werden u. a. eine lange Armspanne im Verhältnis zum Körper, lange Extremitäten inklusive langer Finger (Arachnodaktylie), Pedes plani (»Plattfüße«), ein hoher Gaumen und engstehende Zähne (Tofts et al., 2009).

Auch bei Kindern und Jugendlichen gilt, dass v. a. in Verbindung mit Hypermobilität in der Familienanamnese bei Symptomen aus mehreren dieser Bereiche an Hypermobilität gedacht werden sollte.

> **Fallbeispiel – Kinder**
>
> Ein zuvor immer sportliches zwölfjähriges Mädchen möchte auf einmal nicht mehr Tennis spielen. Sie hat zudem mit wiederkehrenden Unterleibsschmerzen zu tun, die bei einer glutenfreien Ernährung abnehmen. Nach Familienwanderungen klagt sie nachts oft über starke Schmerzen in den Unterschenkeln, die ihre Kinderärztin als Wachstumsschmerzen diagnostiziert. Nach der Schule klagt sie vermehrt über Kopf- und Nackenschmerzen. Ihrem Deutschlehrer ist aufgefallen, dass sie ihren Stift ungewöhnlich hält und starken Druck aufs Papier ausübt. Das Mädchen berichtet, dass ihr nach längerem Schreiben die Hand wehtut. Die Physiotherapeutin prüft weitere Symptome von Hypermobilität und kommt zur Verdachtsdiagnose einer Hypermobilität.

Manchmal werden aufgrund der Neigung zu Verletzungen und blauen Flecken, zu Erschöpfung oder zu anhaltendem Einnässen fälschlicherweise Missbrauch oder das Münchhausen- beziehungsweise das Münchhausen-Stellvertreter-Syndrom vermutet (Berglund et al., 2010; Sulli et al., 2018). Daher ist eine frühzeitige Diagnostik für das gesamte Familienumfeld relevant, da über die Diagnose Hypermobilität solche Verdachtsmomente fast immer ausgeschlossen werden können.

> **Merke**
>
> Symptome wie erhöhte Verletzungsanfälligkeit, blaue Flecken, Erschöpfung und anhaltendes Einnässen können fälschlicherweise den Verdacht auf Missbrauch oder das Münchhausen-Syndrom beziehungsweise das Münchhausen-Stellvertreter-Syndrom wecken.

2.2.4 Das Beighton-Scoring-System

Für die Einstufung des Hypermobilitätsgrads stehen verschiedene klinische Bewertungsmethoden zur Verfügung. Eine systematische Übersicht von Juul-Kristensen et al. (2017) kommt zum Schluss, dass vorläufig das Beighton-Scoring-System für die klinische Bewertung von Hypermobilität zu empfehlen ist (vgl. ▶ Abb. 2.1). Vor allem hinsichtlich der Validität der Ergebnisse bestehen allerdings noch Zweifel. Juul-Kristensen et al. (2017) empfehlen bei Erwachsenen einen Beighton-Score von mindestens 5 von 9 zur Diagnosestellung, allerdings unter Einbeziehung historischer Informationen (»Ich konnte das in meiner Jugend«), da Hypermobilität im Lebensverlauf aus verschiedenen Gründen abnehmen kann (vgl. auch ▶ Kap. 2.7). Für Kinder und Jugendliche empfehlen sie eine Diagnose ab 6 von 9 Punkten.

> **Merke**
>
> Aktuell wird das Beighton-Scoring-System für die Einstufung des Hypermobilitätsgrads empfohlen.

Das Beighton-Scoring-System wurde allerdings ursprünglich als epidemiologisches Screening-Instrument und nicht als klinisches Diagnoseinstrument entwickelt (Malek et al., 2021). Malek et al. (2021) sehen es als problematisch, dass die zu testenden Gelenke relativ willkürlich gewählt wurden (mit einer Dominanz von Gelenken in der oberen Körperhälfte). Das Schultergelenk, das von hEDS-Betroffenen oft als sehr problematisches Gelenk beschrieben wird, wird nicht getestet. Umstritten ist auch der Test der Beweglichkeit der Wirbelsäule (in ▶ Abb. 2.1 ganz rechts). Zum einen kann man das Ergebnis in diesem Untertest durch Training verbessern. Zum anderen hängt das Ergebnis nicht nur von der Beweglichkeit der Wirbelsäule, sondern auch von der Länge der ischiocruralen (Hamstring) Muskulatur ab. Insgesamt handelt es sich beim Beighton-Scoring-System pro Gelenk um ein »Alles-oder-Nichts«-System (das Gelenk ist hypermobil oder nicht), das keine Aussage zum Schweregrad der Hypermobilität zulässt. Schwellenwerte zur Diagnose (oft ≥ 4/9 für Erwachsene) sind nach Malek et al. (2021) relativ willkürlich gewählt. Die genaue Ausführung des Tests bleibt in den ursprünglichen Testbeschreibungen vage und aktive und passive Bewegungsradien werden vermischt.

Im Hinblick auf die Testdurchführung bemüht sich u. a. The Ehlers-Danlos Society (TEDS) um Präzision. Auf der unten genannten Internetseite (TEDS, 2025b) befinden sich ausführliche Beschreibungen sowie ein Demonstrationsvideo. Pro evaluiertem Gelenk, das hypermobil eingeschätzt wird, wird ein Punkt vergeben. Evaluiert werden die Hypermobilität der kleinen Finger, der Daumen, Ellbogen und Knie (jeweils ein Punkt pro Gelenk, d. h. maximal 8 Punkte) sowie der Wirbelsäule (1 Punkt) für eine Maximalpunktzahl von 9 Punkten (vgl. ▶ Abb. 2.1).

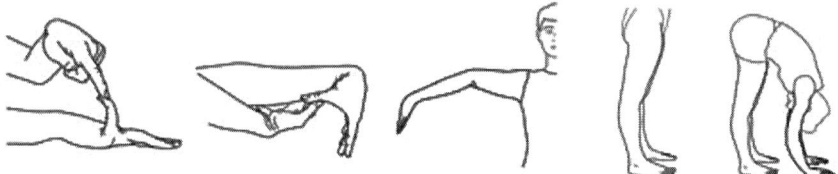

Abb. 2.1: Kurzübersicht des Beighton-Scoring-Systems
(Tofts et al., 2023, S. 4, https://ojrd.biomedcentral.com/articles/10.1186/s13023-023-02717-2, lizenziert unter CC BY-SA 4.0, https://creativecommons.org/licenses/by-sa/4.0/legalcode)

> **Beachte**
>
> Ausführliche Beschreibungen sowie ein Demonstrationsvideo zur Testdurchführung des Beighton-Scoring-Systems findet sich unter:
>
>   https://www.ehlers-danlos.com/assessing-joint-hypermobility/

Zu beachten ist zusätzlich, dass Betroffene mit zunehmendem Alter weniger flexibel werden, aber neue Begleiterkrankungen hinzukommen bzw. bereits existierende Begleiterkrankungen, wie chronischer Schmerz, sich verstärken (Gurley-Green, 2001). Es gibt keine Korrelation zwischen dem Beighton-Score und dem Ausmaß multisystemischer Symptome (TEDS UK, 2025).

Von einigen Fachkräften wird erwartet, dass das Beighton-Scoring-System im Rahmen der anstehenden Überprüfung der Diagnosekriterien für Erwachsene durch weitere Diagnoseinstrumente ergänzt werden könnte (vgl. ▶ Kap. 2.2.6).

> **Merke**
>
> Das Beighton-Scoring-System wurde nicht als klinisches Diagnoseinstrument entwickelt. Ein Beighton-Wert < 4 bzw. 5 bei Erwachsenen oder < 6 bei Kindern und Jugendlichen schließt Hypermobilität nicht aus, wenn Gelenke außerhalb des Beighton-Scoring-Systems hypermobil sind. Die Höhe des Beighton-Scores erlaubt keine Rückschlüsse auf das Ausmaß multisystemischer Symptome.

2.2.5 Diagnosekriterien für Kinder und Jugendliche

Wie schon Juul-Kristensen et al. (2017) empfehlen auch Tofts et al. (2023) in ihrem pädiatrischen Diagnoserahmen einen diagnostischen Beighton-Score-Wert von mindestens 6 von 9 Punkten für Kinder und Jugendliche. Als Minimalalter für eine Diagnostik nennen sie fünf Jahre. Die Knochenreife jüngerer Kinder ist ihrer

Meinung nach zu gering, um klinisch signifikante Beurteilungen durchzuführen. Neben der Gelenküberbeweglichkeit gibt es bei Tofts et al. (2023) drei weitere Diagnosekriterien: Dies sind Haut- und Gewebeauffälligkeiten (mindestens drei von sechs möglichen Merkmalen müssen vorhanden sein), muskuloskelettale Komplikationen (mindestens zwei von drei möglichen Merkmalen müssen erfüllt sein) sowie das Vorhandensein oder Nichtvorhandensein von Kernkomorbiditäten, wie z. B. chronischer Schmerz und chronische Fatigue, vgl. auch unten. Im Ergebnis können vier diagnostischen Hauptkategorien, jeweils entweder mit oder ohne Haut- und Gewebeauffälligkeiten diagnostiziert werden, sodass sich insgesamt acht diagnostische Unterkategorien ergeben.

Vier diagnostische Hauptkriterien gemäß dem pädiatrischen Diagnoserahmen von Tofts et al. (2023)

- Asymptomatische pädiatrische generalisierte Gelenkhypermobilität
- Pädiatrische generalisierte Gelenkhypermobilität mit Kernkomorbiditäten (d. h. *ohne* muskuloskelettale Komplikationen)
- Pädiatrische HSD, muskuloskelettaler Subtyp (d. h. *ohne* Kernkomorbiditäten)
- Pädiatrische HSD, systemischer Subtyp (d. h. muskuloskelettale Komplikationen *und* Kernkomorbiditäten)

Die Diagnose hEDS soll biologisch reifen Heranwachsenden bzw. Jugendlichen ab 18 Jahren vorbehalten sein und unter Verwendung der Kriterien von 2017 erfolgen, bis diese überarbeitet werden. Kinder und Jugendliche, die bereits eine hEDS-Diagnose haben, müssen nicht neu diagnostiziert werden.

Zu den Merkmalen der Haut- und Gewebeauffälligkeiten (mindestens *drei von sechs* müssen vorhanden sein, damit die Kategorie diagnostisch relevant wird, vgl. ▶ Kap. 2.4) zählen:

1. Weiche Haut
2. Milde Hautdehnbarkeit
3. Ungeklärte Dehnungsstreifen ohne relevante Gewichtsveränderungen
4. Atrophe Narben
5. Piezogene Papeln (Beulen aus Unterhautfett an der Ferse)
6. Wiederkehrende Hernien sowie Hernien an verschiedenen Körperstellen. Ausnahmen bilden hier Neugeborenen-Hernien und Hernien in der Folge von Neugeborenen-Intensivmaßnahmen, da sie sehr häufig auftreten

Zu den diagnostischen Merkmalen bei den muskuloskelettalen Komplikationen (mindestens *zwei von dreien* müssen vorhanden sein, damit die Kategorie diagnostisch relevant wird, vgl. ▶ Kap. 2.5) zählen:

1. Episodische aktivitätsbezogene Schmerzen, die nicht die Kriterien für chronischen Schmerz erfüllen (chronischer Schmerz wird zu den Komorbiditäten gezählt, vgl. ▶ Kap. 2.6)
2. Rekurrierende Gelenkdislokationen oder -subluxationen ohne erklärendes Trauma
3. Weichteilschäden

Kernkomorbiditäten (vgl. ▶ Kap. 2.6) sind:

1. Chronischer Primärschmerz (d.h. Schmerz stellt die Hauptsymptomatik dar und ist nicht Folge einer anderen chronischen Erkrankung)
2. Chronische Fatigue
3. Funktionale gastrointestinale Störungen
4. Funktionale Blasenstörungen (vor allem Stressinkontinenz)
5. Primäre (d.h. angeborene und ohne bekannte Ursache auftretende) Dysautonomie
6. Angstzustände

▶ Abb. 2.2 zeigt den Diagnosebogen der Paediatric Working Group, der bislang ausschließlich in englischer Sprache verfügbar ist:

> **Beachte**
>
> Den Diagnosebogen in ▶ Abb. 2.2 für Kinder und Jugendliche findet man (bislang nur auf Englisch) hier:
>
> https://www.ehlers-danlos.com/wp-content/uploads/2023/05/diagnostic_criteria_for_pediatric_joint_hypermobility.pdf

2 Hypermobilität im Überblick

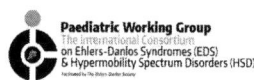

Diagnostic Criteria for Paediatric Joint Hypermobility

Paediatric Working Group
The International Consortium on Ehlers-Danlos Syndromes (EDS) & Hypermobility Spectrum Disorders (HSD)

This diagnostic checklist is to support doctors to diagnose paediatric joint hypermobility and hypermobility spectrum disorder

Distributed by
The Ehlers Danlos Society

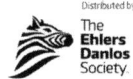

Patient name: _____ DOB: _____ DOV: _____ Evaluator: _____

Joint Hypermobility in Children from 5 Years

L☐ R☐   L☐ R☐   L☐ R☐   L☐ R☐   ☐

Beighton Score: ____/9
Must be a minimum of 6

Skin and Tissue Abnormalities

- ☐ Unusually soft skin – unusually soft and/or velvety skin
- ☐ Mild skin extensibility
- ☐ Unexplained striae distensae or rubae at the back, groin, thighs, breasts and/or abdomen without a history of significant gain or loss of body fat or weight
- ☐ Atrophic scarring involving at least 1 site and without the formation of truly papyraceous and/or haemosideric scars as seen in classical EDS
- ☐ Bilateral piezogenic papules in the heel
- ☐ Recurrent hernia in more than one site (excludes congenital umbilical hernia)

Score: ____/6
Must be a minimum of 3

Musculoskeletal Complications

- ☐ Episodic activity related pain not meeting the chronic pain frequency and duration criteria
- ☐ Recurrent joint dislocations, or recurrent subluxations in the absence of trauma, and/or frank joint subluxation on physical exam in more than one joint (excludes radial head <2yrs)
- ☐ Soft tissue injuries –one major (needing surgical repair) and/or current multiple minor tendon, and/or ligament tears

Score: ____/3
Must be a minimum of 2

Co-Morbidities

- ☐ Chronic primary pain
- ☐ Chronic fatigue
- ☐ Functional GI disorders
- ☐ Functional bladder disorders
- ☐ Primary dysautonomia
- ☐ Anxiety

Any number causing distress or disability?
Y / N

Prerequisites:

1. This framework can only be used after exclusion of other Ehlers-Danlos syndrome subtypes, heritable disorders of connective tissue, syndromic conditions, chromosomal microdeletions, skeletal dysplasia's, or neuromuscular disorders. From biological maturity or the 18th birthday, whichever is earlier, the 2017 Adult criteria should be used.

2. If a child has a biological parent with a current hEDS diagnosis and a confirmed disease-causing genetic mutation and they also have the same mutation with GJH (although large genetic discovery projects are underway these genes are currently yet to be identified) that diagnosis should be used.

2.2 Diagnostik

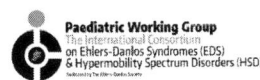

Diagnostic Criteria for Paediatric Joint Hypermobility

This diagnostic checklist is to support doctors to diagnose paediatric joint hypermobility and hypermobility spectrum disorder

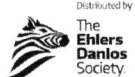

Distributed by The Ehlers Danlos Society.

	Generalized Joint Hypermobility	Skin and tissue abnormalities	Musculoskeletal complications	Core comorbidities
Asymptomatic conditions				
Paediatric Generalized Joint Hypermobility	Present	Absent	Absent	Absent
Paediatric Generalized Joint Hypermobility with skin involvement	Present	Present	Absent	Absent
Symptomatic conditions				
Paediatric Generalised Joint Hypermobility with core comorbidities	Present	Absent	Absent	Present
Paediatric Generalised Joint Hypermobility with core comorbidities with skin involvement	Present	Present	Absent	Present
Paediatric Hypermobility Spectrum Disorder, Musculoskeletal subtype	Present	Absent	Present	Absent
Paediatric Hypermobility Spectrum Disorder, Musculoskeletal subtype with skin involvement	Present	Present	Present	Absent
Paediatric Hypermobility Spectrum Disorder: Systemic subtype	Present	Absent	Present	Present
Paediatric Hypermobility Spectrum disorder: Systemic subtype with skin involvement	Present	Present	Present	Present

Diagnosis: _____

Abb. 2.2: Diagnosekriterien für pädiatrische Gelenkhypermobilität (zwei Seiten) (Tofts et al., 2023, S. 3–4, https://ojrd.biomedcentral.com/articles/10.1186/s13023-023-02717-2, lizenziert unter CC BY-SA 4.0, https://creativecommons.org/licenses/by-sa/4.0/legalcode)

2.2.6 Wie es weitergehen könnte: Diagnosekriterien für Erwachsene

Die Diagnose von hEDS und HSD erfolgt seit 2017 auf der Grundlage der Internationalen Klassifikation der Ehlers-Danlos-Syndrome (Malfait et al., 2017) in Verbindung mit der Definition für HSD von Castori et al. (2017). Obwohl im unten abgebildeten Diagnosebogen (▶ Abb. 2.3) vorpubertäre Kinder und Jugendliche noch erwähnt sind, gelten diese Kriterien seit 2023 nur noch ab dem Alter von 18 Jahren oder dem Erreichen der biologischen Reife.

Für eine hEDS-Diagnose müssen gleichzeitig drei Kriterien vorliegen. Kriterium 1 ist eine generalisierte Gelenkhypermobilität, die altersabhängig über das Beighton-Scoring-System ermittelt wird (≥ 5 bis 50 Jahre, ≥ 4 über 50 Jahre). Erzielte Werte können angepasst werden, wenn im früheren Lebensverlauf eine höhere Mobilität vorhanden war. Kriterium 2 umfasst die Merkmale A, B und C, von denen *zwei* für eine Diagnose erfüllt sein müssen.

A. Die Merkmalgruppe A enthält vor allem Haut- und Gewebeauffälligkeiten, inkl. Prolapsen, Hernien und eines marfanoiden Habitus, von denen mindestens *fünf* erfüllt sein müssen.
B. Merkmal B ist eine positive Familiengeschichte von hEDS.
C. Merkmal C umfasst verschiedene Formen chronischen Schmerzes und rekurrierende Gelenkdislokationen oder deutliche Gelenkinstabilität ohne erklärendes Trauma. Mindestens *eins* der drei Symptome in Merkmalgruppe C muss erfüllt sein.

Gemäß dem aktuellen Diagnoserahmen für Erwachsene von 2017 erfordert hEDS umfangreichere diagnostische Kriterien als HSD. Pädiatrisches HSD, sowohl des muskuloskelettalen als auch des systemischen Subtyps mit Haut- und Gewebeauffälligkeiten gemäß dem Diagnoserahmen von Toft et al. von 2023, *kann* im Einzelfall jedoch die hEDS-Kriterien von 2017 erfüllen und Betroffene würden ab Erreichen der biologischen Reife oder eines Alters von 18 Jahren mit hEDS diagnostiziert. In gewisser Hinsicht ist pädiatrisches HSD des systemischen Subtyps diagnostisch umfangreicher als hEDS, da die Diagnosekriterien mehr potenzielle Komorbiditäten umfassen als die diagnostischen Kriterien für hEDS von 2017: Bei der pädiatrischen HSD sind es sechs potenzielle Begleiterkrankungen, vgl. ▶ Kap. 2.2.5 und ▶ Kap. 2.6. Bei hEDS gemäß dem 2017er Rahmen ist lediglich chronischer Schmerz in zwei Kategorien als Komorbidität erfasst.

Wie in der Einleitung dargestellt, arbeitet derzeit ein Fachausschuss des International Consortium on the Ehlers-Danlos Syndromes and Hypermobility Spectrum Disorders im Rahmen des Projekts »Der Weg bis 2026« an einer Aktualisierung der internationalen Klassifikation für hEDS und HSD bei Erwachsenen (TEDS, 2025c). Es wird erwartet, dass im Zuge der Überarbeitung, die bis Ende 2026 vorliegen soll, weitere Komorbiditäten hinzugefügt werden. Davon könnten möglicherweise Erwachsene mit zahlreichen Begleiterkrankungen profitieren, bei denen eine hEDS-Diagnose bisher daran scheiterte, dass zu wenig Haut- und Ge-

2.2 Diagnostik

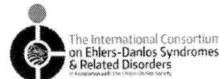

Diagnosekriterien für das hypermobile Ehlers-Danlos Syndrom (hEDS)
Diese Diagnose-Checkliste richtet sich an Ärzte aller Fachrichtungen, um die Diagnosestellung von hEDS zu ermöglichen

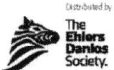

Patientenname: _____ Geburtsdatum: _____ Untersuchungsdatum: _____ Untersucher: _____

Die klinische Diagnose eines hypermobilen EDS erfordert das gleichzeitige Vorliegen aller Kriterien 1 und 2 und 3.

Kriterium 1 - Generalisierte Gelenkshypermobilität

Eine der folgenden Auswahlmöglichkeiten:
- ☐ ≥6 vorpubertäre Kinder und Jugendliche
- ☐ ≥5 Männer und Frauen von der Pubertät bis 50 Jahre   Beighton Score: 0 /9
- ☐ ≥4 Männer und Frauen über 50 Jahre

Wenn der Beighton-Score einen Punkt unter dem alters- und geschlechtsspezifischen Cutoff liegt, müssen zusätzlich zwei oder mehr der folgenden Punkte vorliegen, um das Kriterium zu erfüllen:
- ☐ Können Sie aktuell (oder konnten Sie jemals) Ihre Hände flach auf den Boden legen, ohne dabei Ihre Knie zu beugen?
- ☐ Können Sie aktuell (oder konnten Sie jemals) Ihren Daumen so beugen, dass er den Unterarm berührt?
- ☐ Waren Sie als Kind besonders beweglich, haben Sie z. B. andere mit Verrenkungen beeindruckt, oder konnten Sie einen Spagat?
- ☐ Haben Sie sich Ihre Schulter oder Kniescheibe als Kind oder Jugendlicher mehr als einmal ausgekugelt/luxiert?
- ☐ Halten Sie sich für „sehr gelenkig"?

Kriterium 2 – Zwei oder mehr der folgenden Merkmale (A, B oder C) müssen vorhanden sein

Merkmal A (fünf müssen vorhanden sein)
- ☐ Ungewöhnlich weiche, samtige Haut
- ☐ Milde Hautdehnbarkeit
- ☐ Nicht erklärliche Dehnungsstreifen der Haut an Rücken, Leisten, Oberschenkeln, Brüsten und/oder Bauch bei Jugendlichen, Männern oder vorpubertären Mädchen ohne eine signifikante Gewichtszunahme oder -abnahme in der Vorgeschichte
- ☐ Beidseitige „piezogene Papeln" an der Ferse
- ☐ Rezidivierende oder multiple Bauchhernie(n)
- ☐ Atrophe Narbenbildung an mindestens zwei Stellen ohne Bildung von papyrusartigen und/oder hämosiderosen Narben wie beim klassischen EDS.
- ☐ Beckenboden-, Rektal- und/oder Uterusprolaps bei Kindern, Männern oder nulliparen Frauen ohne krankhafte Adipositas in der Vorgeschichte oder andere bekannte prädisponierende Erkrankungen
- ☐ Engstehende Zähne und / oder hoher, schmaler Gaumen
- ☐ Arachnodaktylie gemäß einer oder mehreren der folgenden Definitionen:
  (i) positives Handgelenkszeichen (Walker-Zeichen) auf beiden Seiten, (ii) positives Daumenzeichen (Steinberg-Zeichen) auf beiden Seiten
- ☐ Verhältnis Armspanne zu Körpergröße ≥1,05
- ☐ Milder oder ausgeprägter Mitralklappenprolaps (MVP), basierend auf strengen echokardiographischen Kriterien
  Aortenwurzeldilatation mit Z-Score> +2

Merkmale A Gesamt: 0 /12

Merkmal B
- ☐ Positive Familiengeschichte; ein oder mehrere Verwandte ersten Grades, die unabhängig voneinander die aktuellen Kriterien für hEDS erfüllen.

Merkmal C (mindestens eines der Symptome muss vorliegen)
- ☐ Muskuloskelettale Schmerzen in zwei oder mehr Gliedmaßen, die sich täglich über die Dauer von mindestens 3 Monaten wiederholen.
- ☐ Chronische, über den Körper verteilte Schmerzen seit ≥3 Monaten
- ☐ Rekurrierende Gelenkdislokationen oder deutliche Gelenkinstabilität ohne erklärendes Trauma.

Kriterium 3 - Alle der folgenden Bedingungen MÜSSEN erfüllt sein

- ☐ 1. Fehlen einer ungewöhnlichen Verletzlichkeit der Haut, die zur Berücksichtigung anderer Arten von EDS führen sollte.
- ☐ 2. Ausschluss anderer erblicher und erworbener Bindegewebserkrankungen, einschließlich autoimmuner rheumatologischer Erkrankungen. Bei Patienten mit einer erworbenen Bindegewebserkrankung (z.B. Lupus, rheumatoide Arthritis, etc.) erfordert die zusätzliche Diagnose von hEDS die Erfüllung der Merkmale A und B von Kriterium 2. Das Merkmal C von Kriterium 2 (chronischer Schmerz und/oder Instabilität) kann in dieser Situation nicht auf eine Diagnose von hEDS angerechnet werden.
- ☐ 3. Ausschluss von Alternativdiagnosen, die auch die Gelenkhypermobilität durch Hypotonie und/oder Bindegewebsnachgiebigkeit beinhalten können. Zu den alternativen Diagnosen und Diagnosekategorien gehören unter anderem neuromuskuläre Erkrankungen (z.B. Bethlem-Myopathie), andere erbliche Erkrankungen des Bindegewebes (z.B. andere Arten von EDS, Loeys-Dietz-Syndrom, Marfan-Syndrom) und Skelettdysplasien (z.B. Osteogenesis imperfecta). Der Ausschluss dieser Differentialdiagnosen kann, wie angegeben, auf Anamnese, körperlicher Untersuchung und/oder molekulargenetischen Tests beruhen.

Diagnose: _____

© Copyright / Übersetzung durch:
Deutsche Ehlers-Danlos Initiative e.V.   [Speichern unter]   [Drucken]

Abb. 2.3: Diagnosekriterien für hEDS 2017
(Übernommen aus *The International Consortium on Ehlers-Danlos Syndromes & Related Disorders*, 2020, übersetzt durch Deutsche Ehlers-Danlos Initiative e. V.)

webeauffälligkeiten vorlagen und keine Familiengeschichte von hEDS bekannt war. Einige Fachkräfte erwarten auch, dass das Beighton-Scoring-System im Rahmen der Überarbeitung durch weitere Diagnoseinstrumente, insbesondere zur Erfassung von Hypermobilität in der unteren Körperhälfte, ergänzt werden könnte.

2.2.7 Ein potenzieller Biomarker für hEDS und HSD

Seit 2024 ist ein potenzieller Biomarker für hEDS und HSD bekannt, der in der Zukunft die Entwicklung diagnostischer Bluttests ermöglichen könnte. Ritelli et al. (2024) berichten in ihrer Studie mit 466 Teilnehmenden, dass Menschen mit hEDS und HSD stets das gleiche Muster von Fibronektin- und Kollagenfragmenten in ihrem Blut aufweisen. Besonders vielversprechend ist, dass das 52-kDa-Fibronektin-Fragment ausschließlich bei Menschen mit hEDS und HSD vorkommt, nicht bei gesunden Kontrollpersonen und auch nicht bei Teilnehmenden mit anderen Erkrankungen wie Rheuma, Schuppenflechte oder Osteoarthritis. Fibronektin ist ein Glykoprotein, das eine wichtige Rolle in der Zelladhäsion, der Zellmigration und im Aufbau der extrazellulären Matrix spielt. Es hilft dabei, Zellen im Gewebe zu verankern. Es unterstützt die Wundheilung, die Gewebereparatur sowie die Struktur und Stabilität von Gewebe. Ein Bluttest könnte dazu beitragen, die durchschnittliche Diagnosezeit für hEDS und HSD zu verkürzen. Zudem könnten sich neue therapeutische Ansätze ergeben, die darauf abzielen, die Homöostase der extrazellulären Matrix wiederherzustellen (Ritelli et al., 2024).

> **Merke**
>
> Ein Bluttest auf Basis der neuen Erkenntnisse könnte die durchschnittliche Diagnosezeit für hEDS und HSD verkürzen und neue therapeutische Ansätze ermöglichen.

2.2.8 Bedeutung von Früherkennung und präventivem Management

Eine fehlende oder unzutreffende Diagnose kann für Betroffene sehr belastend sein. Ist die Ungewissheit, was die Ursache der verschiedenen Symptome ist, stark ausgeprägt, geht sie oft mit folgenden Faktoren einher (Feldman et al., 2023):

- Häufigere Krankenhausaufenthalte
- Ein Gefühl schwindender Hoffnung
- Höhere Anfälligkeit für Krankheiten
- Schlechteres spirituelles Wohlbefinden
- Schlechtere psychische Gesundheit (insbesondere mehr Wut, Anspannung, Angst und depressive Symptome)

Eine Diagnose bringt Betroffenen oft Erleichterung, da sie endlich eine Erklärung für ihre zuvor unverbunden erscheinenden Symptome erhalten (Bennett et al., 2019). Auch wenn eine Heilung nicht möglich ist, spricht Vieles dafür, dass durch frühzeitige physische und psychische Interventionen gesundheitliche Spätfolgen abgemildert werden können. Deshalb befürwortet ein Großteil der Fachwelt eine frühe Diagnosestellung (Romeo et al., 2016; C. Smith, 2017).

Andererseits riskiert man einen Nocebo-Effekt, wenn Betroffene mit dem vollen Spektrum möglicher Symptome konfrontiert werden, obwohl sie einer milderen Kategorie angehören und eventuell aus den Symptomen herauswachsen (Herman, 2020; Požgain et al., 2014; C. Smith, 2017). Mithilfe des neuen Diagnostik-Rahmens für Kinder und Jugendliche, sofern er in der Breite Anwendung findet, könnte der Balanceakt zwischen Unter- und Überdiagnose für diese Altersgruppe möglicherweise besser gelingen als vorher. Durch die neuen Kategorien und die verzögerte hEDS-Diagnose (erst ab biologischer Reife bzw. 18 Jahren) soll erreicht werden, dass Grundlagen für angemessene Behandlungen und Unterstützung gelegt werden, aber noch keine lebenslange Diagnose erfolgt, die gegebenenfalls zu Übermedikalisierung führen könnte (Tofts et al., 2023).

2.3 HSD: Eine multisystemische Spektrum-Erkrankung

Eine Einordnung der Hypermobilitäts-Spektrum-Erkrankung (HSD) als Spektrum-Erkrankung bedeutet nicht, dass Betroffene entlang eines Spektrums von »milder HSD« zu »schwerer HSD« klassifiziert werden. Stattdessen umfasst das Spektrum zahlreiche Symptome (z. B. Gelenkinstabilität, Schmerz, Müdigkeit, eine Dysfunktion des autonomen Nervensystems, weitere vgl. ▶ Kap. 2.6) von denen eine betroffene Person unterschiedlich viele in unterschiedlichen Schweregraden erleben kann (TEDS, 2025d). So lässt sich im unten stehenden Bild nicht feststellen, ob Person 1 oder Person 2 stärker betroffen ist; sie erleben ihre Hypermobilität höchst unterschiedlich.

Zum besseren Verständnis der Abgrenzung von HSD zu hEDS folgt eine Darstellung des Spektrums auf der Basis der 2017er Diagnosekriterien für Erwachsene:

Eine Einordnung weiter rechts in dem Spektrum bedeutet nicht notwendigerweise, dass schwerwiegendere Symptome vorliegen. So kann jemand mit HSD stärkere Gelenkschmerzen haben als jemand mit hEDS (Hakim, 2019; C. Smith, 2017). Eine hEDS-Diagnose erfordert innerhalb des 2017er Rahmens allerdings umfangreichere diagnostische Kriterien als eine HSD-Diagnose (vgl. ▶ Abb. 2.5). »Innerhalb des 2017er Rahmens« deshalb, weil der Diagnoserahmen für pädiatrisches HSD von 2023 mehr potenzielle Begleiterkrankungen umfasst als die diagnostischen Kriterien für hEDS von 2017 (pädiatrisches HSD: sechs potenzielle Komorbiditäten, vgl. ▶ Kap. 2.6, hEDS Erwachsene 2017: lediglich chronischer

2 Hypermobilität im Überblick

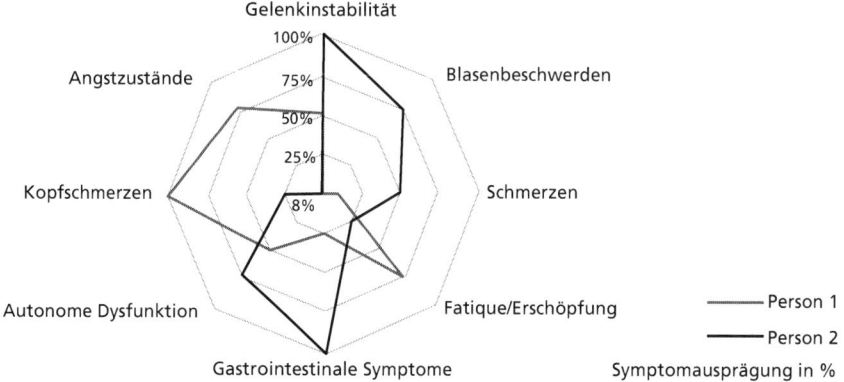

Abb. 2.4: Symptomvariabilität bei HSD
(Modifiziert nach Tofts et al., 2023, S. 5–7, in Anlehnung an TEDS, 2025d)

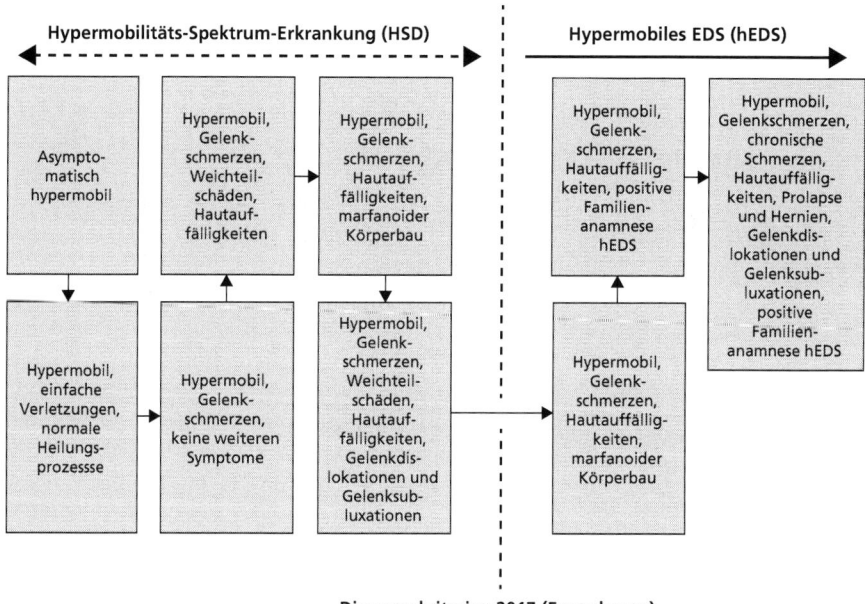

Abb. 2.5: Abgrenzung von HSD und hEDS
(Modifiziert nach Castori et al., 2017, S. 154–156; Malfait et al., 2017, S. 16–19; Tofts et al., 2023, S. 2–7, in Anlehnung an C. Smith, 2017, S. 32.)
Exemplarische Merkmalauswahl, andere Merkmalkombinationen sind möglich.

Schmerz in zwei Kategorien als Komorbiditäten, vgl. ▶ Kap. 2.2.6). Wie oben bereits erwähnt, werden die diagnostischen Kriterien von 2017 für hEDS und HSD für Erwachsene aktuell evaluiert und es wird u. a. geprüft, welche Komorbiditäten ggf.

zusätzlich einbezogen werden sollen (TEDS, 2025c). Dies unterstreicht, wie stark die diagnostischen Kriterien, insbesondere in Bezug auf Begleiterkrankungen, im Fluss sind.

2.4 Haut- und Gewebeauffälligkeiten

Zu den klinischen Hauptmerkmalen von hEDS und HSD gehören neben der allgemeinen Gelenküberbeweglichkeit auch Haut- und Gewebeveränderungen. Wie in ▶ Kap. 2.2.5 dargestellt, können die vier diagnostischen Hauptkategorien im Diagnoserahmen von Tofts et al. (2023) (asymptomatische pädiatrische generalisierte Gelenkhypermobilität, pädiatrische generalisierte Gelenkhypermobilität mit Kernkomorbiditäten (d. h. ohne muskuloskelettale Komplikationen), pädiatrische HSD, muskuloskelettaler Subtyp (d. h. ohne Kernkomorbiditäten) und pädiatrische HSD, systemischer Subtyp (d. h. muskuloskelettale Komplikationen und Kernkomorbiditäten)) jeweils entweder mit oder ohne Haut- und Gewebeauffälligkeiten diagnostiziert werden.

Zu den Merkmalen siehe ▶ Kap. 2.2.5.

Tofts et al. (2023) haben sich bei dieser Kategorie der Diagnose-Merkmale an den Diagnosekriterien von 2017 für Erwachsene orientiert, obwohl sie einräumen, dass Merkmale wie »weiche Haut« und milde Hautdehnbarkeit« sehr subjektiv sind und es keine Daten zur Prävalenz von piezogenen Papeln bei Kindern und Jugendlichen gibt. Ungeklärte Dehnungsstreifen vor der Adoleszenz sind sehr selten.

> **Merke**
>
> Einige der Haut- und Weichteilauffälligkeiten sind sehr subjektiv und teils liegen keine spezifischen Daten für Kinder und Jugendliche vor. Dennoch haben sich Tofts et al. (2023) entschieden, sie analog zu den Diagnosekriterien für Erwachsene von 2017 in den Diagnoserahmen aufzunehmen.

2.5 Muskuloskelettale Krankheitszeichen und Symptome

Auch muskuloskelettale Krankheitszeichen und Symptome zählen zu den Hauptmerkmalen von hEDS und HSD. Fast alle Bereiche des muskuloskelettalen Systems können betroffen sein (Murray, 2006).

Im pädiatrischen Diagnoserahmen von Tofts et al. (2023) müssen zwei von drei Merkmalen vorhanden sein, damit das diagnostische Kriterium »muskuloskelettale Komplikationen« erfüllt wird und somit eine HSD des muskuloskelettalen bzw., bei zusätzlich vorhandenen Komorbiditäten, des systemischen Subtyps diagnostiziert werden kann (vgl. auch Diagnosebogen in ▶ Kap. 2.2.5).

Zu dem diagnostischen Kriterium »muskuloskelettale Komplikationen« siehe ▶ Kap. 2.2.5.

Besonders häufig bei hypermobilen Kindern und Jugendlichen auftretende muskuloskelettale Krankheitszeichen und Symptome sind sogenannte Wachstumsschmerzen und Beschwerden in der unteren Körperhälfte (vor allem Knieschmerzen, Patelladislokationen und -subluxationen, Hüftdysplasien und -subluxationen (vgl. ▶ Abb. 2.6), Fußfehlstellungen und Sprunggelenk- sowie Fußschmerzen) (Murray, 2006). Häufig sind zudem Rückenschmerzen, Rippenknorpelentzündungen und Kiefergelenkstörungen. Zu weiteren möglichen Krankheitszeichen und Symptomen zählen andere Gelenkdislokationen (vgl. ▶ Abb. 2.6), -subluxationen und -verstauchungen sowie andere Weichteilschäden wie Bänder- und Sehnenverletzungen, Schleimbeutelentzündungen, Faszienentzündungen und Muskelkrämpfe (C. Smith, 2017).

> **Exkurs: Sogenannte Wachstumsschmerzen Teil 1**
>
> Sogenannte Wachstumsschmerzen sind die häufigste Ursache episodischer muskuloskelettaler Schmerzen bei Kindern und Jugendlichen (Hashkes, 2024). Angaben zur Häufigkeit variieren zwischen 3 % und 49 %, mit einer durchschnittlichen Lebenszeitprävalenz von etwa 15 % (Champion et al., 2022).
>
> Am häufigsten treten die Schmerzen im Alter zwischen drei und zwölf Jahren auf (Hashkes, 2024). Oft nehmen Frequenz und Intensität in der zweiten Lebensdekade ab. Meist betreffen die Schmerzen beide Beine. Sie können jedoch in einzelnen Episoden einseitig sein und dabei zwischen den Beinen wechseln. Wenn der Schmerz ausschließlich einseitig bleibt, sollten unbedingt andere mögliche Diagnosen berücksichtigt werden (siehe unten)! Die Schmerzen beginnen oft ab dem späten Nachmittag und treten häufig nachts auf, sodass das Kind manchmal sogar aufwacht, verschwinden jedoch in der Regel bis zum Morgen. Oft treten sie mindestens einmal pro Woche auf, in schwereren Fällen täglich. Es liegen keine auffälligen muskuloskelettalen Veränderungen vor, und die Schmerzen beeinträchtigen die alltäglichen Aktivitäten und Funktionen nicht.
>
> Die Ursache der Schmerzen ist ungeklärt. Allerdings ist mittlerweile gesichert, dass die Schmerzen nicht mit Wachstumsschüben korrelieren (Hashkes, 2024). Es handelt sich wahrscheinlich um eine häufige klinische Erscheinung mit vielfältigen Ursachen, was unterschiedliche Behandlungsansätze notwendig machen kann. Es spricht viel dafür, dass eine genetische Veranlagung eine große Rolle bei der Entstehung der Schmerzen spielt (Hashkes, 2024). Zudem gibt es eine Assoziation mit dem Restless-Legs-Syndrom, das ebenfalls eine starke genetische Komponente hat. Im Hinblick auf mechanische Anomalien finden zwei

von bisher drei Studien (Sabui et al., 2018; Viswanathan & Khubchandani, 2008) eine starke Korrelation zwischen Hypermobilität und Wachstumsschmerzen, die dritte (Sperotto et al., 2014) allerdings keine. Es gibt Belege, dass in einigen Fällen ein Überlastungssyndrom mit möglicherweise verminderter Knochenstärke und einem Vitamin-D-Mangel vorliegen könnte. In anderen Fällen könnte es sich um nicht entzündliche Schmerzsyndrome in Verbindung mit einer niedrigen Schmerzschwelle handeln.

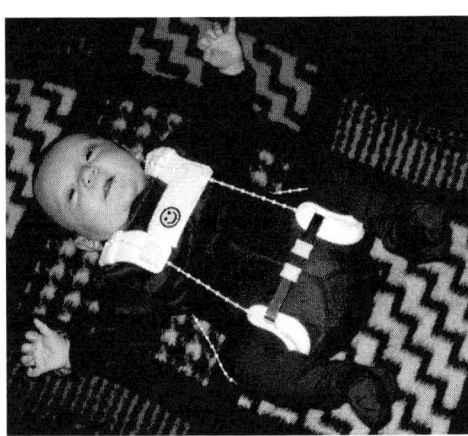
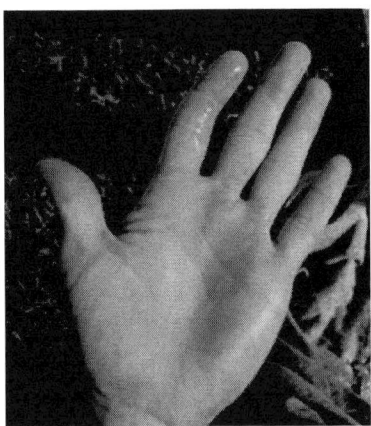

Abb. 2.6: Links: Säugling mit Hüftdysplasie und einer Spreizhose/Rechts: Dislokation des Zeigefingers
(Thiemo Schuff, https://commons.wikimedia.org/wiki/File:Saeugling_mit_angelegter_spreizhose.jpg, lizenziert unter CC BY-SA 3.0, https://creativecommons.org/licenses/by-sa/3.0)/(R. Moore, https://commons.wikimedia.org/wiki/File:Dislocated_finger.jpg, lizenziert unter CC BY-SA 3.0, https://creativecommons.org/licenses/by-sa/3.0)

> **Merke**
>
> Wachstumsschmerzen korrelieren *nicht* mit Wachstumsschüben. Vermutlich sind die Ursachen vielfältig und genetische Veranlagung scheint eine wichtige Rolle zu spielen. Es gibt auch Belege für einen möglichen Zusammenhang zwischen Wachstumsschmerzen und Hypermobilität, aber dieser Zusammenhang ist umstritten.

Exkurs: Sogenannte Wachstumsschmerzen Teil 2

Als mögliche Auslöser für diese sogenannten Wachstumsschmerzen nennen Erziehungsberechtigte erhöhte körperliche Aktivität, übermäßige Unruhe oder Müdigkeit des Kindes oder Schlafmangel in der vorhergehenden Nacht (Hashkes, 2024). Betroffene klagen zusätzlich über wiederkehrende Bauchschmerzen und/oder Kopfschmerzen, einschließlich Migräne. Einige Kinder weisen Hypermobilität, Genu valgum (»X-Beine«), einen flexiblen Pes planus (»Plattfuß«), eine Pronationsfußhaltung oder umgekehrt verkürzte Sehnen auf.

Die Diagnose kann in der Regel klinisch gestellt werden, wenn das Kind ein typisches Erscheinungsbild aufweist und ansonsten gesund ist (Hashkes, 2024). Allerdings müssen eine sorgfältige Anamnese und eine umfassende körperliche Untersuchung durchgeführt werden, um Wachstumsschmerzen von anderen, ernsteren Erkrankungen zu unterscheiden. Es ist unwahrscheinlich, dass es sich um Wachstumsschmerzen handelt, wenn Symptome oder körperliche Anzeichen vorhanden sind, die auf andere Erkrankungen hindeuten. Besonders gilt dies, wenn das Kind systemische Symptome aufweist oder krank erscheint, humpelt, morgens oder tagsüber über Schmerzen klagt oder Schmerzen hat, die einseitig sind, die Funktion oder Aktivität beeinträchtigen oder sich verschlimmern oder anhalten. Zu den Differenzialdiagnosen zählen entzündliche bzw. rheumatologische, metabolische, hämatologische und orthopädische Erkrankungen sowie Tumore und bösartige Erkrankungen, Infektionen, genetische Erkrankungen und Traumafolgen.

Ein wichtiger Teil der Behandlung von Wachstumsschmerzen ist die Aufklärung und Beruhigung von Kindern und Erziehungsberechtigten hinsichtlich der grundsätzlich gutartigen Natur der Schmerzen (Hashkes, 2024). Wenn möglich, sollten Kinder ermutigt werden, ihre normalen Aktivitäten aufrechtzuerhalten, da sonst Schmerzängste gefördert werden könnten.

Je nach vermutetem Schmerzauslöser können, in Absprache mit der kinderärztlichen Praxis, Vitamin-D-Gaben (vgl. Hinweise auf Vitamin-D-Mangel bei einigen Kindern) und eine Eisensupplementation (vgl. Assoziationen mit Restless-Legs-Syndrom) in Frage kommen (Hashkes, 2024).

Für die Schmerzlinderung sollten zunächst nicht pharmakologische Maßnahmen (z. B. Wärme, Massage, Muskelstärkung oder -dehnung sowie Beruhigungs- und Ablenkungsmaßnahmen) zum Einsatz kommen (Hashkes, 2024; Sarno et al., 2023). Ist dies nicht erfolgreich, können intermittierend Schmerzmittel wie Ibuprofen eingesetzt werden (Hashkes, 2024). Bei Kindern, die nachts aufgrund von Schmerzen mit einem vorhersehbaren Muster aufwachen (z. B. nach einem Tag mit anstrengender Aktivität, Unruhe, Müdigkeit, Stress oder schlechtem Schlaf) kann Ibuprofen vorbeugend vor dem Schlafengehen verabreicht werden. Dies kann auch bei einer Häufung von nächtlich oder allnächtlich auftretenden Schmerzepisoden sinnvoll sein, um den Schmerzzyklus zu unterbrechen. Bei Kindern, die erst vier Stunden oder später nach dem Zubettgehen vom Schmerz aufwachen, kann es angezeigt sein, nach dem Abendessen ein langwirksames nicht steroidales entzündungshemmendes Medikament (z. B. Naproxen) zu verabreichen, anstatt rezeptfreier Schmerzmittel wie Ibuprofen. Eine solche vorbeugende Schmerztherapie sollte in der Regel nicht länger als ein bis zwei Wochen zum Einsatz kommen und jegliche pharmakologische Schmerztherapie für Wachstumsschmerzen sollte stets vorab mit der kinderärztlichen Praxis abgestimmt werden (Hashkes, 2024).

2.5 Muskuloskelettale Krankheitszeichen und Symptome

Neben den oben genannten muskuloskelettalen Krankheitszeichen und Symptomen geht Hypermobilität in den ersten Lebensjahren oft mit verzögerter motorischer Entwicklung, Poporutschen statt Krabbeln und Zehengang zu Beginn des Laufens und einer ausgeprägten Neigung zum Sitzen im »W-Sitz« einher (Adib et al., 2005; Jaffe et al., 1988; Öhman, 2015; Tinkle, 2020). Eine altersgemäße Entwicklung und die damit verbundenen typischen Körperhaltungen erfordern oft mehr Kraft und Stabilität als hypermobile Kinder und Jugendliche aufbringen können.

Exkurs: Der W-Sitz (auch Zwischenfersensitz oder Najadensitz genannt)

Gemeint ist eine Sitzposition mit stark innenrotierten Hüften, sodass das Becken zwischen den Fersen auf der Sitzfläche, z. B. dem Boden, aufliegt (vgl. ▶ Abb. 2.7). Diese Position bietet Kindern eine breite Unterstützungsfläche und kann sich auch bei mangelnder Kraft stabil anfühlen.

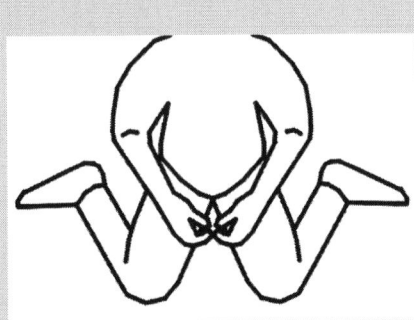
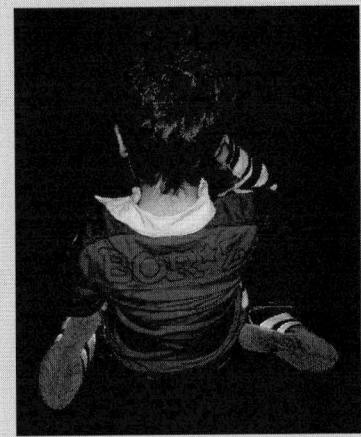

Abb. 2.7: Der W-Sitz, Zwischenfersensitz oder Najadensitz
(-sche, https://commons.m.wikimedia.org/wiki/File:W-sitting_body_outline.png, lizenziert unter CC BY-SA 4.0, https://creativecommons.org/licenses/by-sa/4.0/legalcode)/(Lengerke, https://commons.m.wikimedia.org/wiki/File:Najadensitz.jpg, lizenziert unter CC BY-SA 3.0, https://creativecommons.org/licenses/by-sa/3.0)

Für Kinder ist diese Position generell bequemer als für die meisten Erwachsenen, da ihr Oberschenkelhals eine größere Antetorsion aufweist: Der Oberschenkelhals ist im Vergleich zum Oberschenkelknochen weiter nach vorne gedreht, was bedeutet, dass die Hüftköpfe weiter nach vorne zeigen. Dies ist einer der Hauptgründe für eine Innenrotation der Knie und der Füße bei Kindern (Rerucha et al., 2017). Diese Innenrotation kann z. B. dazu führen, dass sie beim Gehen über ihre eigenen Füße stolpern. Bei Neugeborenen beträgt der Antetorsionswinkel bis zu etwa 40° und im Rahmen einer normalen Entwicklung reduziert er sich auf etwa 15–20° bei Erwachsenen (Alexander et al., 2022). Diese Rückbildung erfolgt in zwei Hauptschüben: Zwischen dem sechsten und achten Lebensjahr und in der Pubertät. Zusätzlich spielen die natürlichen Bewegungen und die Zug- und Druckkräfte, die dabei auf die Hüfte einwirken, eine große Rolle (Heimkes et al., 2019). Ein gesundes Kind lädt die untere Extremität während des Laufens und Rennens täglich etwa 10.000–15.000 Mal. Eine schwache Muskulatur, schlaffe Bänder und ein wenig variables Bewegungsrepertoire können dazu führen, dass die natürliche Reduktion des Antetorsionswinkels gebremst wird.

Eine gewisse Innenrotation der Knie und Füße ist daher im Entwicklungsverlauf normal. Viele Kinder tendieren insbesondere zwischen drei und fünf Jahren zu innenrotierten Füßen und X-Beinen, bis sich die Beinachse zwischen dem sechsten und achten Lebensjahr sowie in der Pubertät zunehmend begradigt (vgl. auch Lincoln & Suen, 2003; Rerucha et al., 2017).

Auch Sitzen im W-Sitz ist nicht generell problematisch und zählt gerade bei Kleinkindern zu den »normalen« Sitzformen. Allerdings zeigen normalerweise schon Kinder im Kindergartenalter unterschiedliche Sitzpositionen. Verweilen sie sehr häufig im W-Sitz, kann dies ein Hinweis auf Hypermobilität sein, insbesondere wenn es auch noch nach dem ersten Rückbildungsschub der Hüfte (zwischen dem 6. und 8. Lebensjahr) der Fall ist.

Da die durch die natürlichen Bewegungen ausgelösten Zug- und Druckkräfte eine große Rolle bei der Gelenkentwicklung spielen (Heimkes et al., 2019), sollten Kindern in der Wachstumsphase vielfältige Bewegungsmuster ermöglicht werden. Neben der Ermutigung von Spiel und Sport zählt dazu, Kindern, die oft im W-Sitz sitzen, zum Ausgleich alternative Sitzpositionen anzubieten, etwa den Schneidersitz. Für Aktivitäten, die Stabilität erfordern, können Sitzsäcke, ein Hocker mit flach aufliegendem Fuß oder Anlehnmöglichkeiten eine gute Alternative sein.

Zu den bereits genannten motorischen Zeichen kommen Ungeschicklichkeit, Zappeligkeit und eine Neigung zu blauen Flecken, die auch im späteren Kindes- und Jugendalter häufig zu beobachten sind (Adib et al., 2005; Öhman, 2015). Die Ungeschicklichkeit und Zappeligkeit stehen in engem Zusammenhang mit mangelnder Propriozeption (d.h. der Wahrnehmung der Lage und Bewegung des eigenen Körpers im Raum), die vor allen in den unteren Extremitäten sowie in den Fingern von hEDS-/HSD-Betroffenen aller Altersstufen zu beobachten ist (C. Smith, 2017). Andere mögliche Faktoren sind Muskelschwäche und Dysautonomie (vgl. Y. Wang et al., 2025).

2.6 Komorbiditäten (Begleiterkrankungen)

Welche Komorbiditäten der Hypermobilität eindeutig zugeordnet werden, ist aktuell genauso stark im Fluss wie der Forschungsstand zu einigen der Begleiterkrankungen (zu Letzterem vgl. unten). So unterscheiden Tofts et al. (2023) im pädiatrischen Diagnoserahmen zwischen »Kernkomorbiditäten« (aktuell diagnostisch) und »sich abzeichnenden Komorbiditäten« ((noch) nicht diagnostisch). Eine Evaluation der Komorbiditäten wird grundsätzlich dadurch erschwert, dass sie mehrere Assoziationen haben und nicht unabhängig voneinander sind. Sowohl Schmerz als auch Dysautonomie (eine Dysfunktion des autonomen Nervensystems) sind beispielsweise Begleiterkrankungen von chronischer Fatigue (P. C. Rowe et al., 2017; Tofts et al., 2023). In ▶ Kap. 4 wird deutlich werden, inwieweit die Symptome mehrerer Komorbiditäten einander überlappen und sich wechselseitig verstärken können. Besonders spannend ist die Frage, ob und inwieweit psychische Komorbiditäten mit hEDS und HSD assoziiert sind (vgl. Sharp et al., 2021).

2.6.1 Gesicherte Komorbiditäten bei Kindern und Jugendlichen

Tofts et al. (2023) berücksichtigen Komorbiditäten, die mindestens in Kohortenstudien und mit Häufigkeiten von mindestens 10 % auftreten. Dabei legen sie etablierte Diagnosekriterien beispielsweise des ICD-11 und des Diagnostic and Statistical Manual of Mental Disorders (DSM)-5 zugrunde.

> **Gesicherte Kernkomorbiditäten gemäß dem pädiatrischen Diagnoserahmen von Tofts et al. (2023)**
>
> - Chronischer Primärschmerz (d.h. Schmerz stellt die Hauptsymptomatik dar und ist nicht Folge einer anderen chronischen Erkrankung)
> - Chronische Fatigue
> - Funktionale gastrointestinale Störungen
> - Funktionale Blasenstörungen (vor allem Stressinkontinenz)
> - Primäre (d.h. angeborene und ohne bekannte Ursache auftretende) Dysautonomie
> - Angstzustände

▶ Tab. 2.1 gibt einen groben Eindruck von der Größenordnung betroffener Personen, basierend auf Daten einer Studie von Pacey et al. (2015). In dieser Studie wurden 89 Kinder mit Gelenkhypermobilität und ihre Erziehungsberechtigten zur Lebensqualität befragt.

Tab. 2.1: Von hypermobilen Kindern berichtete Symptome in Kategorien von Tofts et al., 2023, bei Pacey et al., 2015, und im Vergleich zu Kindern und Jugendlichen allgemein
(Modifiziert nach Pacey et al., 2015, S. 691–692 und weiteren Autoren (vgl. rechte Spalte der Tabelle) in Kategorien von Tofts et al., 2023, S. 6–7)

Von Kindern berichtete Symptome in Kategorien von Tofts et al. (2023)	Betroffene in % bei Pacey et al. (2015)	Betroffene in % (Kinder und Jugendliche allgemein mit Literaturverweisen)
Chronischer Schmerz	67 % in ≥ 4 Gelenken	Chronischer Schmerz: muskuloskelettal: 4–40 % (King et al., 2011) Deutsche Schulkinder chronischer Schmerz allgemein: 31 % (Könning et al., 2021)
Chronische Fatigue	59,7 %	Chronische Fatigue: US-amerikanische Jugendliche: 0,1–1,9 % bei Jugendlichen 11–13 % nach viralen Infekten (K. Rowe, 2023)
Funktionale gastrointestinale Störungen	34 % Verstopfung 23 % Bauchschmerzen 20 % Durchfall	Funktionale gastrointestinale Störungen: US-amerikanische Kinder: 23,1 % (Lewis et al., 2016)
Funktionale Blasenstörungen	26 % Stressinkontinenz	Stressinkontinenz: Finnische Kinder: 16 % (Kyrklund et al., 2012)
Dysautonomie	39 % Schwindelgefühle	Schwindelgefühle: US-amerikanische Kinder, Ø 11,5 Jahre: 5,6 % (Brodsky et al., 2020) Britische Kinder, 10 Jahre: 20,6 % (Humphriss & Hall, 2011)
Angstzustände	Nicht erfasst bei Pacey et al. (2015). Alternative Quelle: Spanische hypermobile junge Erwachsene (16–20 Jahre): 24,1 % mit generalisierter Angststörung (Bulbena et al., 2011)	Angstzustände: Spanische junge Erwachsene (16–20 Jahre) ohne Hypermobilität: 8,1 % mit generalisierter Angststörung (Bulbena et al., 2011)

> **Merke**
>
> Chronische Fatigue tritt bei hypermobilen Kindern und Jugendlichen mindestens viereinhalbmal so häufig auf wie in der allgemeinen pädiatrischen Population, generalisierte Angststörungen sind etwa dreimal so häufig, und chronischer Schmerz sowie Schwindelgefühle etwa doppelt so häufig.

In Bezug auf chronischen Schmerz berichten Tofts et al. (2023) signifikante Unterschiede von hypermobilen bzw. EDS-Betroffenen gegenüber Kontrollgruppen in mehreren Studien, teils allerdings mit nur einem schwach erhöhten Risiko. Chronische Fatigue ist in kleinen Kohortenstudien häufiger als bei den Kontrollgruppen zu finden. P. C. Rowe et al. (2017) berichten ein dreifaches Risiko von Hypermobilität bei pädiatrischen Patienten mit chronischer Fatigue. In diesem Zusammenhang ist erwähnenswert, dass Siberry und Rowe (2022) aufgrund der Datenlage vorschlagen, Post-COVID als Unterform von chronischer Fatigue zu subsumieren (d. h. das SARS-CoV-2 Virus als weiteren Auslöser einzustufen), auch wenn die Forschung dazu bei Weitem noch nicht abgeschlossen ist. Gavrilova et al. (2022) postulieren sogar einen neuen klinischen Phänotyp des Post-COVID-Syndroms: Bindegewebsschädigungen könnten, mit COVID-19 als Auslösefaktor, bei hypermobilen Betroffenen Fibromyalgie verursachen. Gleichzeitig sind oft Dysautonomie, Angstzustände und Depressionen zu beobachten.

Hinsichtlich funktionaler gastrointestinaler Störungen kommen Tofts et al. (2023) zu dem Schluss, dass sie wichtige Komorbiditäten darstellen, auch wenn nicht alle Studien positive Korrelationen zeigen bzw. in einigen Studien dazu Kontrollgruppen fehlen, was die Aussagekraft einschränkt. Verstopfung ist das häufigste Symptom, gefolgt von Durchfall und wiederkehrenden Bauchschmerzen. Auch funktionale Blasenstörungen stellen wichtige Komorbiditäten dar, mit dem Hauptsymptom der (Stress-)Inkontinenz (vgl. auch Boileau et al., 2024). Es mehren sich außerdem Hinweise auf das Vorliegen einer Dysfunktion der unteren Harnwege.

Fallbeispiel

Eine amerikanische Teenagerin berichtet im Buch »Disjointed«, wie sie ihre gastrointestinalen Probleme erlebt hat:
»Früher war es sehr, sehr schmerzhaft, zu essen, und dann fühlte ich mich müde und schrecklich, war aufgedunsen und bekam einen Gehirnnebel. Nach dem Mittagessen in der Schule fiel mir der Unterricht sehr schwer, und manchmal konnte ich kaum wach bleiben, oder ich hatte so starke Schmerzen, dass ich den Unterricht verlassen musste. Jetzt gibt mir das Essen eine Menge Energie, ohne Schmerzen.«
(Jovin, 2020a, Übersetzung der Autorinnen)

Eine Assoziation zwischen autonomer Dysfunktion und hEDS/HSD wird zunehmend anerkannt und äußert sich meist als posturales orthostatisches Tachykardiesyndrom (POTS) bei älteren Kindern (Tofts et al., 2023). Aber auch orthostatische Hypotonie (niedriger Blutdruck in aufrechter Körperlage) und wiederkehrende vasovagale Synkope (Bewusstlosigkeit durch hohen Tonus des Vagusnervs) können auftreten, und die drei Diagnosen schließen einander nicht aus (TEDS UK, 2025). POTS ist durch einen beschleunigten Herzschlag bei Positionswechseln, besonders beim Aufstehen, gekennzeichnet (Benarroch, 2012; Maxwell, 2020).

> **Diagnostik posturales orthostatisches Tachykardiesyndrom (POTS)**
>
> Diagnostisches Kriterium ist ein Anstieg der Herzfrequenz um 30 Schläge pro Minute (40 Schläge bei Kindern und Jugendlichen) oder auf mehr als 120 Schläge pro Minute innerhalb der ersten zehn Minuten nach dem Aufstehen, ohne gleichzeitigen lageabhängigen Blutdruckabfall, aber begleitet von Symptomen wie Schwindel oder Schwäche. Getestet wird dies vorzugsweise mithilfe eines Kipptisch-Tests (Arnold et al., 2018).

Venöses Pooling (ein »Versacken« eines Teils des Bluts in den Venen der unteren Körperhälfte) führt bei POTS zu einer verminderten Durchblutung des Gehirns und dies wiederum zu einer übermäßigen Aktivierung des sympathischen Nervensystems (SNS). Zu möglichen Symptomen zählen Herzklopfen, orthostatische Intoleranz (Unfähigkeit, den Körper über längere Zeit aufrecht zu halten), Schwindel, (Beinahe-)Ohnmacht, Gehirnnebel, Kopfschmerzen/Migräneanfälle, Angstgefühle, Schlafstörungen, Fatigue und subtile Hyperventilation (mit ggf. Panikattacken).

> **Fallbeispiel**
>
> Eine amerikanische Teenagerin berichtet im Buch »Disjointed«, wie sie ihre Dysautonomie erlebt:
> »Das Aufwachen am Morgen fühlt sich an wie ein plötzlicher Adrenalinstoß, wie eine Kampf-oder-Flucht-Reaktion. Es fühlt sich an, als ob man von etwas geistig und körperlich nach unten gezogen würde, als ob alle Organe wie im Wasser untergehen würden. Es fühlt sich an, als sei man gefangen und könne sich nicht selbst helfen, und es herrscht ein Gefühl des Grauens, das man nicht abschütteln kann. Um aus dem Bett zu kommen, muss man ein bisschen warten und sich aufraffen, denn es ist ein großer Kampf. […] Das ist keine schöne Art, den Tag zu beginnen. […] Gehirnnebel ist das Schlimmste. Man weiß, dass man etwas weiß, aber es ist weit weg und man kann es nicht abrufen. Es ist, als würde man durch Wattebällchen schwimmen. Oder vielleicht durch Zement. Oder wenn du in der Schule an einem mehrstufigen Problem arbeitest, verlierst du den Überblick, wo du bist. Oder man vergisst einfach mittendrin, was man gerade tut.«
> (Jovin, 2020a, Übersetzung der Autorinnen)

Für einen Zusammenhang zwischen hEDS/HSD und Angstzuständen ist laut Tofts et al. (2023) die Evidenzlage auf Basis mehrerer Studien moderat.

2.6.2 Sich abzeichnende Komorbiditäten

Neben den gesicherten Komorbiditäten zeichnen sich weitere in der Forschung ab (Tofts et al., 2023). Allerdings ist dabei entweder die Häufigkeit des Auftretens gering (unter 10%) oder die Evidenz für eine Assoziation aktuell schwach. Zu dieser Kategorie zählen entzündliche Arthritis, entwicklungsbedingte Koordinationsstörungen, Menstruationsbeschwerden (Menorrhagie und Dysmenorrhoe, vgl. auch narrative Literaturübersicht von Isaacson und Dowlut-McElroy (2024)) und idiopathische adoleszente Skoliose, aber auch Aufmerksamkeitsdefizit-/Hyperaktivitätsstörungen (ADHS) und Autismus-Spektrum-Störungen (ASS). Sharp et al. (2021) nennen als weitere sich abzeichnende Komorbiditäten im psychischen Bereich vor allem Depressionen, bipolare Störungen und Essstörungen. Die anerkannte Assoziation mit Angststörungen sowie sich abzeichnende Assoziationen mit weiteren psychischen Erkrankungen unterstreichen, dass hEDS und HSD originär den Menschen als Ganzes betreffende Erkrankungen sein könnten und somit ein auf den ersten Blick überraschender Ausdruck der vielfältigen Interaktionen von Körper und Geist (vgl. Sharp et al., 2021).

In der Literatur werden für Erwachsene und teils auch Kinder weitere Begleiterkrankungen genannt, für die ein Zusammenhang mit Hypermobilität vermutet wird, aber bisher nicht vollständig belegt werden kann (Rodgers et al., 2017; C. Smith, 2017). Dazu zählen beispielsweise Schlafstörungen, Chiari-Malformationen Typ I (Verschiebung von Kleinhirnanteilen durch das Hinterhauptsloch in den Spinalkanal), das Tethered-Cord-Syndrom (pathologische Anheftung des Rückenmarks am Ende des Spinalkanals), kraniozervikale Instabilität, Autoimmunerkrankungen und das Mastzellenaktivierungssyndrom (MCAS). Bei MCAS führt eine dysregulierte Aktivierung von Mastzellen zu Symptomen wie Hautausschlägen und -rötungen, Juckreiz, Übelkeit, Kopfschmerzen sowie weiteren gastrointestinalen, kardiovaskulären und neurologischen Symptomen (Afrin et al., 2021; Akin, 2017). Über MCAS wird in Foren hypermobiler Betroffener in sozialen Medien viel diskutiert und eine Verbindung wird von vielen Forschenden für plausibel gehalten bzw. teils auch statistisch belegt (Afrin, 2021; Brock et al., 2021; Monaco et al., 2022). Allerdings ist eine kausale Verbindung zu Hypermobilität bislang wissenschaftlich nicht abschließend belegt (C. Smith, 2017). Es gibt Hypothesen, dass MCAS ein zentrales Bindeglied zwischen Hypermobilität und einigen der genannten Komorbiditäten darstellt (Maxwell, 2020). Daher wird MCAS, zusammen mit Autoimmunerkrankungen, in ▶ Kap. 4 erneut aufgegriffen. Wie Hypermobilität und chronische Fatigue zählt auch MCAS zu den Beschwerdebildern, bei denen die Forschung in den letzten Jahren deutlich vorangeschritten ist (Afrin et al., 2021).

2.7 Prognose im Lebensverlauf

Viele Personen, die in der Kindheit hypermobil waren, wachsen mit der Zeit aus der Hypermobilität heraus (Sobhani-Eraghi et al., 2020; Tofts et al., 2023). Einige entwickeln im Laufe der Jahre sogar eine ungewöhnliche »Steifheit«, etwa durch wiederholte Verletzungen (inkl. Mikrotraumata des Gewebes, vgl. ▶ Kap. 4.2) oder zusätzliche Erkrankungen wie Rheuma. Während die Gelenke im Alter weniger beweglich oder sogar steif werden, nehmen bei symptomatischen Betroffenen Begleiterkrankungen wie chronische Schmerzen häufig zu (Gurley-Green, 2001; C. Smith, 2017). Insgesamt ist auch im Erwachsenenalter die Symptomatik sehr uneinheitlich (Anderson & Lane, 2023).

Bei der Frage, ob und wann jemand symptomatisch wird, scheinen hormonelle Einschnitte eine große Rolle zu spielen (C. Smith, 2017). Einen wichtigen Scheideweg bildet die Pubertät, in der vor allem Mädchen beginnen, symptomatisch zu werden; generell berichtet ein Großteil Betroffener von einem Symptombeginn vor dem 15. Lebensjahr (C. Smith, 2017). Das Geschlechtshormon Progesteron, das vermehrt in der zweiten Zyklusphase gebildet wird, macht Bänder und Sehnen flexibler und verstärkt dadurch Hypermobilität (Dempsey & Rosenthal, 2020; Gensemer et al., 2021). Gleichzeitig dämpft es Mastzellenaktivität (Vasiadi et al., 2006). Das Hormon Östrogen dagegen erweitert Gefäße und aktiviert Mastzellen und kann Mädchen anfälliger für die Komorbiditäten POTS und MCAS machen (Maxwell, 2020; Zhu et al., 2018). Paradoxerweise können auch die Wechseljahre zu einer Verstärkung der Symptome, insbesondere des Schmerzes, führen (C. Smith, 2017). Dies könnte daran liegen, dass die Wechseljahre häufig mit einem Verlust an gelenkschützender Muskelkraft einhergehen.

Abgesehen von den hormonellen Mustern ist die Symptomspannbreite und -schwere sehr individuell (Anderson & Lane, 2023; C. Smith, 2017; vgl. auch ▶ Kap. 2.3). Die Natur eines ab Geburt vorliegenden Kollagendefekts verändert sich im Zeitablauf nicht, aber verschärfende Faktoren können zu einer Symptomverschlechterung sowie reduzierter Teilhabe in verschiedenen Bereichen des Lebens führen und unterstreichen die Bedeutung guter Präventionsarbeit (C. Smith, 2017). Diese Faktoren können auch dazu führen, dass Personen durch zunehmende Schädigungen ihres Kollagens Hypermobilität erst im Erwachsenenalter erwerben (Maxwell, 2020; C. Smith, 2017).

Faktoren, die einen angeboren Kollagendefekt verschärfen oder zu Kollagendefekten führen können

- Hormonelle Veränderungen (vgl. oben)
- Verletzungen und Operationen
- Dauerüberlastung von Bändern und Sehnen
- Mangelnde Fitness
- Kinesiophobie (Angst vor Bewegung)
- Schlechte Ernährung
- Übergewicht
- Schlafmangel
- Langzeitmedikation
- Suchtmittel
- Umweltgifte
- Komorbiditäten
- Umgang mit diesen Herausforderungen

Aus Sicht des sogenannten Pentade-Super-Syndroms (vgl. ▶ Kap. 4.4) postuliert Maxwell (2020), dass es im Laufe des Lebens eine Tendenz zu einer Symptomverschiebung gebe: Bei jungen Leuten spielen oft Symptome der Dysautonomie und, zu einem geringeren Grad, der Hypermobilität die größte Rolle. Mit zunehmendem Lebensalter (u. a. durch eine längere Exposition des Körpers gegenüber Stresshormonen, Entzündungsfaktoren und Antikörpern) rücken oft MCAS, gastrointestinale sowie autoimmune Symptome in den Vordergrund. Dabei ist zu beachten, dass Schmerzsymptome durch alle Faktoren der Pentade ausgelöst werden können.

Ward et al. (2022) betrachten in einem Scoping Review, ob und wie sich das klinische Bild der Hypermobilität im Laufe der kindlichen Entwicklung (0–24 Jahre) verändert. Muskuloskelettale Symptome und Hautauffälligkeiten finden sich in allen Altersklassen, Dysautonomie und Schlafprobleme vor allem in der Adoleszenz (bei ihnen definiert als 10–19 Jahre), gastrointestinale und urogenitale Symptome in der Adoleszenz und im jungen Erwachsenenalter (Letzteres: 20–24 Jahre) und psychische Probleme vor allem im jungen Erwachsenenalter. Insbesondere zum jungen Erwachsenenalter ist die Literatur jedoch sehr spärlich und umfasst hauptsächlich Fallstudien. Zudem kommt nur in wenigen Studien das Beighton-Scoring-System zum Einsatz.

> **Merke**
>
> Hormonelle Einschnitte, insbesondere die Pubertät, scheinen eine maßgebliche Rolle bei der Frage zu spielen, ob jemand symptomatisch wird oder nicht. Im Laufe des Lebens gibt es eine Tendenz zu einer Symptomverschiebung von der Dysautonomie in jüngeren Jahren hin zu MCAS, gastrointestinalen und autoimmunen Symptomen in mittleren und späteren Lebensjahren.

2.8 Erfahrungen und Perspektiven von Betroffenen

Spezifische qualitative Studien darüber, wie hypermobile Kinder und Jugendliche ihre Hypermobilität und potenzielle Komorbiditäten erleben, gibt es bisher nicht. Einzelstimmen finden sich in Fallbeispielen dieses Buches. Bennett et al. (2019) arbeiten in einer systematischen Literaturübersicht mit thematischer Analyse fünf Hauptthemen der gelebten Erfahrung hypermobiler Menschen generell sowie der Erziehungsberechtigten hypermobiler Kinder und Jugendlichen heraus, die hier überblicksartig dargestellt werden.

1. Das erste Hauptthema ist *Mangel an professionellem Verständnis.*
   Ein zentraler Unteraspekt ist die verzögerte Diagnosestellung: Betroffene berichten, erfolglos an viele verschiedene Fachrichtungen verwiesen worden zu

sein. Ihnen wurde gesagt, ihre Probleme seien »in ihrem Kopf« und sie seien als »psychosomatisch« oder »Simulanten« kategorisiert worden. Eine Diagnose zu erhalten, sei dagegen »psychisch äußerst hilfreich« gewesen, »wie das fehlende Teil eines Puzzles zu erhalten« und hätte geholfen, fundierte Entscheidungen zum Management der Symptome zu treffen.

Den zweiten Unteraspekt bilden ablehnende Haltungen von medizinischen Fachkräften. Dies beinhaltet fälschliche Missbrauchsvorwürfe aufgrund von z. B. blauen Flecken und mangelnde Rücksichtnahme oder Resignation seitens der Fachkräfte (»Sie hatten mich aufgegeben«).

Der dritte Unteraspekt bezieht sich auf Angst vor Behandlungen, insbesondere, da bei Betroffenen teils Anästhetika weniger gut oder gar nicht wirken, sodass Operationen und zahnärztliche Behandlungen mit starken Schmerzen assoziiert werden.

2. Das zweite Hauptthema ist *soziales Stigma*.
Dies bezieht sich zum einen auf negative Haltungen anderer: Betroffene sorgen sich, dass es Auswirkungen auf ihren Arbeitsplatz haben könnte, wenn ihre Erkrankung bekannt würde. Andere fürchten, sie könnten aufgrund der Schwankungen der Symptome nicht ernst genommen werden (»Letzte Woche konnte sie das problemlos«) oder sie könnten als »Freaks« wahrgenommen werden. Dies kann auch dazu führen, dass Betroffene sich bemühen, »normal« und »gesund« zu erscheinen, was auf Dauer zu Erschöpfungszuständen beiträgt. Zum anderen bezieht sich das soziale Stigma auf negative Haltungen gegenüber sich selbst: Betroffene fühlen sich »unsicher«, »minderwertig« und »hässlich«.

3. Das dritte Hauptthema betrifft ein *eingeschränktes Leben*.
Die Symptomschwankungen machen es schwer, Aktivitäten im Voraus zu planen. »Gute Tage« beinhalten stets das Risiko, es zu übertreiben und einen Zusammenbruch am Folgetag zu provozieren. Viele berichten vor Angst vor der nächsten schweren Schmerzepisode. Mangelnde Energie, Schmerzen und Angst vor künftigen Verletzungen schränken die soziale Teilhabe stark ein und häufig werden auch Karrierepläne beeinflusst, z. B. hinsichtlich der Art, der Dauer oder der Modalitäten der Arbeit.

4. Das vierte Hauptthema ist *der Versuch, »Schritt zu halten«*.
Es beinhaltet Schuldgefühle und Frustration durch das Gefühl, von anderen abhängig zu sein und Hilfen im Alltag zu benötigen. Ein weiterer Aspekt ist Angst vor Schmerzen oder Verletzungen beim Geschlechtsverkehr, während einer Schwangerschaft oder Geburt. Dazu kommen teils Befürchtungen, die Hypermobilität an die Kinder weiterzugeben.

5. Das fünfte Hauptthema betrifft den *Versuch, Kontrolle zurückzuerlangen*.
Dazu zählt, adäquate physiotherapeutische Unterstützung durch Fachkräfte mit Kenntnissen im Bereich der Hypermobilität zu bekommen. Ein weiterer Aspekt ist die Unterstützung eigener Kinder. Erziehungsberechtigte wollen ein Vorbild für ihre Kinder sein, trotz symptomatischer Hypermobilität ein gutes Leben führen zu können. Häufig geraten Erziehungsberechtigte in einen Zwiespalt, ob sie ihre Kinder eher vor Verletzungen schützen oder sie trotz potenzieller Schmerzen zu Aktivitäten ermutigen sollen. Schließlich berichten Betroffene, dass ihre Symptome sie häufig zwingen, Normalität neu für sich zu definieren:

Sie müssen beispielsweise Pacing (d. h. Energiemanagement, vgl. ▶ Kap. 6.1.2) lernen. Viele müssen akzeptieren, nicht perfekte Gesundheit und Schmerzlosigkeit als Ziel zu sehen, sondern einen Zustand, der insgesamt aushaltbar und navigierbar ist.

> **Merke**
>
> Die von Bennett et al. (2019) herausgearbeiteten Hauptthemen der gelebten Erfahrung hypermobiler Menschen und ihrer Erziehungsberechtigten sind:
>
> - Mangel an professionellem Verständnis
> - Soziales Stigma
> - Eingeschränktes Leben
> - Der Versuch, Schritt zu halten
> - Der Versuch, Kontrolle zu erlangen

Einige der von Bennett et al. (2019) identifizierten Themen finden sich auch in einer Fokusgruppen-Studie Betroffener von Terry et al. (2015) wieder.

Interessant ist zudem eine qualitative, phänomenologische Studie von Sætre und Eik (2019) zu den Erfahrungen norwegischer Betroffener, da sie – allerdings aus der Rückschau Erwachsener – u. a. beschreibt, wie sich die Wahrnehmung der Hypermobilität im Lebensverlauf verändert:

»Als ich klein war, hat es Spaß gemacht. Ich war der Klassenclown und der Zirkusartist auf dem Schulhof. ›Kannst du einen Spagat machen?‹ Ja. Ich war automatisch schlau und machte Dinge, für die andere üben mussten. Allerdings war ich nicht graziös, und ich hatte keine Kontrolle. Ich war einfach weich«. Weibliche Interviewpartnerin, 34 Jahre. (Sætre & Eik, 2019, S. 244)

In jungen Jahren ist Hypermobilität oftmals noch nicht oder weniger mit Erschöpfung assoziiert. Schmerzen, falls vorhanden, z. B. in Form von »Wachstumsschmerzen«, werden teilweise als harmlos und vorübergehend wahrgenommen. Später werden dagegen Schmerz und Erschöpfung zunehmend simultan erlebt und lassen sich kaum noch voneinander trennen:

»Ich spüre, wie der Körper versucht, die Dinge an Ort und Stelle zu halten, während er ein bisschen locker hängt. Alles wird überlastet, weil man nicht die Muskeln hat, um es zusammenzuhalten. Gewöhnliche Menschen benutzen die Beine zum Gehen; ich benutze sie, um alles an seinem Platz zu halten, zusätzlich zum Gehen. Der Körper arbeitet die ganze Zeit und wird müde. Wenn man ständig Schmerzen hat, wird man müde, weil man Schmerzen hat, und ich schlafe nachts nicht gut. Es ist ein Teufelskreis.« Weibliche Interviewpartnerin, 34 Jahre. (Sætre & Eik, 2019, S. 244)

Wie in Bennetts systematischer Analyse berichten auch die Teilnehmenden in der Studie von Sætre und Eik (2019) von Bemühungen, erfolgreich Pacing zu betreiben. In kurzen Zeitfenstern genießen sie das Gefühl, einen unproblematischen Körper zu haben. Sowohl »zu viel« Aktivität als auch fortschreitendes Alter vermitteln ihnen aber zunehmend das Gefühl, ihr Körper sei eine Maschine, die übermäßig schnellem Verfall ausgesetzt sei:

> »Ich habe das Gefühl, dass etwas in meinen Gelenken zerstört ist, und es fühlt sich an wie Sand in meinen Gelenken. Der Rest des Körpers bricht zusammen und es ist eine Degeneration von allem.« Weibliche Interviewpartnerin, 50 Jahre. (Sætre & Eik, 2019, S. 245)

Vermeintliche Lösungsstrategien können teils gravierende Probleme nach sich ziehen:

> »Es ist ein hoffnungsloser Kreislauf. Das Training macht mich stärker, aber gleichzeitig auch müder. Wenn ich noch müder werde, kann ich nicht mehr zur Arbeit gehen und habe kein Einkommen. Was kann man tun?« Weibliche Interviewpartnerin, 24 Jahre. (Sætre & Eik, 2019, S. 245)

Generell, so Sætre und Eik (2019), berichten die Teilnehmenden von komplexen Erfahrungen mit »einem flexiblen Körper und einem eingeschränkten Leben«. Sie haben das Gefühl, ihr Körper stehe ihrem Leben im Weg.

3 Notwendigkeit multiprofessioneller Teams für das Management von Hypermobilität

Aufgrund der Komplexität und Symptomvielfalt bei Hypermobilität wird die Bildung multiprofessioneller Teams empfohlen (Gabrielson, 2020; C. Smith, 2017). Problematisch ist, dass Betroffene dabei oft auf sich allein gestellt sind, wenn z. B. ärztliche Behandelnde unzureichendes Fachwissen haben oder ihre Anliegen nicht ernst nehmen (Bennett et al., 2019).

Sehr hilfreich für Betroffene und ihre Angehörigen ist es, wenn sie eine zentrale Anlaufstelle für ihre gesundheitlichen Anliegen haben, die eine Koordinierungsfunktion übernimmt. Im Fall von Kindern und Jugendlichen können Praxen der Kinder- und Jugendmedizin, die über Kenntnisse im Bereich der Hypermobilität verfügen und adäquat weitervermitteln und Behandlungen koordinieren, für Betroffene eine große Erleichterung sein (vgl. Yew et al., 2021).

Je nach Symptomatik zählen zum multiprofessionellen Team medizinische Fachkräfte fast aller Fachrichtungen (Jovin, 2020b; C. Smith, 2017): Kinder- und Jugendmedizin, Kinder- und Jugendpsychiatrie und -psychotherapie, Humangenetik (im Rahmen der Diagnostik), Rheumatologie, Orthopädie, Schmerzmedizin, Kardiologie, Neurologie, Innere Medizin, Gynäkologie, Urologie, Zahnheilkunde, Augenheilkunde sowie Hals-Nasen-Ohrenheilkunde. Zu den am häufigsten genannten nicht ärztlichen therapeutischen Disziplinen zählen Physiotherapie und Ergotherapie. Weitere Therapieansätze sind Logopädie, Massagen, Alexander-Technik, Pilates, Meditation sowie Stress- und Schmerzmanagement. Einen weiteren wichtigen Bereich bildet das Selbstmanagement, das sich im Idealfall aus einer produktiven Interaktion mit den genannten Disziplinen entwickelt und die Interaktion mit anderen Betroffenen, z. B. im Rahmen von Selbsthilfegruppen. Wichtig ist zudem die Einbindung der Pädagogen in Kindergärten bzw. Schulen (Jovin, 2020b; C. Smith, 2017).

> **Merke**
>
> Praxen der Kinder- und Jugendmedizin, die über Kenntnisse im Bereich der Hypermobilität verfügen und adäquat weitervermitteln und Behandlungen koordinieren, können für betroffene Kinder und Jugendliche sowie ihre Erziehungsberechtigten eine große Erleichterung sein.

Knight et al. (2022) berichten über ihre Erfahrungen im ersten Jahr nach der Einrichtung eines spezialisierten ambulanten Klinikangebots für erwachsene hEDS- und HSD-Betroffene an der Mayo Clinic in Florida, USA, im November

2019. Dieses Angebot basiert auf der Annahme, dass ein biopsychosozialer Ansatz und multiprofessionelle Teams die Lebensqualität von Menschen mit Hypermobilität am besten fördern. Die Betroffenen werden an bis zu 14 verschiedene Fachdisziplinen der Mayo Clinic überwiesen. Alle erhalten Physio- und Ergotherapie, über 80 % der Betroffenen werden jeweils zusätzlich an Fachkräfte für POTS, Gastroenterologie, Schmerzen, Kardiologie, Psychologie und Neurologie überwiesen. Der multidisziplinäre Teamansatz gewährleistet, dass die Betroffenen mit einer breiten Palette von Modalitäten und Behandlungsplänen evaluiert bzw. behandelt werden.

Der abschließende Besuch nach den Fachkonsultationen findet per Telemedizin statt. Dieser Termin dient dazu, alle vorangegangenen Überweisungen und diagnostischen Tests zusammenzufassen und zu integrieren sowie Behandlungsempfehlungen für die weitere Betreuung durch die hausärztliche Praxis zu geben. Zusätzlich haben alle Betroffenen weiter direkten Zugang zum Behandlungsteam der Mayo Clinic, wenn es um wichtige medizinische Fragen geht, die sich aus den Untersuchungen ergeben. Darüber hinaus erhalten sie einen individuellen Behandlungsplan und eine Dokumentation, die sie mit ihren primären Behandlungsteams teilen können.

Die Versorgung der Betroffenen wird eng mit Forschung verknüpft, wodurch neue Erkenntnisse rasch in den klinischen Alltag integriert werden. Forschungsergebnisse werden zudem auf einer Internetseite der Klinik veröffentlicht, sodass sich Betroffene zeitnah über neue Entwicklungen informieren können.

> **Merke**
>
> Forschungsergebnisse des speziellen ambulanten Klinikangebots für hEDS- und HSD-Betroffene an der Mayo Clinic in Florida/USA können abgerufen werden unter:
>
> https://connect.mayoclinic.org/blog/ehlers-danlos-syndrome/

In einer Fokusgruppe zum Angebot der Spezialklinik berichtet eine Betroffene:

> »Meine Erfahrung in der EDS-Klinik war lebensverändernd. Ich war so überwältigt von der Vorbereitung, der Brillanz und Intelligenz, den Kommunikationsfähigkeiten und der echten Fürsorge der Mitarbeitenden der Klinik für die Betroffenen, dass ich in nur wenigen Wochen mein Leben – Aktivitäten, Prioritäten, Zeitplanung usw. – grundlegend geändert habe. […]. Was mich am meisten beeindruckt, ist die Fähigkeit des medizinischen Fachpersonals, die Dinge ganzheitlich zu sehen und sich mehr um mein Wohlbefinden als um meine Gesundheit zu kümmern.«
>
> (Knight et al., 2022, Übersetzung der Autorinnen)

4 Mögliche Ursachen und Zusammenhänge von Hypermobilität und Begleiterkrankungen

4.1 Die Rolle des Bindegewebes

Im Zentrum von Hypermobilität steht zunächst eine Bindegewebserkrankung, die dazu führt, dass Kollagen fehlerhaft produziert oder verarbeitet wird (C. Smith, 2017). Kollagen ist mit etwa 30 % das am häufigsten vorkommende Protein im menschlichen Körper (Amirrah et al., 2022; Shoulders & Raines, 2009). Legt man den Durchschnittsmann von 1975 als Referenz zugrunde (Snyder et al., 1975), macht Kollagen knapp fünf Prozent der Körpermasse aus. Während beispielsweise Elastin Elastizität ermöglicht, ist Kollagen ein strukturgebendes Protein, das »in erster Linie den Körper zusammenhält« (Amirrah et al., 2022). Man findet es im ganzen Körper: In der Haut, den Knochen, Muskeln, Bändern, Sehnen, Blutgefäßen, Organen, der Hirnhaut, den Umhüllungen der Nerven, im funktionellen Hirngewebe sowie als Hauptkomponente der extrazellulären Matrix der Zellzwischenräume (Arachchige, 2021; Hallmann et al., 2022; Kadler et al., 2007; Shoulders & Raines, 2009). Letztere bestimmt entscheidend die Gewebearchitektur und wichtige Funktionen aller Zellen mit. Studien belegen, dass die mechanischen Eigenschaften der Matrix, die stark von der Kollagenstruktur beeinflusst werden, u. a. die Proliferation, Wanderung sowie Differenzierung der Zellen in einem Zusammenwirken mechanischer und biochemischer Vorgänge beeinflussen (Hallmann et al., 2022).

Weiterhin ist heute bekannt, dass Zellzwischenräume innerhalb des gesamten Körpers über ein Geflecht von Kanälen miteinander in Verbindung stehen (Benias et al., 2018). Etwa ein Drittel der Körperflüssigkeit (die neben Wasser u. a. Glukose, Hormone und Proteine enthält) fließt durch diese u. a. kollagengestützten Kanäle und bildet ein körperweites System, das Benias et al. (2018) als eine Erweiterung des bisherigen Konzepts des Interstitiums bezeichnen. Vorher stand der Begriff Interstitium für den Raum zwischen Zellen und Geweben, ohne explizit Verbindungen aufzuzeigen (Benias et al., 2018; Gibbens, 2018; Miller & Brandel, 2023). Benias et al. vermuten, dass das neuartige Interstitium der Stoßdämpfung und als drittes Flüssigkeitstransportsystem neben Blut- und Lymphgefäßen dient. Ein Zusammenhang dieses Systems mit Hypermobilitätserkrankungen und ihren Komorbiditäten ist theoretisch denkbar, allerdings bisher nicht belegt.

Obwohl noch keine spezifischen Gene identifiziert wurden, die zu den Kollagenveränderungen bei hEDS/HSD führen, gehen viele Fachkräfte davon aus, dass es zumindest für hEDS eine genetische Basis gibt (vermutlich in Form mehrerer genetischer Varianten) und es oft autosomal-dominant mit unvollständiger Penetranz vererbt wird. Warum Mädchen und Frauen trotz einer autosomal-dominanten Vererbung oft stärker von Symptomen betroffen sind, ist nicht abschließend geklärt (Castori, 2021). Eine mögliche Erklärung ist, dass weibliche Geschlechtshormone Hypermobilität verstärken können (C. Smith, 2017, vgl. auch ▶ Kap. 2.7). Wie beschrieben gibt es auch Menschen, die hEDS/HSD im Laufe des Lebens erwerben, z. B. durch (Sport-)Verletzungen, Dauerüberlastung von Bändern und Sehnen, Operationen, Langzeitmedikationen und Autoimmunerkrankungen (C. Smith, 2017; vgl. auch Pentade unten). Unterm Strich spielen bei den Bindegewebsveränderungen vermutlich (Epi-)Genetik sowie funktionale Interaktionen (z. B. zwischen Gelenken und Geweben oder Geweben und Hormonen) und umweltbedingte Einflüsse (wie mechanische Faktoren und Lebensstil) eine Rolle (vgl. auch Castori, 2021).

> **Exkurs: Andere vererbbare Bindegewebserkrankungen – Osteogenesis imperfecta und Marfan-Syndrom**
>
> Während bei Osteogenesis imperfecta ebenfalls die Kollagenbildung beeinträchtigt ist, ist beim Marfan-Syndrom meist die Produktion von Fibrillin-1-Fasern betroffen. Diese Fasern sind für die Bildung elastischer Fasern wichtig und tragen zur Aufrechterhaltung der Gewebeelastizität bei.

Es ist noch unklar, ob und wie hEDS/HSD mit den in ▶ Kap. 2.6 beschriebenen Begleiterkrankungen zusammenhängen (C. Smith, 2017; Tofts et al., 2023). Im Mittelpunkt stehen im Folgenden chronischer Schmerz als die häufigste Komorbidität (Pacey et al., 2015) sowie die auf den ersten Blick eigenartigen psychischen Komorbiditäten. Eine verbindende Rolle bei beiden Phänomenen spielen Veränderungen in der Wahrnehmung. Außerdem werden Ansätze vorgestellt, die mehrere Komorbiditäten miteinander verknüpfen.

4.2 Schmerz, Wahrnehmungsveränderungen und psychische Symptome

Schmerz und Hypermobilität können zufällig gemeinsam auftreten; eine akute Verletzung verursacht auch ohne Hypermobilität Schmerzen (Morlino & Castori, 2023). Für kausale Zusammenhänge gibt es mehrere Hypothesen:
Der britische Kinderrheumatologe Nathan Hasson (2017) sieht Dekonditionierung als einen Hauptgrund für Schmerzen (und Fatigue) bei hypermobilen Kindern und Jugendlichen. Kinder und Jugendliche sind heute im Durchschnitt körperlich schwächer als vor einer Generation, und bei gleichzeitiger Hypermobilität resultiert dies schneller in Schmerzen als bei normalbeweglichen Altersgenossen. In vielen Übersichtsstudien wurde dokumentiert, dass eine Verbesserung der Fitness

und insbesondere der Muskelkraft Schmerzen bei Hypermobilität vorbeugen und lindern kann (vgl. ▶ Kap. 5 für Literaturnachweise).

> **Merke**
>
> Ein Mangel an Bewegung und Muskelaktivierung trägt vermutlich zu Schmerzen bei Hypermobilität bei.

Feldman et al. (2020) benennen in einer Übersicht zu Schmerzursachen bei pädiatrischem EDS zwei Haupttheorien:

1. Bei der ersten geht es in erster Linie um akuten Schmerz. Ein Mangel an Propriozeption, in Kombination mit reduzierter Muskelstärke und -ausdauer sowie Hyperextension, führt zu wiederholten Mikrotraumata der Weichteile und Schmerzen. Diese Mikrotraumata, zusammen mit Makrotraumata wie Bänderverletzungen und Dislokationen sowie Subluxationen, reduzieren die propriozeptiven Fähigkeiten zusätzlich. Zudem führen die Mikrotraumata zu Veränderungen in den Bewegungsmustern und damit zu einer Überlastung neuer Areale des muskuloskelettalen Systems und weiteren Schmerzen.
2. Die zweite Theorie von Feldman et al. (2020) beschäftigt sich mit chronischem Schmerz in Folge zentraler Sensibilisierung. Bei diesem Phänomen zeigt das zentrale Nervensystem (ZNS) eine stark erhöhte Sensibilität insbesondere für Schmerz, häufig aber auch für andere Reize wie Geräusche, Licht, Gerüche oder visuellen Stress (Harte et al., 2018). Nach Feldman et al. (2020) tragen die vielfachen Mikrotraumata von EDS-Betroffenen durch die wiederholte Aktivierung von Nozizeptoren wahrscheinlich zur Herausbildung einer zentralen Sensibilisierung bei. Malfait et al. (2021) vermuten, auch eine abnormale extrazelluläre Matrix (ECM) könne zur Entstehung und Chronifizierung von Schmerzen beitragen. Zwei Faktoren könnten dabei eine Rolle spielen:
   a) Eine gestörte Entwicklung oder Unterstützung des Nervensystems, was die Anfälligkeit der Nerven erhöht
   b) Molekulare oder zelluläre Veränderungen in den Nozizeptoren und im peripheren Nervensystem. Diese Veränderungen könnten zu chronischer Aktivierung der Nozizeptoren führen und zentrale Sensibilisierung auslösen. Harte et al. (2018) unterscheiden bei zentraler Sensibilisierung zwischen chronischen Schmerzpatienten mit »Top-down«- und »Bottom-up«-Schmerzmechanismen. Erstere zeigen eine erhöhte ZNS-Sensitivität für Schmerz- und andere Reize (z.B. Geräusche, Licht), während bei Letzteren ausschließlich Schmerzreize verstärkt werden. Menschen mit Hypermobilität zählen Harte et al. (2018) vorwiegend zum »Bottom-up«-Typ, aber sie merken an, dass eine Kombination beider Typen möglich ist.

> **Merke**
>
> Weitere Schmerzmechanismen neben Dekonditionierung können Mikrotraumata der Weichteile in Verbindung mit mangelnder Propriozeption sowie zentrale Sensibilisierung sein.

Forschungsergebnisse von Bulbena-Cabre & Bulbena (2018) deuten darauf hin, dass eine Kombination von »Top-down«- und »Bottom-up«-Schmerzmechanismen bei Hypermobilität wahrscheinlicher ist: Sie stellen fest, dass bei Betroffenen neben der Nozizeption (Schmerzwahrnehmung) auch die Interozeption (die Wahrnehmung von inneren Körpersignalen) und die Exterozeption (die Wahrnehmung der Umgebung) erhöht sind und es zu somatosensorischen Verstärkungen (erhöhter Wahrnehmung oder Verstärkung von körperlichen Empfindungen) kommt.

> **Exkurs: Interozeption**
>
> Interozeption wurde früher teils als Viszerozeption bezeichnet, wenn Interozeption als Überbegriff von sowohl Proprio- als auch Viszerozeption verwendet wurde. Interozeption umfasst aber neben der Wahrnehmung von Signalen der Körperorgane auch die aller anderen inneren Körpersignale, inklusive der des autonomen Nervensystems (ANS) (Strigo & Craig, 2016). Eine noch weiter gefasste Definition beinhaltet zusätzlich die Interpretation dieser Signale und die Reaktion darauf durch die betroffenen Individuen (Khoury et al., 2018).

Bei Neurobildgebungsstudien findet sich bei hypermobilen Menschen eine erhöhte Aktivität u. a. im insularen Kortex, einem Teil der Großhirnrinde, der eine Rolle bei der Emotions- und Angstverarbeitung, aber auch bei der Interozeption spielt (Mallorquí-Bagué et al., 2014). Die erhöhte Interozeption kann, so Sharp et al. (2021) in einer Übersichtsarbeit zu möglichen Zusammenhängen zwischen Hypermobilität und psychischen Komorbiditäten, anfälliger für z. B. Angsterkrankungen machen. Auch bei POTS und chronischer Fatigue wird häufig eine erhöhte Empfindlichkeit für Licht, Geräusche und andere Reize beobachtet, die als exterozeptive Störung mit zentraler Sensibilisierung interpretiert wird (Cortez et al., 2021; Montoya et al., 2021). Dies zeigt, dass bei einigen Komorbiditäten ebenfalls Veränderungen der Wahrnehmung auftreten, welche die sensorischen Auswirkungen der Hypermobilität überlagern bzw. verstärken könnten.

Die Propriozeption (Wahrnehmung der Lage und Bewegung des eigenen Körpers im Raum) ist dagegen bei Hypermobilität unterentwickelt. Eccles et al. gelingt es 2024 erstmalig zu zeigen, dass propriozeptive Wahrnehmungsstörungen zu emotionaler Dysregulierung bei neurodiversen Betroffenen führt, wenn diese hypermobil sind. Die Studie unterstreicht die Bedeutung der Propriozeption für die emotionale Gesundheit und eröffnet potenziell neue therapeutische Möglichkeiten. Ebenfalls in Bezug auf Propriozeption halten Sharp et al. (2021) fest, dass durch die unterentwickelte Propriozeption bei motorischen Aktivitäten Exekutivfunktionen überlastet und dadurch Unaufmerksamkeit bei ADHS oder Kommunikationsdefizite bei Autismus-Spektrum-Störungen verschärft werden können.

> **Merke**
>
> Bei Hypermobilität liegen Wahrnehmungsveränderungen vor: Nozizeption (Schmerzwahrnehmung), Interozeption (die Wahrnehmung von inneren Körpersignalen) und Exterozeption (die Wahrnehmung der Umgebung) sind erhöht, die Propriozeption (Wahrnehmung der Lage und Bewegung des eigenen Körpers im Raum) ist dagegen unterentwickelt. Auch bei einigen Komorbiditäten können Wahrnehmungsveränderungen auftreten, die die sensorischen Auswirkungen der Hypermobilität verstärken können.

Neben funktionalen gibt es auch strukturelle Besonderheiten im Gehirn hypermobiler Menschen, die zu veränderter Schmerzwahrnehmung und Propriozeption, aber auch zu psychischen Komorbiditäten beitragen können: So berichten Eccles et al. (2012) von einer vergrößerten Amygdala bei Hypermobilen. Dies könne Betroffene anfälliger für Schmerzerfahrungen, autonome Dysregulation und Angsterfahrungen machen. Das Volumen der inferioren Parietallappen sei dagegen reduziert, was die propriozeptive Wahrnehmung beeinträchtigen könne.

Aus psychosozialer Sicht können nach Sharp et al. (2021) Krankheitserfahrungen hypermobiler Menschen in der Kindheit und Jugend (inkl. Mobbing) zu Vermeidungsverhalten, der Entwicklung von Ängsten und Depressionen sowie weiteren psychischen Anfälligkeiten beitragen. Zum Vermeidungsverhalten zählt auch Kinesiophobie (Angst vor Bewegung), die zu Dekonditionierung und damit zu einer Symptomverschlechterung beitragen kann (vgl. Hasson, 2017). Zu den gelebten Erfahrungen hypermobiler Menschen und ihrer Erziehungsberechtigten vgl. ▶ Kap. 2.8.

Außerdem sehen Sharp et al. (2021) mögliche Verbindungslinien zwischen Hypermobilität und psychischen Erkrankungen in Dysautonomie/POTS sowie in Mastzellenerkrankungen als Ausdruck von Immunregulationsstörungen. Die Überlappungen mit POTS sind besonders deutlich. Hypermobile Menschen sind nach Sharp et al. (2021) aufgrund der fehlerhaften Kollagenstruktur anfälliger für das venöse Pooling bei POTS – das »Versacken« von Blut in Venen der unteren Körperhälfte. Zentrale Symptome von POTS (Herzrasen, Atemlosigkeit und Schwindel) können Angstzustände auslösen oder verstärken oder als Panikattacken fehlinterpretiert werden. Die oben beschriebene erhöhte Interozeption kann sowohl Konsequenz als auch aufrechterhaltender Faktor für derartige Erfahrungen sein. Hypermobile Menschen leiden zudem häufiger an Mastzellenerkrankungen, einer Form von Immunregulationsstörung. Zunehmend werden derartige Störungen als Pathogenese-Faktoren psychischer Erkrankungen anerkannt. Monaco et al. (2022) stellen in ihrer Übersichtsarbeit zu Hypermobilitätssyndromen und Mastzellenerkrankungen zudem fest, dass Letztere Schmerzen auslösen oder verstärken können.

> **Merke**
>
> Bei psychischen Symptomen spielen psychosoziale Faktoren, funktionale und strukturelle Besonderheiten des Gehirns sowie Verbindungslinien zu den Komorbiditäten POTS und MCAS eine Rolle.

4.3 Triade, Quartett oder Pentade? Hypermobilität, POTS, Mastzellenaktivierungs-Syndrom, gastrointestinale Dysmotilität und Autoimmunität

Auch Versuche, mehrere Komorbiditäten kausal miteinander zu verknüpfen, stellen oft hEDS/HSD, POTS und MCAS in den Mittelpunkt, teilweise werden auch Autoimmunität und gastrointestinale Dysmotilität einbezogen. Dabei scheint es eine Lagerbildung zwischen Forschenden zu geben, die mögliche Verbindungslinien sehen oder eben nicht. So analysieren Kucharik und Chang (2020) mögliche Assoziationen von hEDS/HSD mit POTS und MCAS und kommen zu dem Schluss, eine gemeinsame Pathophysiologie von zwei oder sogar allen drei Erkrankungen könne aus der bisher vorliegenden Literatur nicht abgeleitet werden. Behauptete Assoziationen seien auf eine sich überlappende Gruppe vager und subjektiver Symptome der drei Erkrankungen zurückzuführen. Sowohl Vadas et al. (2020) als auch Wang et al. (2021) dagegen finden einen deutlich erhöhten Anteil von MCAS-Patienten, die zusätzlich mit POTS und EDS diagnostiziert wurden. Auch Bonamichi-Santos et al. (2018) nehmen an, es könne ein hEDS-/POTS-/MCAS-Phänotyp existieren. Besonderes Gewicht hat, dass Raj et al. (2020) in einem Positionspapier der Kanadischen Kardiovaskulären Gesellschaft ein »POTS plus«-Phänomen als klinische Entität anerkennen. Zu dem zu POTS hinzukommenden »plus« zählen u. a. hEDS und HSD, MCAS, Autoimmunität sowie »Probleme bei der Magenentleerung« und »schwere Verstopfung«.

Es existieren mehrere Genmutationen, die potenziell hEDS/POTS und MCAS verbinden, aber abschließende Nachweise stehen bisher aus. Ein Beispiel ist eine erhöhte TPSAB1-α-Kopienzahl in der Keimbahn, die zu erhöhten Serumspiegeln des Proteins Tryptase führt. Eine solche hereditäre Alpha-Tryptasämie findet sich bei Personen, die Symptome von hEDS, MCAS und POTS aufweisen (Lyons, 2018; Lyons et al., 2016). Allerdings sind TPSAB1-α-Mutationen sehr häufig, mindestens 4–7 % der Bevölkerung sind betroffen, und viele von ihnen zeigen keine Symptome (Chollet & Akin, 2022; Sprinzl et al., 2021). Ähnliches lässt sich über andere Genmutationen berichten. Insgesamt deutet vieles auf eine hohe klinische und genetische Heterogenität dieser Beschwerdebilder hin (Caliogna et al., 2021).

Blitshteyn (2022) forscht vorwiegend zu POTS und sieht Verbindungslinien zwischen POTS, Autoimmunität und Bindegewebserkrankungen wie hEDS. Dabei weist sie vor allem auf eine mögliche wichtige Rolle von Entzündungsprozessen im ZNS hin. Diese sind zum einen auf die Überaktivität des sympathischen Nervensystems (SNS) bei POTS zurückzuführen. Zum anderen können Bindegewebserkrankungen wie hEDS das individuelle Risiko erhöhen, durch Umweltfaktoren (Infektionen, Traumata, Umweltgifte) Autoantikörper zu bilden, die das ZNS angreifen und Entzündungsprozesse auslösen.

Eine weitere Theorie, die mehrere Komorbiditäten verknüpft, ist das sogenannte »Pentade-Super-Syndrom« des Kinderkardiologen Maxwell (2020). Es beschreibt, wie sich hEDS/HSD und die Komorbiditäten POTS/Dysautonomie, MCAS, Autoimmunerkrankungen und gastrointestinale Dysmotilität gegenseitig verstärken können. Es ist wichtig zu betonen, dass Maxwell seine spekulative Theorie bisher nur in einem Sammelband zu hEDS/HSD (Maxwell, 2020) sowie auf Konferenzen (Australian POTS Foundation, 2022; The ILC Ehlers Danlos & Chronic Pain Foundation, 2019b, 2019a) veröffentlicht hat. Ein Beitrag in einer Fachzeitschrift mit Peer-Review liegt bisher nicht vor. Die Prämisse Maxwells ist, dass hypermobile Menschen zum einen aufgrund der fehlerhaften Kollagenstruktur der Venen anfälliger für venöses Pooling, zum anderen aber auch für Verletzungen motorischer Fasern des Vagusnervs seien. Ursachen einer solchen hypermobilitätsbedingten Verletzung können z. B. kraniozervikale Instabilität, Chiari-Malformationen, intrakraniale Hypo- und Hypertension und Gehirnerschütterungen sein. Für Letztere seien hypermobile Menschen anfälliger, weil sie durch mangelnde Propriozeption häufiger stürzten und ihr Gehirn aufgrund der Bindegewebeschwäche bei z. B. Unfällen verletzungsanfälliger sei. Verletzungen motorischer Vagusnervfasern würden nicht nur die Anfälligkeit für POTS verstärken, sondern könnten, durch den Einfluss der Vagusregulierung auf den pH-Wert des Magen-Darm-Trakts und die Darmmotilität, zunächst eine Dünndarmfehlbesiedlung und in der Folge eine Mastzellenaktivierung und damit MCAS fördern. MCAS seinerseits könne Hypermobilität verstärken, da einige der Botenstoffe, die die Mastzellen ausschütten, essenzielle Proteine spalten, die Zellen miteinander verbinden. Zusätzlich könne der Darm durch die Mastzellenaktivierung zu einem »Autoantikörper-Generator« werden, der autoimmune Prozesse im gesamten Körper auslösen könne. Generell sei das Gewebe hypermobiler Menschen durch die fehlerhafte Kollagenstruktur durchlässiger, sodass z. B. Umweltgifte (Schimmel, Mikroplastik u. a.) leichter in den Körper eindringen und dadurch Mastzellenaktivität auslösen könnten. Diese Anfälligkeit gegenüber Umweltgiften mache hypermobile Menschen zu den »Kanarienvögeln in der Kohlemine« unserer Gesellschaft. Eine detailliertere Darstellung von Maxwells Theorie (2020) folgt für Interessierte im folgenden Kapitel.

4.4 Exkurs: Maxwells Pentade-Super-Syndrom im Detail

Das in ▶ Kap. 4.3 skizzierte Pentade-Super-Syndrom beschreibt, wie sich hEDS/HSD und die Komorbiditäten POTS/Dysautonomie, MCAS, Autoimmunerkrankungen und gastrointestinale Dysmotilität gegenseitig verstärken könnten. Wie bereits beschrieben, handelt es sich dabei um eine spekulative Theorie des amerikanischen Kinderkardiologen Maxwell. Als Kinderkardiologe blickt Maxwell vom Ausgangspunkt der Dysautonomie auf die Pentade (Maxwell, 2020).

Maxwell beschreibt vier Phasen einer möglichen Symptomverstärkung. POTS als Unterform der Dysautonomie sei in einer ersten Phase ein Vorlastversagen. Vorlast ist die im Herzen vorhandene Blutmenge vor der Kontraktion. Bei POTS werde die Vorlast durch venöses Pooling reduziert. Das bedeutet, dass zu viel Blut in den Venen der unteren Körperhälfte »versackt« und die obere Körperhälfte nicht mehr ausreichend mit Blut versorgt wird. Das könne zum einen durch Dysautonomie geschehen, da das autonome Nervensystem den Tonus der Blutgefäße reguliert. Zum anderen könnten auch die Gewebeanomalien bei Hypermobilität dazu führen, dass Venen sich abnorm erweiterten, oder es könnte eine Kombination beider Prozesse vorliegen. Symptome dieser ersten Phase seien vor allem Herzklopfen sowie orthostatische Intoleranz mit Schwindel, (Beinahe-)Ohnmacht, Gehirnnebel und Kopfschmerzen.

In der Folge komme es in einer zweiten Phase zum »Aldosteron-Paradoxon«: Die Nieren, die sich in der unteren Körperhälfte befinden, bekämen durch das venöse Pooling das Signal, es liege erhöhtes Blutvolumen im Körper vor. Obwohl die obere Körperhälfte bereits dehydriert sei, erhöhten sie die Urinproduktion, was zu einer weiteren Verminderung des Blutvolumens und von Elektrolyten in der oberen Körperhälfte führe. Neben einer Verstärkung der Symptome der ersten Phase (Kopfschmerzen, Schwindel usw.) werde in dieser Phase ein verstärkter Harndrang beobachtet.

Auf die zunehmende Dehydrierung der oberen Körperhälfte reagiere der Körper in dieser zweiten Phase zudem mit einer übermäßigen Aktivierung des sympathischen Nervensystems (SNS): Adrenalin werde ausgeschüttet, was zu Angstgefühlen, Schlafstörungen und subtiler Hyperventilation (mit ggf. Panikattacken, Migräneanfällen und noch stärkerem Gehirnnebel) führen könne. So könne POTS auch als eine Kombination von venösem Pooling mit einer Überaktivität des SNS bezeichnet werden.

> **Merke**
>
> Bei POTS kommt es laut Maxwell (2020) zu einer Kombination von venösem Pooling mit einer Überaktivität des sympathischen Nervensystems (SNS).

Nicht immer bleibe es bei »reinem« POTS, sondern es könne eine dritte Phase folgen, bei der es zu metabolischer und mitochondrialer Dysfunktion durch Mastzellenaktivierung und Beeinträchtigung der Acetylcholinausschüttung und -distribution komme. Allergische Reaktionen und Entzündungsprozesse im Körper, Erschöpfung, sich verstärkende Hypermobilität und Stimmungsstörungen (neben Angststörungen nun auch Depressionen), seien typische Symptome dieser dritten Phase, die Maxwell (2020) auch »Gehirn-Darm-Achse-Kreislauf« nennt (vgl. ▶ Abb. 4.1).

Dabei führe eine Beeinträchtigung der motorischen Fasern des Vagusnervs zu einem erhöhten pH-Wert und verlangsamter Motilität im gastrointestinalen Trakt (»Verstopfung«). Dies begünstige Dünndarmfehlbesiedlungen, was zu einer Mastzellenaktivierung im Darm führen könne. Die Mastzellen würden Botenstoffe ausschütten, die die Darmschleimhaut angreifen und durchlässig machen würden (sog. Leaky Gut). Dadurch würden weitere Mastzellen auch außerhalb des Darms aktiviert. Sie und ihre Botenstoffe hätten eine entzündliche Wirkung auf sensorische Vagusnervfasern. Diese würden fehlerhafte Informationen ans Gehirn und damit an motorische Vagusfasern melden. Dadurch würde der Kreislauf erneut initiiert und Symptome würden sich bei jeder neuen Initiierung verschärfen.

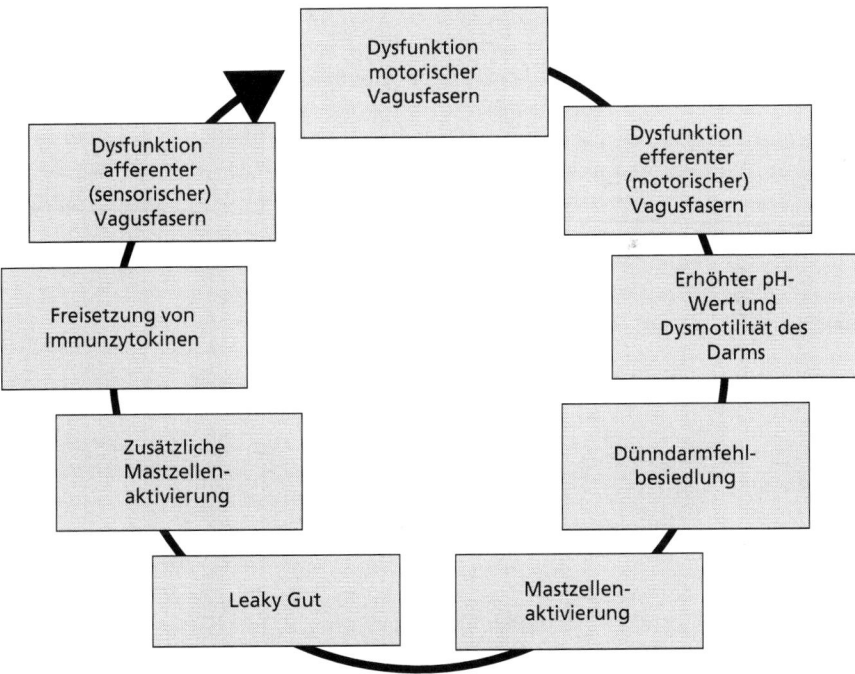

Abb. 4.1: Phase 3: Gehirn-Darm-Achse-Kreislauf (Modifiziert nach Maxwell, 2020, Kap. 10)

Einige der Botenstoffe, die die Mastzellen ausschütteten, würden Proteine spalten, die Zellen verbinden. Dies könne neben Leaky Gut (vgl. oben) zu Ausschlägen und

Angioödemen (durch Beeinträchtigung der Durchlässigkeit von Kapillaren), verstärkter Hypermobilität (durch Beeinträchtigung der Bündelung von Bindegewebefasern), dyshidrotischem Ekzem (durch Beeinträchtigung des Zusammenhalts des Hautepitheliums), aber auch zu neuropsychiatrischen Symptomen und Überreaktionen auf Medikamente und Umweltreize (durch Beeinträchtigung der Blut-Gehirn-Schranke) führen. Verschärfend für neuroaffektive und -psychiatrische Symptome könne eine Beeinträchtigung des enterischen Nervensystems und der Darm-Hirn-Achse (vor allem Vagusnerv, vgl. oben) durch die Mastzellenaktivierung wirken. 90 % des Serotonins und 50 % des Dopamins des Körpers würden im Darm produziert. Auch Mitochondrien würden in ihrer Funktion beeinträchtigt, was zu Erschöpfung führen könne.

Eine weitere direkte Verbindung von Phase 2 zu Phase 3 bilde Acetylcholin, der wichtigste Neurotransmitter des Vagusnervs. Es habe eine dämpfende Wirkung auf Mastzellenaktivität. Wenn die Acetylcholinausschüttung und -distribution durch Dysautonomie beeinträchtigt werde, komme es ebenfalls zu den beschriebenen Entzündungszeichen, die mit einer übermäßigen Mastzellenaktivierung einhergingen.

Eine mögliche vierte Phase führe schließlich zu Autoimmunität und (sich verstärkender) Hypermobilität unter anderem in Form von Viszeroptose (einer Senkung der Bauchorgane). Die Mastzellenaktivierung in Phase 3 rufe verstärkt B-Zellen auf den Plan, die in der Folge nicht nur verstärkt »korrekte« Antikörper, sondern auch Autoantikörper produzieren könnten. Der Darm könne zu einem »Autoantikörper-Generator« werden, der autoimmune Prozesse im gesamten Körper auslösen könne. Dies könne u. a. zu Autoimmunerkrankungen wie Sjögren-Syndrom, Lupus und autoimmuner autonomer Ganglionopathie (und damit einhergehender gastrointestinaler Dysmotilität) führen. Auch durch die Wirkungen des Botenstoffs Elastase 2 könne sich vorhandene Hypermobilität verschärfen, wodurch sich Bauchorgane senken und Blut- und Nervengefäße beeinträchtigt werden könnten oder sich eine kraniozervikale Instabilität bzw. eine Chiari-Malformation herausbilden könne.

> **Merke**
>
> Maxwell (2020) beschreibt vier Phasen eines Zyklus. »Einstiegspunkte« in den Zyklus können variieren. Häufig werde er mit Phase 1 in Bewegung gesetzt, er könne aber auch mit anderen Phasen starten:
>
> 1. Phase 1: »Reines« POTS
> 2. Phase 2: Aldosteron-Paradoxon/SNS Überaktivität
> 3. Phase 3: Metabolische Dysfunktion mit MCAS und gastrointestinaler Dysmotilität
> 4. Phase 4: Autoimmunität und Viszeroptose (Senkung der Bauchorgane)

Der beschriebene Zyklus der vier Phasen beginne oft mit einer Beeinträchtigung von motorischen Fasern des Vagusnervs, die vielfach mit Hypermobilität assoziiert sei. Beispiele seien kraniozervikale Instabilität, Chiari-Malformationen, intrakraniale Hypo- und Hypertension und Gehirnerschütterungen. Hypermobile Menschen erlitten häufiger Gehirnerschütterungen, da sie wegen eingeschränkter Propriozeption öfter stürzten und ihr Gehirn durch die Bindegewebeschwäche verletzlicher sei. Zusätzlich könne auch allein eine hypermobil bedingte venöse Venenerweiterung, ohne eine zusätzliche Beeinträchtigung des Vagusnervs, zu POTS führen und damit den Zyklus auslösen. Allerdings könne der Zyklus beispielsweise auch durch erhöhte Allergieneigungen und Darm- oder Autoimmunerkrankungen (Phase 3 bzw. Phase 4) anstelle von POTS (Phase 1) initiiert werden. Auch diese Prädispositionen stünden teilweise in Verbindung zu Hypermobilität. So sei das Gewebe hypermobiler Menschen durch die fehlerhafte Kollagenstruktur durchlässiger, sodass sie zum einen anfälliger für Phänomene wie Leaky Gut seien, zum anderen aber auch Umweltgifte (Schimmel, Mikroplastik u. a.) leichter in den Körper eindringen und dadurch Mastzellenaktivität aktivieren könnten.

> **Merke**
>
> Hypermobile Menschen sind nach Maxwell (2020) durch ihre Kollagenstruktur und die mit Hypermobilität assoziierten Beeinträchtigungen, wie z. B. mangelnde Propriozeption, stärker gefährdet als die Normalbevölkerung, in den Kreislauf einer möglichen Symptomverstärkung zu geraten.

Der Blick auf die Pentade als Treiber dieses Zyklus erlaube es, eine gewisse Ordnung in das »Symptom-Chaos« Betroffener zu bringen. Berichte ein Betroffener beispielsweise über ein Liquorverlustsyndrom oder kraniozervikale Instabilität, sollte die behandelnde medizinische Fachkraft nach Maxwell (2020) insbesondere hEDS und HSD in den Blick nehmen, bei Symptomen wie Fibromyalgie oder dem komplexen regionalen Schmerzsyndrom sei es wahrscheinlicher, dass MCAS im Vordergrund stehe. Die gestrichelten Linien markieren grob die Zuordnungsbereiche der Symptome zu den Komponenten der Pentade (vgl. ▶ Abb. 4.2):

4 Mögliche Ursachen und Zusammenhänge von Hypermobilität

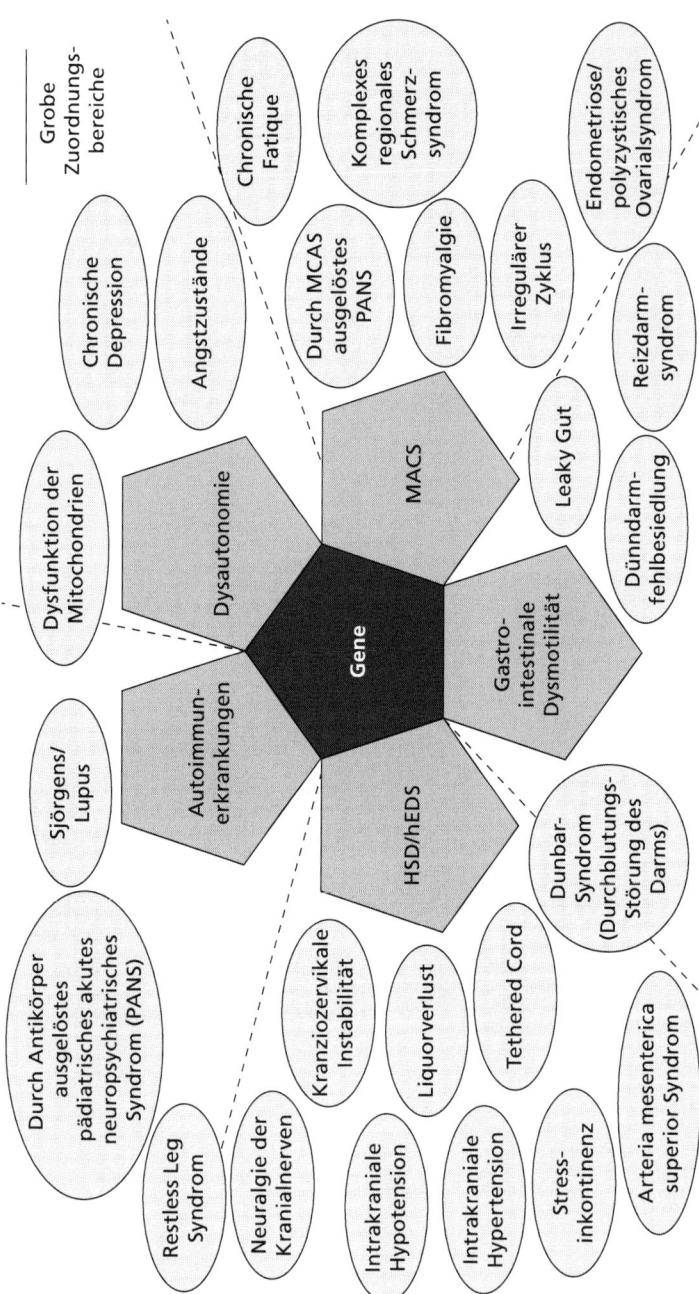

Abb. 4.2: Symptome gruppiert nach Komponenten der Pentade
(Modifiziert nach Maxwell, 2020, Kap. 10)

Dabei dürfe jedoch nicht vergessen werden, dass viele Symptome auf mehrere Komponenten der Pentade zurückzuführen sein könnten (Maxwell, 2020).

Wie sich die Komponenten der Pentade symptomatisch äußern

Symptomzuordnung zu den Pentade-Elementen Dysautonomie, MCAS & hEDS/HSD
* = Häufigeres Symptom, 1 = Dysautonomie, 2 = MCAS, 3 = hEDS/HSD, 4 = Gemischte Ursachen

Kopf
Orthostatische Symptome[1]: Schwindel[1], Benommenheit[1], Beinahe-Ohnmacht[*1], Ohnmacht[1]
Liquorverlust[4]
Schmerz[4]: Migräne[1], Nicht-Migräne[4], Hinterhaupt und Nacken[3], Kleiderbügelschmerz[4]

Sehen/Hören
Flüchtige Blindheit[*1]
Visuelle Halluzinationen[4]
Licht-/Geräuschempfindlichkeit[4]
Drehschwindel[4]

Psyche
Angstzustände[*1], Panikattacken[1]
Aufmerksamkeitsstörung[1*]
Gehirnnebel[1*]
Depression[4]
Tics[4]

Schlaf
Schlafstörung[1*]
Schlafbezogene Atmungsstörung[4]
Schlaflähmung[4]
Veränderte Schlafarchitektur[4]

Brustkorb
Herzrasen[1]
Herzklopfen[*1]
Atemnot[1]
Hyperventilation[1]
Schmerz[4]: Brustkorbschmerz[4], Globusgefühl[4]

Abdomen
Übelkeit[2*]
Frühes Sättigungsgefühl[2]
Verdauungsstörung[4]
Verstopfung/Durchfall[4]
Schmerz[4]: scharf[4], Oberbauch[4], krampfartig[2], generalisiert[2]

Urogenital
Vermehrter Harndrang[*1]

Chronische Harnwegsinfektionen[2]
Inkontinenz[4]
Schmerz[4]: Periodenschmerz[4], Endometriose[2]
Extremitäten
Raynaud-Syndrom[1]
Dyshidrose[1]: Hyperhidrose[1], Anhidrose[1]
Pooling Unterschenkel/Füße[4]
Muskuloskelettal
Muskelschwäche[4]*
Gelenkhypermobilität[3]
Gelenkdislokation[3]
Schmerz[4]: genereller Muskel-/Knochenschmerz[4], Gelenkschmerzen[2], Kieferschmerzen[3], Rückenschmerzen[3]
Haut
Zyanose und Pooling[1]
Nesselsucht[4]
Livedo reticularis[4]
Dyshidrotisches Ekzem[2]
Neigung zu blauen Flecken und Ausschlag[2]
Systemisch
Generelle Fatigue*[1]
Frühe Erschöpfung[1]
Belastungsintoleranz*[1]
Chronisches Fieber[2]
Zittrigkeit[1]
Temperaturdysregulation[1]: Hitzegefühl*[1], Kältegefühl*[1]
Allergieneigung[2]

Auch hierbei handelt es sich um eine grobe Zuordnung, in unterschiedlichen Beiträgen zur Pentade hat Maxwell die Symptomzuordnung mit jeweils leichten Modifikationen vorgestellt.

4.5 Mögliche Ansatzpunkte für Interventionen

Fasst man die Informationen in Kapitel 4.1 bis 4.4 zusammen, wird deutlich, dass viele (bestätigte und vermutete) Begleiterkrankungen von hEDS/HSD sich wechselseitig überlappen und verstärken können. Zentral ist dabei das fehlerhafte Kollagen. Zu anderen möglichen konkreten Ursachen und »Treibern« aller Komorbiditäten, die sich zudem auch wechselseitig beeinflussen, zählen weitere biologische Faktoren wie (Epi-)Genetik, physiologische Wechselwirkungen (z. B. hormonelle oder immunologische Prozesse), Dekonditionierung und Beeinträchtigungen des autonomen Nervensystems (ANS), Veränderungen der Wahrnehmung (zentrale Sensitivierung, erhöhte Intero- und Exterozeption, verminderte Propriozeption) sowie psychosoziale Faktoren.

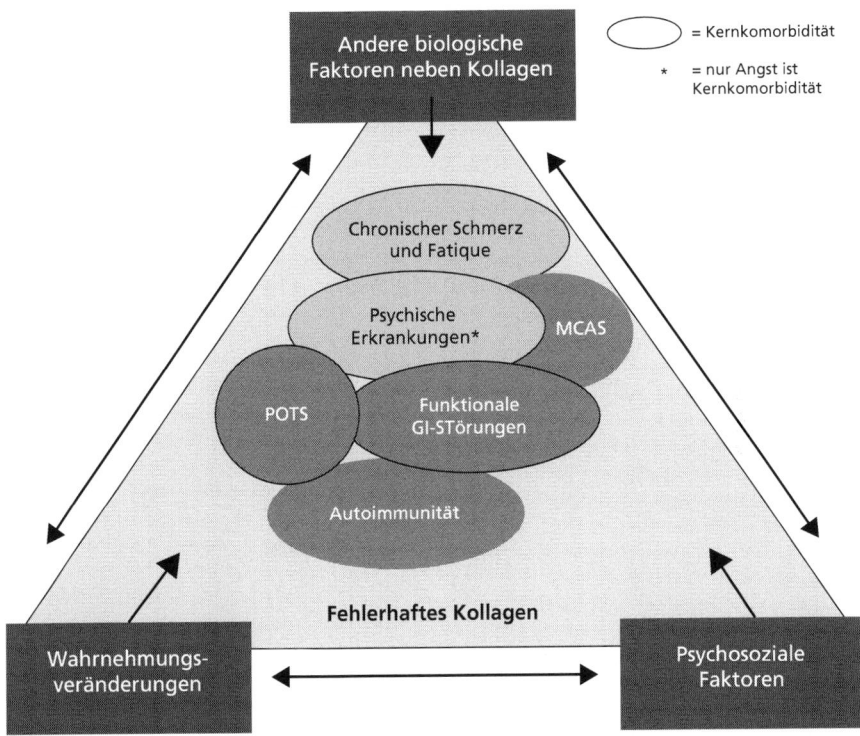

Abb. 4.3: Mögliche Ursachen/Treiber der sich wechselseitig verstärkenden Komorbiditäten

Körperliche Strukturen sind bei hEDS/HSD somit verletzungsanfälliger und »durchlässiger« und die Wahrnehmung ist verändert (Propriozeption) und teilweise verstärkt (Intero- und Exterozeption). Wilhelmsen (2000) postuliert in Überlegungen zum Biopsychosozialen Modell, dass bei Menschen unterschiedliche Kombinationen von »normalen« bzw. »sensiblen« Körpern und Bewusstseinen (*minds*) vorliegen könnten. Kapitel 4 dieses Buchs legt nahe, dass bei symptomatischer Hypermobilität vermutlich häufig die Kombination eines sensiblen Körpers mit einem sensiblen Bewusstsein vorliegt. Der Kinderrheumatologe Nathan Hasson vermutet, dass Hypermobilität in vorindustriellen Gesellschaften evolutionär vorteilhaft gewesen sein könnte (Hasson, Vortrag am Osteopathic Centre for Children, London, am 31.08.2014): Aufgrund ihrer Sensibilität hätten hypermobile Menschen ihre Gemeinschaften schneller und zuverlässiger als andere vor Gefahren warnen können. In der heutigen reizüberfluteten Gesellschaft müssen sie für diese Gabe jedoch mit einer Anfälligkeit u. a. für Angsterkrankungen zahlen.

4 Mögliche Ursachen und Zusammenhänge von Hypermobilität

> **Merke**
>
> Bei symptomatischer Hypermobilität liegt vermutlich häufig die Kombination eines »sensiblen« Körpers mit einem »sensiblen« Bewusstsein vor.

5 Evidenzbasierte therapeutische und pädagogische Interventionen bei Hypermobilität

Während die Diagnosekriterien sich in den vergangenen Jahren stetig weiterentwickelt haben, gibt es weltweit noch keine hochwertigen klinischen Leitlinien zur Versorgung Betroffener (Sulli et al., 2018). 2026 ist erstmals mit Behandlungsleitlinien für hEDS, HSD und ihren Begleiterkrankungen zu rechnen (vgl. ▶ Kap. 1).

In einer Literaturübersicht über 34 Texte, inklusive Studien, analysiert Jelineck (2024) evidenzbasierte therapeutische und pädagogische Interventionen bei Hypermobilität, die nicht auf chirurgischen Eingriffen, Medikamenten oder zahnärztlichen Behandlungen basieren. Diese umfassen vor allem physiotherapeutische und psychologische Interventionen im weiteren Sinne. Im Rahmen der Recherchen für dieses Buch kamen zwei Texte hinzu. Insgesamt basieren folgende Aussagen zu Interventionsmöglichkeiten auf elf Literaturübersichten und 25 Studien (davon elf randomisierte kontrollierte Studien (RCTs)), die entweder in englischer oder deutscher Sprache vorliegen. Die Publikationsdaten weisen auf ein erhöhtes Forschungsinteresse an Interventionsmöglichkeiten für Hypermobilität ab etwa 2019 hin. Ab 2013 wurden zunehmend Evaluationen multidisziplinärer Interventionen und ab 2021 verschiedene psychologische Ansätze veröffentlicht (vgl. auch unten).

Acht der elf Übersichtsarbeiten befassen sich mit dem Themenbereich Physiotherapie/Krankengymnastik/Sport/Rehabilitation, zwei mit psychologischen Interventionen und eine mit multidisziplinären Interventionen bei chronischem Schmerz. Es liegen derzeit keine spezifischen Übersichtsarbeiten zu Hypermobilität bei Kindern und Jugendlichen oder zu pädagogischen Interventionen vor.

Neun der 25 Interventions- bzw. Beobachtungsstudien (davon sieben RCTs) sind dem Themenbereich Physiotherapie/Krankengymnastik/Bewegungsprogramme/Rehabilitation zuzuordnen. Bei acht der Studien (davon eine RCT) handelt es sich um multidisziplinäre Interventionen. Jeweils eine Studie beschäftigt sich mit positiver Psychologie (RCT), Meditation und neurokognitiver Therapie. Fünf Studien (davon eine RCT) befassen sich mit Interventionen, die auf dem Einsatz von Geräten, Orthesen oder Stützkleidung beruhen. Es liegen derzeit keine Studien zu pädagogischen Interventionen vor. Sieben der Studien (drei davon RCT) beschäftigen sich ausschließlich mit Kindern, eine rekrutiert sowohl Erwachsene als auch Kinder. Die meisten Studien haben eine geringe Teilnehmendenzahl, nur 28 % haben 75 Teilnehmende oder mehr, der fiktive Schnitt pro Studie beträgt 47 Teilnehmende. Insgesamt kann man daraus schließen, dass die Forschungslage zu diesem komplexen Erkrankungsbild noch überschaubar ist. Im Folgenden werden die Studien vorgestellt, um damit den aktuellen Stand der Wissenschaft zu Interventionsmöglichkeiten bei Hypermobilität darzulegen.

Die Qualität der kontrollierten randomisierten Studien (RCTs) wurde mithilfe der PEDro-Skala ermittelt (PEDro, 2020). Acht der elf Studien haben eine hohe Qualität und werden als Level 1-Evidenz eingestuft, drei haben eine akzeptable PEDro-Qualität und werden als Level 2-Evidenz gewertet. Das Biasrisiko der 14 nicht randomisierten Studien wird mithilfe eines Instruments des National Heart, Lung and Blood Institute (NHLBI) bewertet. Zwölf Studien erzielen eine akzeptable Qualität und werden als Level 3-Evidenz eingestuft, zwei erzielen eine schlechte Qualität und werden als Level 4-Evidenz gewertet.

Insgesamt kommen die acht Übersichtsarbeiten zu den Themenbereichen Physiotherapie/Krankengymnastik/Bewegungsprogramme/Rehabilitation zu dem Ergebnis, dass die Maßnahmen eine positive Wirkung für Menschen mit Hypermobilität haben. Verbesserungen werden in den Bereichen Schmerz, Fitnesskomponenten, Funktion, Lebensqualität und psychisches Wohlergehen erzielt. Bei Kindern können Übungen zur Steigerung der muskulären Fitness Schmerzen lindern und funktionelle Verbesserungen ermöglichen. Hinsichtlich empfehlenswerter Übungsmodalitäten (u. a. Übungsart, Frequenz, Dosierung) besteht Unklarheit (Palmer et al., 2014, Palmer et al., 2021; T. O. Smith et al., 2014; Zabriskie (speziell auch für Kinder), 2022). Auch sind Intensivprogramme nicht notwendigerweise besser als Standardprogramme (Palmer et al., 2021). Kritisiert wird, dass viele der kontrollierten Studien sich auf einzelne Körperteile beziehen und deshalb nicht unbedingt auf Hypermobilität im Allgemeinen generalisierbar sind (Palmer et al., 2021). Für den Einsatz von Hilfsmitteln wie Orthesen und Stützkleidung liegt schwache Evidenz (überwiegend Level 4) vor (Garreth Brittain et al., 2023). Zunehmend in den Fokus geraten multidisziplinäre Interventionen und psychische Auswirkungen von Hypermobilitätserkrankungen (Garreth Brittain et al., 2023).

> **Übersichtsarbeiten zu den Themenbereichen Physiotherapie/Krankengymnastik/Bewegungsprogramme/Rehabilitation**
>
> Die Übersichtsarbeiten zu diesen Themenbereichen sind: Buryk-Iggers et al., 2022; Corrado & Ciardi, 2018; Garreth Brittain et al., 2023; Palmer et al., 2014; Palmer et al., 2021; Reychler et al., 2021; Smith et al., 2014; Zabriskie, 2022.

In Bezug auf multidisziplinäre Ansätze kommen Whalen und Crone (2022) in einer nicht systematischen Übersicht, basierend auf lediglich drei Studien und einer Übersichtsarbeit, zu dem Schluss, dass es nur schwache Belege für die Wirksamkeit der einzelnen Komponenten des konservativen multidisziplinären Ansatzes bei hEDS gebe. Der Mangel an alternativen Ansätzen lässt den medizinischen Leistungserbringenden kaum eine andere Wahl, als diese Methoden der Schmerzkontrolle vorzuschlagen. Sie schlagen eine weitere Erforschung der Pathophysiologie chronischen Schmerzes bei EDS vor.

Psychologische Ansätze werden in den Übersichtsarbeiten von Song et al. (2023) und Clark et al. (2024) evaluiert. Song et al. (2023) zeigen, dass die Wirksamkeit psychologischer Interventionen aufgrund fehlender hochwertiger Studien nicht abschließend beurteilt werden kann. Zwar berichten viele Studien über Verbesserungen bei Schmerz, Lebensqualität und psychischen Belastungen, doch werden psychologische Anteile der meist multidisziplinären Ansätze oft unzureichend beschrieben, und die Teilnehmendenzahlen sind klein. Clark et al. (2024) kommen in ihrer Übersichtsarbeit zu dem Ergebnis, dass psychologische Interventionen insbesondere in Kombination mit physiotherapeutischer Behandlung in einem ambulanten Setting erfolgreich sind. Sie können physische und psychische Schmerzfaktoren und dadurch wiederum die Lebensqualität verbessern. Mehr Details zu den Studien zu psychologischen Ansätzen finden sich in ▶ Kap. 6.4.1.

Fast alle Übersichtsarbeiten verweisen auf mangelnde Kontrollgruppen in den nicht kontrollierten Studien und fordern mehr robuste, randomisierte und kontrollierte Studien.

Bei den Studien, die noch nicht in den Übersichtsarbeiten analysiert wurden, handelt es sich um eine multidisziplinäre, eine psychologische sowie drei Interventionen aus dem Bereich Geräte, Orthesen oder Stützkleidung, die in der folgenden ▶ Tab. 5.1 kurz vorgestellt werden.

Tab. 5.1: Studien, die nicht in den Übersichtsarbeiten analysiert wurden

Autorschaft, Jahr	RCT/ Nicht RCT	Interventionsart	Stichprobe	Details Intervention	Ergebnisse und Anmerkungen
Benistan et al., 2023	RCT	Kompressionskleidung	36	Vier Wochen nur Physiotherapie im Vergleich zu Physiotherapie in Kombination mit täglichem Tragen von Kompressionskleidung.	Die Kombination von Kompressionskleidung mit Physiotherapie verbessert das dynamische Gleichgewicht stärker als Physiotherapie allein. In Bezug auf Schmerz sind die Interventionen gleichwertig.
Hakimi et al., 2023	Nicht RCT	Multidisziplinäre Intervention	25	Neunwöchige Kontrollperiode ohne Intervention, gefolgt von neunwöchigem Rehabilitationsprogramm mit Ergo- und Physiotherapie sowie Entspannungsmaßnahmen.	Vorrangig kurzzeitige signifikante Verbesserungen. Positive Langzeitwirkungen: Bessere funktionelle körperliche Leistungsfähigkeit und physische Funktion sowie verringerte Kinesiophobie, Depression und Kurzatmigkeit.
Lattimore & Harri-	Nicht RCT	Achtsamkeitsmeditation	76	Zweiwöchiges tägliches Praktizieren einer sechsminütigen	Direkt nach der Intervention: Klinisch signifikante Verbesserungen in den mentalen

Tab. 5.1: Studien, die nicht in den Übersichtsarbeiten analysiert wurden – Fortsetzung

Autorschaft, Jahr	RCT/ Nicht RCT	Interventionsart	Stichprobe	Details Intervention	Ergebnisse und Anmerkungen
son, 2022				Online-Achtsamkeitsmeditation.	Komponenten des SF-36 Testinstruments (Lebensqualität). Die Dropout-Rate der Studie ist mit 51,6 % überaus hoch.
Reina-Bueno et al., 2020	Nicht RCT	Schuheinlagen	36	Dreimonatiges Tragen maßgefertigter Schuheinlagen.	Signifikante positive Auswirkungen auf fußspezifische Parameter, Erschöpfung und die psychische Lebensqualität.
Vuong et al., 2020	Nicht RCT	Rhythmische sensorische Stimulation	15	Vier Wochen rhythmische sensorische Stimulation mit Musik und Schall mittels eines vibroakustischen Geräts, selbst verabreicht täglich für 30 Minuten, fünf Tage/Woche.	43 % der Teilnehmenden werden als Responder klassifiziert, die über die Interventionen eine signifikante Reduktion der Schmerzinterferenz im Alltag und der depressiven Symptome erfahren.

> **Zusammenfassung zu nicht operativen, nicht medikamentösen, nicht zahnärztlichen therapeutischen und pädagogischen Interventionen**
>
> Der Forschungsbedarf ist hoch. Bewegungs-, Stärkungs- und Koordinationsprogramme können sich positiv auf die Lebensqualität Betroffener auswirken, aber es sind bisher keine Aussagen zu konkreten Modalitäten möglich. Die Effektivität psychologischer Maßnahmen, wie z. B. Verhaltenstrainings, wird für hypermobile Populationen zunehmend evaluiert, ist aber noch offen. Orthesen und andere Hilfsmittel können möglicherweise die Lebensqualität verbessern, aber die Evidenzlage ist schwach. Seit 2013 werden wiederholt multiprofessionelle Interventionen evaluiert. Auch hier steht ein endgültiger Nachweis der Effektivität aus.

6 Hypermobilität im Kindergarten- und Schulalter

Dieser Abschnitt des Buches widmet sich der Frage, wie verschiedene Fachdisziplinen Kinder, Jugendliche und junge Erwachsene mit Hypermobilität sowie ihre Erziehungsberechtigten gezielt unterstützen können. Zunächst wird jeweils die verfügbare Evidenz betrachtet, bevor praktisches Fachwissen zusammengefasst wird. Mit je einem in sich geschlossenem Unterkapitel werden die Kinder- und Jugendmedizin, Physiotherapie, Ergotherapie, Psychotherapie und Pädagogik/Lehramt angesprochen. Da bestimmte Informationen für verschiedene Disziplinen relevant sind und es ermöglicht werden soll, nur gezielt die für die eigene Profession oder Interessen relevanten Unterkapitel zu lesen, ergeben sich Textwiederholungen. Auch die Logopädie spielt eine wichtige Rolle, wird jedoch in diesem Buch nicht behandelt. Abschließend gibt es ein ausführliches Kapitel speziell für Betroffene und ihre Angehörigen. Betroffene und Angehörige, die sich insbesondere für Behandlungsoptionen interessieren, finden erste Orientierung zur Nutzung von Kapitel 6 im Abschnitt »Überblick zu Behandlungsoptionen mithilfe von Informationen in diesem Buch« in ▶ Kap. 6.6.2.

6.1 Wie kann die Kinder- und Jugendmedizin unterstützen?

6.1.1 Was sagt die Evidenz?

Während die Diagnosekriterien sich in den vergangenen Jahren stetig weiterentwickelt haben und mit Tofts et al. seit 2023 ein pädiatrischer Diagnoserahmen vorliegt, gibt es weltweit noch keine hochwertigen klinischen Leitlinien zur Versorgung Betroffener (Sulli et al., 2018). Ein Ausschuss des International Consortium on EDS and HSD beabsichtigt, in Zusammenarbeit mit Interessenverbänden bis 2026, neben der geplanten Überarbeitung der Diagnosekriterien für hEDS auch Leitlinien zur Behandlung der Symptome und Begleiterkrankungen zu erstellen (TEDS, 2025c). Auch die S2k-Leitlinie, die bis 2026 unter Federführung der Deutschen Gesellschaft für Humangenetik (GfH) entwickelt wird, wird Therapieempfehlungen beinhalten (Ehlers-Danlos Organisation e.V., 2024). Bislang erfahren Betroffene und ihre Erziehungsberechtigten eine hohe Spannbreite in Behandlungsansätzen und -qualitäten. Für physio- ergo- und psychotherapeutische Maßnahmen vgl. ▸ Kap. 5 bzw. ▸ Kap. 6.2.1, ▸ Kap. 6.3.1 und ▸ Kap. 6.4.1.

6.1.2 Was sagen Fachkräfte?

Quellen für dieses Unterkapitel sind insbesondere eine Handreichung für Allgemeinmediziner (»GP Toolkit«) der britischen Selbsthilfeorganisation The Ehlers-Danlos Support UK (TEDS UK, 2025), ergänzt durch Tofts et al. (2023), Atwal et al. (2020) und C. Smith (2017).

Kernverständnis zu HSD/hEDS

Es ist wichtig, hEDS und HSD als multisystemische Erkrankungen mit vielfältigen Ausprägungsmöglichkeiten und häufig schwankender Symptomatik zu sehen. Obwohl EDS als seltene Erkrankungen eingestuft werden, liegt die reale Prävalenz von hEDS und HSD mit bis zu 3,4 % vermutlich deutlich höher als oft angegeben (vgl. auch ▸ Kap. 2.1). Betroffene müssen oft Jahre oder gar Jahrzehnte warten, bis sie eine Diagnose erhalten, obwohl Fachkräfte überwiegend davon ausgehen, dass eine frühzeitige Diagnose Langzeitschäden vermindern kann (vgl. auch ▸ Kap. 2.2).

Hauptaufgaben der Kinder- und Jugendmedizin

Fachkräfte sehen die Hauptaufgaben der Kinder- und Jugendmedizin (sowie der Allgemeinmedizin) in Aufklärungs- und Präventionsarbeit, einer frühzeitigen Diagnosestellung, einer Validierung der Symptome Betroffener, symptomatischem Management sowie einer guten Koordinierung der Versorgung im Fall von Komorbiditäten.

Ergänzende Praxishinweise zur Diagnostik

Für Diagnosekriterien und Hinweise auf Hypermobilität siehe ▸ Kap. 2.2. In der Diagnostik ist es wichtig, stets eine Familienanamnese durchzuführen. Auch wenn noch keine spezifischen Gene für hEDS oder HSD identifiziert wurden, wird vermutet, dass zumindest hEDS oft autosomal-dominant vererbt wird. hEDS und HSD können anhand der Diagnosekriterien in pädiatrischen und allgemeinmedizinischen Praxen diagnostiziert werden. Überweisungen in die Rheumatologie oder Humangenetik sind im Rahmen der Diagnostik nur in Ausnahmefällen notwendig (vgl. unten).

Tofts et al. (2023) empfehlen bei Kindern und Jugendlichen einen Beighton-Score von mindestens 6 von 9 für eine Diagnose von HSD. Ein geringerer Beighton-Wert schließt allerdings Hypermobilität nicht aus, wenn Gelenke außerhalb des Beighton-Scoring-Systems hypermobil sind (vgl. ▸ Kap. 2.2.4). Zudem erlaubt die Höhe des Beighton-Scores keine Rückschlüsse auf das Ausmaß möglicher multisystemischer Symptome. hEDS wird seit 2023 erst ab biologischer Reife bzw. ab 18 Jahren diagnostiziert.

Kinder und Jugendliche mit HSD/hEDS leiden oft an abdominalen Symptomen und Wachstumsschmerzen. Sie können auch neurologische Entwicklungsstörungen wie Hyperaktivität, Unaufmerksamkeit, Dyspraxie, Autismus-Spektrum-Störungen, Schlafstörungen, Ernährungsprobleme, emotionale Probleme, Hypersensibilität und Angstzustände aufweisen.

Zur Erfassung der Ausprägungen der unterschiedlichen Symptome kann eine »Spinnennetz-Darstellung« sinnvoll sein (vgl. Ewer et al., 2024). Eine für Kinder und Jugendliche auf der Basis der Daten von Tofts et al. (2023) adaptierte Fassung eines solchen »Spinnennetzes« findet sich in ▶ Kap. 2.3, ▶ Abb. 2.4 »Symptomvariabilität bei HSD«.

Symptome wie erhöhte Verletzungsanfälligkeit, blaue Flecken, Erschöpfung und anhaltendes Einnässen können fälschlicherweise den Verdacht auf Missbrauch oder das Münchhausen- beziehungsweise das Münchhausen-Stellvertreter-Syndrom wecken (vgl. auch ▶ Kap. 2.2.3).

> **Merke**
>
> Eine Überweisung ist für eine Diagnosestellung bei HSD meist nicht nötig. Ein Kernelement ist der Beighton-Score, der allerdings mit Sachverstand interpretiert werden muss. Einige Symptome bei symptomatischer Hypermobilität können fälschlicherweise den Verdacht auf Missbrauch oder das Münchhausen-Stellvertreter-Syndrom wecken.

Für und Wider einer Diagnosestellung

Da es für hEDS und HSD keine abschließenden genetischen Tests gibt und das Management symptomatisch erfolgt, wird Betroffenen manchmal von einer Diagnose abgeraten. Gegen eine Diagnose spricht zum Beispiel die Befürchtung, die Diagnose könne zu Ängsten, Hypervigilanz und Kinesiophobie führen. Dem wird allerdings im pädiatrischen Diagnoserahmen von Tofts et al. (2023) spezifisch begegnet: Durch die verzögerte hEDS-Diagnose (erst ab biologischer Reife bzw. 18 Jahren, vorher stets Diagnose HSD) soll erreicht werden, dass Grundlagen für angemessene Behandlungen und Unterstützung gelegt werden, aber noch keine lebenslange Diagnose erfolgt, die ggf. zu Übermedikalisierung und damit verbundenen Nachteilen führen könnte.

Auf der anderen Seite kann die Diagnose eine Erleichterung insbesondere für Betroffene sein, die über einen längeren Zeitraum nicht herausfinden konnten, was die Ursache ihrer Probleme ist, oder denen kein Glaube geschenkt wurde. Wenn zudem mit der Diagnose auf geeignete Informationsmöglichkeiten hingewiesen wird, kann eine Diagnose auch Ängste nehmen und helfen, weitere ungeeignete Tests und Behandlungsverfahren zu vermeiden. Sie kann zudem ärztlichem Personal helfen, frühzeitig Komorbiditäten zu identifizieren. Im Bereich der Chirurgie, Anästhesie, Physiotherapie u. A. kann eine Diagnose Behandelnde auf potenzielle Probleme und Notwendigkeiten zur Therapiemodifikation aufmerksam machen (vgl. Management unten). Manchmal helfen Diagnosen auch im Kindergarten-, Schul- aber auch privaten Kontext, da Schwierigkeiten eventuell ernster genommen werden (vgl. auch C. Smith, 2017).

Letztlich sollte individuell mit den Betroffenen und ihren Erziehungsberechtigten geklärt werden, ob eine formale Diagnose für eine optimale Behandlung und Unterstützung wünschenswert ist.

Häufigere Zusatzuntersuchungen

Zu Untersuchungen, die im Zusammenhang mit Hypermobilität häufiger vorgenommen werden, zählen gemäß TEDS UK (2025):

- Bluttests, um entzündliche oder autoimmune Erkrankungen auszuschließen
- Bluttests, um hämatologische, endokrinologische und metabolische Ursachen für Erschöpfung auszuschließen
- Bildgebende Verfahren für Weichteile und Gelenke (z. B. mechanische/entzündliche Schäden, Subluxationen, Bandscheibenvorfälle)
- Nerventests
- Echokardiografie
- Tests für Helicobacter pylori, Zöliakie, Dünndarmfehlbesiedlung
- Endoskopie des oberen und unteren gastrointestinalen Trakts und funktionale Darmtests

Indikationen für Überweisungen an andere Fachdisziplinen

Im Vordergrund stehen hier Überweisungen an die Humangenetik oder Rheumatologie, daneben v. a. an die Gastroenterologie und Schmerzmedizin.

Eine Überweisung an die Humangenetik kann erforderlich werden, wenn andere EDS-Varianten als hEDS/HSD vermutet werden. In der Regel ist dies nur notwendig, wenn sich eines der folgenden Symptome bzw. Merkmale zeigt (vgl. TEDS UK, 2025):

- Bestimmte Haut- und Gefäßmerkmale: Stark ungewöhnliche Narben, sehr elastische, durchscheinende und verletzliche Haut, große blaue Flecken an ungewöhnlichen Stellen
- Ungewöhnliche Gesichtszüge: Dünne Lippen, hervortretende Augen, schmale Nase, eingefallene Wangen in Verbindung mit fragiler Haut
- Starke Skoliose
- Marfanoider Körperhabitus (u. a. eine lange Armspanne im Verhältnis zum Körper, lange Extremitäten inkl. langer Finger, Pes planus (»Plattfuß«), ein hoher Gaumen und engstehende Zähne) in Verbindung mit einem abnormen Echokardiogramm oder einer Linsenverschiebung

- Mögliche Hinweise auf vaskuläres EDS: Vaskuläre Ereignisse (Aneurysma, Subarachnoidalblutung, rezidivierende schwere postoperative Blutung, arterielle Dissektion), wiederkehrender Spontanpneumothorax, Darmperforation, Uterusruptur

Eine Überweisung an die Rheumatologie sollte erwogen werden, wenn muskuloskelettale Symptome trotz angemessener Physio- und Ergotherapie, Orthopädietechnik und Schmerzmedikation anhalten. Die Prävalenz von entzündlichen und Autoimmunerkrankungen ist bei Hypermobilität erhöht.

Bei persistierenden gastrointestinalen Problemen wie hartnäckiger Verstopfung mit Komplikationen kann eine Überweisung an die Gastroenterologie indiziert sein. Günstig ist hier eine Überweisung an Fachpersonal mit Kenntnissen im Bereich der Hypermobilität. Manchmal kann auch eine Überweisung an die Schmerzmedizin notwendig werden.

Hohe Bedeutung präventiver Maßnahmen

Ein frühzeitiges präventives Management von asymptomatischer Hypermobilität und HSD durch die Förderung von Bewegungsfreude, Muskelstärkung und Propriozeption unter Beachtung ausreichender Regeneration kann helfen, Symptome wie Schmerzen und eine erhöhte Verletzungsgefahr zu vermeiden oder zumindest zu verzögern und abzumildern. Negativspiralen aus Schmerz, Bewegungsmangel und weiterem Schmerz lassen sich teils verhindern. So bleibt der Körper langfristig bestmöglich funktionsfähig, und die Lebensqualität lässt sich deutlich verbessern. Symptome treten häufig während des pubertären Wachstumsschubs auf, der bei Mädchen meist zwischen dem 8. und 13. Lebensjahr und bei Jungen zwischen dem 10. und 15. Lebensjahr erfolgt (Carrascosa et al., 2018). Idealerweise sollten bewegungs- und physiotherapeutische Maßnahmen bei Hypermobilität bereits vorher eingeleitet werden (Lamari & Beighton, 2023b).

Für Kinder und Jugendliche mit Hypermobilität ist es besonders wichtig, Bewegungsfreude zu entwickeln und zu erhalten. Ein erhöhtes Risiko für Kinesiophobie (Bewegungsangst) und die Rolle von Dekonditionierung bei der Schmerzentwicklung unterstreichen die Bedeutung regelmäßiger Aktivität (vgl. ▶ Kap. 4.2 und ▶ Kap. 5). Der Londoner Kinderrheumatologe Nathan Hasson empfiehlt sogar mindestens drei Stunden Bewegung pro Tag, darunter auch Übungen mit Widerstand, wie Schwimmen oder Training mit Widerstandsbändern oder dem eigenen Körpergewicht. Auch propriozeptives Training ist wichtig. Bei chronischer Fatigue, die oft mit Post-Exertioneller Malaise (PEM) einhergeht, einer Zustandsverschlechterung nach Überlastung, müssen die Bewegungsempfehlungen adaptiert werden. Hier ist ein sorgfältiges Energiemanagement durch Pacing unerlässlich (vgl. unten). Eine physiotherapeutische oder ergotherapeutische Beratung oder Begleitung ist in vielen Fällen sinnvoll.

Auch aufgrund höherer Prädispositionen zu chronischer Fatigue und Angsterkrankungen lohnt es sich, bereits frühzeitig zu lernen, eine angemessene Regeneration im Blick zu haben und wirkungsvolle Entspannungsstrategien zu entwickeln und einzuüben.

Soweit es ihre Komorbiditäten erlauben, sollten Kinder und Jugendliche insgesamt dazu ermutigt werden, ihre Fähigkeiten auszuprobieren und herauszufinden, was sie leisten können. Inklusion und Teilhabe spielen eine entscheidende Rolle, um ein positives Selbstbild und einen aktiven Lebensstil bei Kindern und Jugendlichen mit Hypermobilität zu fördern.

Wird ein hoher Grad an Hypermobilität festgestellt, sollten Erziehungsberechtigte frühzeitig beraten werden, auch wenn keine weiteren Symptome vorliegen. Dabei kann es sinnvoll sein, bereits auf mögliche Anpassungsmaßnahmen in Kindergarten und Schule hinzuweisen. Eine ausführliche Übersicht solcher Maßnahmen ist in ▶ Kap. 6.5.2 zu finden.

> **Merke**
>
> Schmerzprävention ist im Kindes- und Jugendalter von herausragender Bedeutung. Eine Förderung von Bewegungsfreude, Muskelstärkung und Propriozeption unter Beachtung ausreichender Regeneration erfolgt idealerweise bereits nach der Feststellung einer asymptomatischen Hypermobilität. Erziehungsberechtigte sollten frühzeitig beraten und idealerweise durch Physiotherapie oder Ergotherapie unterstützt werden.

Management von Komorbiditäten – ein Überblick

Zur Erinnerung: Hypermobile Kinder und Jugendliche zeigen eine deutlich erhöhte Anfälligkeit für verschiedene Begleiterkrankungen im Vergleich zur allgemeinen pädiatrischen Population. Chronische Fatigue tritt mindestens viereinhalbmal so häufig auf, generalisierte Angststörungen etwa dreimal so häufig, und chronische Schmerzen sowie Schwindelgefühle etwa doppelt so häufig (vgl. ▶ Kap. 2.6.1). Aufklärung der Betroffenen über Hypermobilität, Physio- und Ergotherapie, Selbstmanagement und psychologische Unterstützung zählen zu den Grundpfeilern des Managements von Hypermobilität.

Management von Komorbiditäten – chronische Fatigue

Die Versorgungslage für Betroffene chronischer Fatigue in Deutschland hat sich in der Folge der COVID-Pandemie etwas verbessert. Mittlerweile gibt es bundesweit Kompetenzzentren und Spezialambulanzen (vgl. unten). Aufgrund der hohen Nachfrage ist allerdings oft mit langen Wartezeiten zu rechnen. In der einschlägigen S3-Leitlinie »Müdigkeit« (Deutsche Gesellschaft für Allgemeinmedizin und Familienmedizin (DEGAM), 2022) wird betont, wie wichtig ein positives Akzeptieren der Person und Verständnis für die Beeinträchtigung durch das Symptom sind. Auf keinen Fall dürfen die Beschwerden als eingebildet o. Ä. abgetan oder eine Heilung versprochen werden.

Auch wenn seit der COVID-19-Pandemie deutlich mehr zu chronischer Fatigue geforscht wird, sind bisher keine Medikamente für eine kausale Behandlung zugelassen. Herzstück des Managements bildet daher das Energiemanagement, das sogenannte Pacing. Betroffene sollen lernen, die ihnen zu einem gewissen Zeitpunkt zur Verfügung stehende Energie einzuschätzen. Ziel ist es, Überanstrengung und ein »Crashing«, die sogenannte Post-Exertionelle Malaise (PEM), zu vermeiden und gleichzeitig die gerade noch tolerable Belastung zu ermöglichen. PEM erfolgt häufig am Folgetag einer Anstrengung und kann tage- oder sogar wochenlang anhalten. Durch Pacing soll idealerweise eine schrittweise Steigerung des Energieniveaus erreicht werden, was jedoch nicht in allen Fällen möglich ist. Trotz sorgfältigen Pacings kann es zu unerwarteten Leistungseinbrüchen kommen, was für Betroffene sehr frustrierend sein kann. Eine engmaschige und empathische professionelle Begleitung des Pacings, z. B. durch Physiotherapie, wird in der oben genannten einschlägigen S3-Leitlinie »Müdigkeit« empfohlen. Kognitive Verhaltenstherapie kann dabei helfen, mit den seelischen Belastungen durch die Erkrankung besser umzugehen (vgl. auch Institut für Qualität und Wirtschaftlichkeit im Gesundheitswesen, 2023).

Inwieweit Post-Exertionelle Malaise ein spezifisches Kennzeichen von chronischer Fatigue ist, und ob graduelle Aktivierungstherapien, aerobes Training und Verhaltenstherapien, die mit Krankheitsüberzeugungen arbeiten, helfen können, oder eher schädlich sind, ist innerhalb kleinerer Fachkreise umstritten – daher enthält die aktuelle S3-Leitlinie ein Sondervotum von vier Fachgesellschaften, das von Betroffenenverbänden sehr kritisch gesehen wird.

Eine S2k-Leitlinie mit Zusammenfassung der aktuellen Evidenz zur Diagnostik und Therapie von Long-COVID bei Kindern und Jugendlichen ist in Vorbereitung; ihre Publikation ist für Ende 2025 geplant.

Im Internetauftritt der Initiative Long COVID des Bundesgesundheitsministeriums (BMG) kann man Kompetenzzentren und Spezialambulanzen für Kinder und Jugendliche finden (BMG, 2025a) und Betroffene und Behandelnde finden umfangreiche Informationen und Hinweise zu Weiterbildungsmöglichkeiten (BMG, 2025b). Umfangreiche Materialien zur Fort- und Weiterbildung finden sich zudem im Internetauftritt des Charité Fatigue Centrums (Charité Fatigue Centrum, 2025).

Management von Komorbiditäten – Angststörungen

Bei generalisierten Angststörungen ist eine gründliche Ursachenerforschung entscheidend: Liegen Zusammenhänge mit Dysautonomie, erhöhter Interozeption, Traumatisierungen oder anderen Erfahrungen vor? Falls Dysautonomie festgestellt wird, sollte diese zunächst behandelt werden. Bleiben die Angstsymptome bestehen oder unzureichend gelindert, ist eine Überweisung zur Psychotherapie ratsam (vgl. ▶ Kap. 6.4).

Bei weniger schwerwiegenden Ängsten kann zudem auf Selbstmanagement-Strategien für Ängste und Stress (vgl. ▶ Kap. 6.6.2) verwiesen werden.

Management von Komorbiditäten – akuter und chronischer Schmerz

Bei Hypermobilität kann es zu akuten und chronischen Schmerzen kommen; eine multimodale Schmerzbehandlung ist sinnvoll (Börsch et al., 2024). Bei chronischem Schmerz ist eine Schmerzmedikation oft deutlich weniger hilfreich als bei akuten Schmerzen. Für chronischen Schmerz gibt es zahlreiche Möglichkeiten eines effektiven Selbstmanagements, das kinderärztlich begleitet werden sollte. Dieses Selbstmanagement ist ausführlich in ▶ Kap. 6.6.2 beschrieben. Bewegung, Physiotherapie und Ergotherapie sind weitere wichtige Bausteine des Managements von chronischen Schmerzen. Zu den Details vgl. ▶ Kap. 6.2 und ▶ Kap. 6.3. Diese Ansätze können durch verhaltenstherapeutische Ansätze ergänzt werden, vgl. ▶ Kap. 6.4.

Eine (auch) medikamentöse Schmerztherapie ist sinnvoll und empfehlenswert, wenn entweder eine ursächliche Behandlung der Schmerzursache möglich ist oder wenn das Schmerzmittel direkt auf nozizeptive Prozesse einwirken kann (Dobe & Zernikow, 2019). Nicht adäquat behandelte akute starke Schmerzerfahrungen können die sensorische Verarbeitung künftiger Reize und Schmerzen negativ beeinflussen (Zernikow, 2015). Auch bei akuten Schmerzen bei Kindern ist allerdings eine multimodale Schmerzbehandlung der derzeit empfohlene Behandlungsansatz (Friedrichsdorf & Goubert, 2020; Sarno et al., 2023). Ähnlich wie bei chronischen Schmerzen wirkt die Anwendung mehrerer Modalitäten (wie z. B. Beruhigung und Ablenkung, Aufrechterhaltung des normalen Alltags, ggf. ergänzt durch verhaltenstherapeutische Elemente, Sport und Physiotherapie) bei der Behandlung akuter Schmerzen synergetisch und ermöglicht eine wirksamere pädiatrische Schmerzkontrolle mit weniger Nebenwirkungen als ein einzelnes Analgetikum oder eine einzelne Modalität.

Nur bei einem geringen Teil der Kinder und Jugendlichen, die regelmäßig Schmerzmedikamente nutzen, liegt eine medizinische Indikation für die medikamentöse Schmerztherapie vor (Zernikow & Wager, 2014). Zudem kann die regelmäßige Einnahme von Nichtopioiden und Opioiden Schmerzen verursachen. In derartigen Fällen sollte kinderschmerztherapeutischer Rat eingeholt werden.

> **Merke**
>
> Akute starke Schmerzerfahrungen können zu Sensibilisierungen und erniedrigten Schmerzschwellen führen, wenn der Schmerz nicht adäquat behandelt wird. Schmerzmedikation ist aber nur wirksam, wenn eine ursächliche Behandlung der Schmerzursache möglich ist bzw. nozizeptive Prozesse beeinflusst werden können und sollte durch einen multimodalen Ansatz ergänzt werden. Bei chronischen Schmerzen ist Schmerzmedikation oft deutlich weniger hilfreich als bei akuten Schmerzen; ein aktives Selbstmanagement unter ärztlicher Begleitung hat hier eine besonders hohe Bedeutung.

Ist eine medikamentöse Schmerztherapie indiziert, können vier Gruppen von Medikamenten zum Einsatz kommen:

1. Triptane
2. Nichtopioide
3. Opioide
4. Adjuvantien (Zernikow, 2015).

Triptane sind wirksam in der Behandlung von Migräne und Clusterkopfschmerzen und für Kinder auch als Nasenspray erhältlich.

Nichtopioide, z. B. die Wirkstoffe Ibuprofen oder andere nicht steroidale Antiphlogistika (NSAID), Metamizol und Paracetamol kommen bei akuten Schmerzen zum Einsatz. Bei Entzündungsschmerz kommen NSAIDs in Frage, im Kindesalter wird am häufigsten Ibuprofen eingesetzt. Es ist ab einem Alter von sechs Monaten zugelassen. Bei Kindern treten unter kurzzeitiger Ibuprofentherapie von weniger als sieben Tagen gastrointestinale Schleimhautschäden selten auf (Zernikow, 2015). Allerdings können NSAIDs die Symptome von MCAS, einer sich abzeichnenden Komorbidität von Hypermobilität, verschärfen (Chopra et al., 2017).

Die analgetische Potenz von Paracetamol wird häufig als geringer eingeschätzt als die von Ibuprofen oder anderen NSAIDs (Zernikow, 2015). Es gibt keine gesicherten Daten, ob die analgetische Wirkung einer Kombination von NSAIDs mit Paracetamol der einer alleinigen Gabe von NSAIDs überlegen ist. Zudem kann Paracetamol die Leber schädigen.

Bei starken, insbesondere viszeralen Schmerzen (z. B. krampfartigen Bauchschmerzen) und Fieber kann nach strenger Indikationsstellung Metamizol zum Einsatz kommen, wenn andere Maßnahmen unzureichend waren (Maucher, 2024). Metamizol ist oral ab null Jahren und intravenös ab dem dritten Lebensmonat zugelassen (Kinderformularium, 2025). Es besitzt eine sehr hohe analgetische und antipyretische Potenz, wirkt zudem spasmolytisch und hat eine bessere gastrointestinale Verträglichkeit als NSAIDs (Zernikow, 2015). Bei der Gabe ist u. a. Vorsicht geboten bei Patienten mit Asthma- oder Allergieanamnese sowie bei instabilen Kreislaufverhältnissen. Durch Überempfindlichkeitsreaktionen oder Allergien kann es bei intravenöser Gabe zu einem erheblichen Blutdruckabfall bis zum Schock kommen. Intravenös sollte es daher stets nur als Kurzinfusion und immer unter engmaschiger Blutdruckkontrolle verabreicht werden. In einer deutschen Kohortenstudie war das Risiko arzneimittelbedingter Leberschäden unter der Anwendung von Metamizol höher als bei Paracetamol (Hedenmalm et al., 2021). Über das Risiko einer Agranulozytose (vgl. BfArM, 2025) bei Anwendung von Metamizol im Kindesalter gibt es über einzelne Case-Reports hinaus zwar noch keine validen Daten; es ist allerdings dieses seltene, aber schwerwiegende Risiko, das dazu geführt hat, dass Metamizol u. a. in einigen EU-Ländern, Großbritannien, Kanada und den USA nicht (mehr) zugelassen ist (Maucher, 2024). Laut dem Bundesinstitut für Arzneimittel und Medizinprodukte (BfArM) ist Metamizol das bevorzugte nicht opioide Analgetikum der Schmerzmedizin bei der Therapie chronischer Schmerzen im deutschsprachigen Raum und Verordnungszahlen stiegen über die Jahre an (Lübow et al., 2022). Vom Off-Label-Einsatz für leichte und mittelstarke Schmerzen rät das BfArM aufgrund der oben genannten möglichen schwerwiegenden Nebenwirkungen eindeutig ab.

Bei Migräne haben sich neben Triptanen Ibuprofen sowie bei einzelnen Kindern auch Paracetamol und in Ausnahmefällen bei Jugendlichen über zwölf Jahren Acetylsalicylsäure bewährt (Zernikow, 2015).

Opioide als starke Schmerzmittel kommen bei starken akuten Schmerzen, wie nach einigen Operationen und nach Brandverletzungen zum Einsatz (Zernikow, 2015). Sie können mit Nichtopioiden kombiniert werden. Auch bei starken chronischen Schmerzen können Opioide zum Einsatz kommen, allerdings sollte dies nur der Fall sein, wenn eine klare Schmerzursache vorliegt. Bei Kindern ist oft Morphin das Opioid der Wahl. Bei einer sachgerecht durchgeführten Schmerztherapie mit Opioiden tritt keine psychische Abhängigkeit auf. Aufgrund einer körperlichen Gewöhnung müssen die Opioide nach Beseitigung der Schmerzursache jedoch ausgeschlichen werden, um körperliche Entzugserscheinungen zu vermeiden (Zernikow, 2015). Eine Langzeittherapie kann zu zentraler Sensibilisierung führen (Chopra et al., 2017). Opioide kommen bei hEDS und anderen Hypermobilitätserkrankungen häufig zum Einsatz (Schubart et al., 2019). Problematisch dabei ist, dass Begleitsymptome wie gastrointestinale Dysmotilität und andere gastrointestinale Probleme sowie MCAS durch Opioide verschärft werden können (Bluestein, 2020; Feldman et al., 2020). So führt z. B. Morphin oft zu einer hohen Histaminfreisetzung.

Häufig wird im englischsprachigen Raum als Alternative zu Opioiden bei Hypermobilität die Off-Label-Behandlung mit niedrig dosiertem Naltrexon empfohlen, einem Opioidantagonisten (Bluestein, 2020). Auch in Deutschland ist eine Verschreibung für Fibromyalgie, komplexes regionales Schmerzsyndrom, chronische Fatigue und andere Schmerzpräsentationen mit Elementen zentraler Sensibilisierung nur Off-Label möglich; eine Zulassung existiert nur für Opioidabhängigkeit und Alkoholkonsumstörungen (Überall & Maurer, 2023). Für Erwachsene wird das Sicherheitsprofil von niedrig dosiertem Naltrexon in jüngeren Publikationen als sehr gut eingestuft (Kim & Fishman, 2020; Poliwoda et al., 2023). Ein Einsatz bei chronischem Schmerz für Kinder und Jugendliche ist bisher sehr wenig untersucht. In jüngeren Studien und Übersichtsarbeiten wird ein sehr gutes Sicherheitsprofil bescheinigt, allerdings teils auch variable Ansprechraten (Kim & Fishman, 2020; Poliwoda et al., 2023; Rupp et al., 2023; Stancil et al., 2021; Theriault et al., 2023). Überall und Mauer (2023) weisen darauf hin, dass die Wirkung des Endorphinsystems auf die Reifung kindlicher Organfunktionen bislang nur bedingt verstanden ist.

Adjuvantien, wie z. B. Antikonvulsiva oder Antidepressiva, werden vor allem bei der Behandlung neuropathischer Schmerzen eingesetzt. Für den Einsatz bei Kindern und Jugendlichen ist die Datenlage dürftig (Zernikow, 2015) und es gibt keine Studien für den Einsatz bei Hypermobilität (Chopra et al., 2017); teils wird befürchtet, Adjuvantien könnten Symptome der Dysautonomie befördern.

> **Merke**
>
> Bei Hypermobilität bei Kindern und Jugendlichen kommt bei akuten Schmerzen vor allem Ibuprofen in Betracht, bei Migräne auch Triptane. Vom Off-Label-

> Einsatz von Metamizol für leichte und mittelstarke (akute oder chronische) Schmerzen rät das BfArM ausdrücklich ab. Opioide können bei Hypermobilität weniger wirksam sein. Schmerztherapeutisch kann ein Off-Label-Einsatz von niedrig dosiertem Naltrexon erwogen werden.

Sogenannte »Wachstumsschmerzen«, ein häufiges Symptom bei Kindern und Jugendlichen, bei dem möglicherweise auch Hypermobilität eine Rolle spielt, sind ein Beispiel für eine Symptomatik, bei der sowohl akute als auch chronische Schmerzmuster vorliegen können. Detaillierte Informationen zu Wachstumsschmerzen und Behandlungsstrategien finden sich in ▶ Kap. 2.5.

Management von Komorbiditäten – Dysautonomie und Schwindelgefühle

Schwindelgefühle sind häufig auf ein posturales orthostatisches Tachykardiesyndrom (POTS) zurückzuführen, es kann sich aber auch um orthostatische Hypotonie oder wiederkehrende vasovagale Synkope handeln. Die drei Diagnosen müssen einander nicht ausschließen. Zur Diagnostik von POTS vgl. ▶ Kap. 2.6.1. Das Management beinhaltet eine erhöhte Flüssigkeits- und Salzzufuhr, eine Anpassung der Ernährung, Haltungsübungen zur Vorbeugung von Ohnmachtsanfällen und ein abgestuftes Sportprogramm. In der aktuellen Leitlinie (Diehl, 2020) werden die folgenden Verhaltensregeln empfohlen:

- Vermeidung von übermäßiger Bettruhe und körperlicher Schonung
- Langsames Aufstehen aus dem Liegen oder Sitzen
- Häufige kleine, anstatt einer großen Mahlzeit
- Vermeidung von langem ruhigem Stehen, insbesondere in warmer Umgebung und bei hoher Luftfeuchtigkeit
- Ausreichend Flüssigkeit, insbesondere vor dem Stehen (2–2,5 l/Tag), und Salz (5–10 g/Tag)
- Ausdauertraining (30–45 Minuten, 3 × pro Woche)
- Beine-Kreuzen oder Muskelanspannung beim Stehen

Auch Kompressionskleidung kann Symptome lindern; dabei sollte nicht nur an die Beine, sondern auch an den abdominalen Bereich gedacht werden (vgl. Bourne et al., 2021). In der Regel sollte sie jedoch nur übergangsweise zum Einsatz kommen, um es Betroffenen zu ermöglichen, Ausdauertrainings aufzunehmen, die eine längerfristige Symptommilderung ermöglichen (Benditt & Sutton, 2021). Für eine Literaturübersicht zum Einsatz von Bewegung zur Linderung von POTS-Symptomen bei hypermobilen jungen Erwachsenen siehe Peebles et al. (2024).

Wenn konservatives Management nicht erfolgreich ist, kann in schweren Fällen der Einsatz von Off-Label-Medikamenten erwogen werden. Gemäß der aktuellen Leitlinie (Diehl, 2020) kommen in Frage:

- Midodrin (Gutron®, 3 × tägl. 5–10 mg)
- Fludrocortison (z. B. Astonin® H, 0,1–0,2 mg/Tag)
- Betablocker (z.B. Propranolol [z.B. Dociton®], 10–40 mg/Tag)
- Ivabradin (z. B. Procoralan®, 2,5–7,5 mg/Tag)

Management von Komorbiditäten – Mastzellenaktivierungssyndrom (MCAS)

Das Mastzellenaktivierungssyndrom tritt bei Hypermobilität oft erst im Erwachsenenalter auf. Das Management ist individuell und wird durch hEDS/HSD nicht spezifisch beeinflusst (Seneviratne et al., 2017). Molderings et al. (2016) empfehlen als generellen Ansatz:

- Auslöser ausfindig machen und vermeiden (bestimmte Medikamente oder Tablettenfüllstoffe, Lebensmittel, Duftstoffe, Hitze, Vibrationen, Bewegung, Stress)
- H_1-Rezeptoren mit einem Antihistaminikum (Loratadin oder Fexofenadin) blockieren
- H_2-Rezeptoren mit Ranitidin oder ähnlichem blockieren
- Die Einnahme von Vitamin C, nicht steroidalen Antirheumatika oder Aspirin® (Letzteres kann bei manchen Menschen zur einer Mastzellenaktivierung führen), Flavonoiden wie Quercetin und Luteolin oder Benzodiazepinen kann erwogen werden. Allerdings hat keines dieser Medikamente eine Zulassung im Zusammenhang mit Mastzellerkrankungen
- In schweren Fällen können Steroide und Adrenalin-Autoinjektoren angezeigt sein

Weitere Hinweise zu MCAS in Verbindung mit Hypermobilität finden sich bei Maitland (2020) und C. Smith (2017).

Anästhesie, chirurgische Eingriffe und Nebenwirkungen von Medikamenten

Bei chirurgischen Eingriffen ist zu beachten, dass das Gewebe weniger widerstandsfähig ist. Die Fragilität der Blutgefäße kann zu technischen Problemen beim Wundverschluss führen. Fachkräfte empfehlen, Fäden länger verbleiben zu lassen sowie mehrschichtige Verschlusstechniken mit einer ausreichenden Anzahl von Nähten (lieber Nylonnähte als Klammern), tiefen Stichen und unterstützend Verschlussstreifen zu nutzen. Die Heilung verzögert sich oft und kann unvollständig bleiben. Im Vergleich mit der Normbevölkerung sind Betroffene mit operativen Ergebnissen unterdurchschnittlich zufrieden.

Bei Intubationen müssen Instabilitäten der Halswirbelsäule und des Kiefergelenks in Betracht gezogen werden; auch die Mundschleimhaut kann verletzungsanfälliger sein. Bei der Positionierung ist Sorgfalt notwendig, um Subluxationen und Dislokationen zu vermeiden. Betroffene neigen nach einer Spinalanästhesie zudem stärker zu postoperativen orthostatischen Kopfschmerzen.

Bei kleineren Eingriffen sollte man beachten, dass Betroffene oft nicht gut auf Betäubungsmittel wie EMLA®-Creme oder Lidocain-Spritzen ansprechen.

Weitere Informationen zu chirurgischen Eingriffen finden sich bei Wiesmann et al. (2014).

Der Einsatz von Fluorchinolon-Antibiotika kann bei Personen mit EDS Nebenwirkungen an Herzklappen, Aorta, Sehnen, Muskeln, Gelenken, Nerven und Gehirn hervorrufen (BfArM, 2020; Meyer, 2015).

Ernährung

Weder zu bestimmten Ernährungsformen noch zu Nahrungsergänzungsmitteln zum Management von Hypermobilitätssymptomen liegen bisher belastbare Studien vor (Harris et al., 2024; TEDS UK, 2025). Viele Betroffene behelfen sich mit Trial-and-Error auf der Basis anekdotischer Informationen. Mehr Studien in diesem Bereich sind wünschenswert. Harris et al. legen 2024 eine Übersicht zum Management von häufig bei hEDS auftretenden gastrointestinalen Symptomen vor. Mangels aussagekräftiger spezifischer Studien für hEDS entsprechen die Hinweise größtenteils den allgemeinen aktuellen Managementrichtlinien. Die Übersicht ist verfügbar unter:

https://practicalgastro.com/wp-content/uploads/2024/06/Nutrition-May-2024.pdf

Unterstützung in Kindergarten und Schule

In Kindergarten und Schule können Betroffene, ob asymptomatisch oder symptomatisch, durch einfache Maßnahmen nachhaltig und wirksam unterstützt werden. Details befinden sich in ▶ Kap. 6.5.2 und bei TEDS UK & HMSA (2025).

6.1.3 Kernbotschaften für die Praxis

- Hauptaufgaben der Kinder- und Jugendmedizin sind Aufklärungs- und Präventionsarbeit, eine frühzeitige Diagnosestellung, die Validierung der Symptome Betroffener, symptomatisches Management sowie eine gute Koordinierung der Versorgung im Fall von Komorbiditäten.
- 2026 ist mit überarbeiteten Diagnoserichtlinien für Erwachsene und erstmals mit Behandlungsleitlinien zu rechnen.
- Eine Überweisung ist für eine Diagnosestellung bei HSD meist nicht nötig. Der Beighton-Score muss mit Sachverstand interpretiert werden. Einige Symptome bei symptomatischer Hypermobilität können fälschlicherweise den Verdacht auf Missbrauch oder das Münchhausen-Stellvertreter-Syndrom wecken.

- Eine Diagnosestellung ist für Betroffene oft hilfreich, dennoch sollte stets individuell geklärt werden, ob sie für eine optimale Behandlung und Unterstützung wünschenswert ist.
- Aufklärung der Betroffenen über Hypermobilität, Physio- und Ergotherapie, Selbstmanagement und psychologische Unterstützung zählen zu den Grundpfeilern des Managements von Hypermobilität.
- Schmerzprävention ist im Kindes- und Jugendalter von herausragender Bedeutung. Bewegungsfreude, Muskelstärkung und Propriozeption sollten idealerweise bereits nach der Feststellung einer asymptomatischen Hypermobilität gefördert werden. Zwar gibt es theoretisch besser und schlechter bei Hypermobilität geeignete Sportarten, aber in den meisten Fällen ist das Wichtigste, dass Kinder und Jugendliche sich ausreichend bewegen.
- Chronische Fatigue verkompliziert das Bild – bei Post-Exertioneller Malaise (PEM) muss zwingend das Pacing beachtet werden. Stärkung bleibt ein wichtiges Ziel, aber Progressionstempo und Trainingsintensität müssen oft gedrosselt werden.
- Bei Hypermobilität kann es zu akuten und chronischen Schmerzen kommen, und beide Schmerzarten können koexistieren.
- Sowohl akuter als auch chronischer Schmerz erfordern einen multimodalen Ansatz, allerdings spielen pharmakologische Maßnahmen bei akuten Schmerzen eine größere Rolle. Insbesondere bei akuten starken Schmerzen kann eine mangelnde pharmakologische Behandlung längerfristig zu erniedrigten Schmerzschwellen führen. Bei den meisten chronischen Schmerzerkrankungen benötigt man keine oder nur sehr wenige Medikamente, es muss aber geprüft werden, ob (auch) akuter Schmerz vorliegt.
- Betroffene und ihre Erziehungsberechtigten sollten ermutigt werden, sich beim Management auf Aspekte mit guten Erfolgsaussichten zu konzentrieren (insbesondere Muskelstärkung, Förderung der Propriozeption, evidenzbasiertes Management der Komorbiditäten, gute Schlafhygiene, Berücksichtigung von Regeneration und Entspannung, gesunde, ausgewogene Ernährung sowie aktives Selbstmanagement bei chronischem Schmerz). Weder zu speziellen Ernährungsformen noch zu Nahrungsergänzungsmitteln zum Management von Hypermobilitätssymptomen liegen bisher belastbare Studien vor. Vgl. auch ▶ Kap. 6.6.2 (Selbstmanagement).
- Bei vielen Symptomen kann viel Zeit und Geld in immer neue, aber letztlich enttäuschende und manchmal sogar gefährliche »Wunderheilmittel« investiert werden. Vor komplexen Eingriffen sollten unbedingt immer Zweitmeinungen eingeholt werden. Dies illustrieren z. B. Bredow und Keller (2024) in einem Spiegel-Artikel zu Behandlungskontroversen um das seltene Kompressionssyndrom, das auch mit EDS in Verbindung gebracht wird.

6.2 Wie kann die Physiotherapie unterstützen?

6.2.1 Was sagt die Evidenz?

Physiotherapeutische Maßnahmen sind die am besten erforschte nicht pharmakologische Behandlungsoption bei Hypermobilität. Dennoch hat der Blick auf evidenzbasierte Interventionen in ▶ Kap. 5 gezeigt, dass es weiterhin großen Forschungsbedarf gibt. Programme zur Förderung von Bewegung, Kräftigung und Koordination können nachweislich die Lebensqualität der Betroffenen steigern, doch fehlen bislang klare Empfehlungen zu den Ausführungsmodalitäten. Auch Orthesen und andere Hilfsmittel können die Lebensqualität verbessern, allerdings ist die wissenschaftliche Evidenz hierfür begrenzt. Seit 2013 werden verstärkt multiprofessionelle Interventionen untersucht, die v. a. Kombinationen aus physiotherapeutischen und im weiteren Sinne psychotherapeutischen Ansätzen umfassen. Ein abschließender Nachweis der Wirksamkeit dieser Maßnahmen steht jedoch aus.

Unabhängig von Hypermobilität gibt es gute Belege für positive physische und psychische Effekte von Muskelstärkungsmaßnahmen und propriozeptive und weitere sensorische Maßnahmen. Mit Blick auf Muskelstärkung zeigen Übersichtsarbeiten positive Wirkungen nicht nur auf Muskeln, Sehnen, Knorpel, Knochen, Propriozeption, Verletzungsrisiko, chronische Schmerzen und Fibromyalgie, sondern auch eine Reduktion von Angsterkrankungen, Depression, chronischer Fatigue, Demenz, metabolischen und kardiovaskulären Erkrankungen sowie eine Verbesserung von Kognition und Schlafqualität (Guede-Rojas et al., 2023; Maestroni et al., 2020; O'Connor et al., 2010; Salles et al., 2015). Möglicherweise können die Maßnahmen auch als Training der Interozeptionsregulation genutzt werden (Cavarretta et al., 2019). Damit könnten sie sich positiv auf viele Symptome auswirken, die mit Hypermobilität assoziiert sind. Zudem könnten mögliche »Treiber« der Symptome gebremst werden (vgl. ▶ Kap. 4.5), da das Verletzungsrisiko für motorische Vagusfasern gemindert und Stoffwechselprozesse des Bindegewebes, die Wahrnehmung sowie psychosoziale Faktoren positiv beeinflusst werden könnten. Angesichts der fehlerhaften Kollagenstruktur bei Hypermobilität ist es dabei wegen der Gefahr von Verletzungen und Fatigue vermutlich noch wichtiger als in der Normbevölkerung, auf ausreichende Regeneration zu achten (vgl. P. Beighton et al., 2012).

Spezielle Propriozeptions-Trainings können ebenfalls Verletzungen vorbeugen, funktionieren aber besser, wenn sie mit weiteren Sportübungen oder Muskelstärkung kombiniert werden (Silva et al., 2018). Auch Verbesserungen des Selbstbewusstseins durch das Training wurden beobachtet (Gajos et al., 2016). Eccles et al. (2024) belegen einen Zusammenhang von Propriozeption und emotionaler Gesundheit bei Neurodiversität in Kombination mit Hypermobilität. Zur Wirksamkeit von Taping vgl. ▶ Kap. 6.3.1.

6.2.2 Was sagen Fachkräfte?

Viele bekannte Fachkräfte aus dem weiteren Bereich der Physiotherapie zum Thema Hypermobilität sind im englischsprachigen Raum tätig. Im Folgenden werden zunächst die allgemeinen fachlichen Konsenspunkte dargestellt. Anschließend geht es um kontroversere Themenbereiche sowie um spezielle Hinweise für die Arbeit mit Säuglingen und Kleinkindern. Hauptquellen für die folgenden Informationen bilden Block (2020), Lamari und Beighton (2023a), Simmonds (2022) und C. Smith (2017). Bei den Unterstützungsmaßnahmen ergeben sich Überschneidungen insbesondere mit der Ergotherapie und teilweise auch mit der Pädagogik (vgl. ▶ Kap. 6.3 und ▶ Kap. 6.5).

Physiotherapie und Osteopathie können einen wichtigen Beitrag zur Früherkennung von Hypermobilität leisten. Präsentationen wie z. B. Wachstums- oder andere Schmerzen, Verdacht auf Skoliose oder verdächtige Gangbilder (z. B. Innenrotation der Hüften, Knie und/oder Füße) können den Verdacht der Hypermobilität aufkommen lassen, der durch das Beighton-Scoring-System erhärtet werden kann. Für weitere Hinweise auf Hypermobilität vgl. ▶ Kap. 2.2.2 und ▶ Kap. 2.2.3.

In Bezug auf das Management von Hypermobilität spielt Physiotherapie eine herausragende Rolle – neben Ergotherapie zählt sie zu den Grundpfeilern der meisten Behandlungspläne (C. Smith, 2017). Alle physiotherapeutischen Maßnahmen sollten stets die Optimierung der Teilhabe der Kinder und Jugendlichen im Blick haben. Dabei steht bei asymptomatischen Betroffenen die Präventionsarbeit im Vordergrund. Eine gute physiotherapeutische Begleitung kann helfen, Symptome wie Schmerzen, erhöhte Verletzungsgefahr und eine Abwärtsspirale aus Schmerz, Bewegungsmangel und verstärktem Schmerz zu verhindern, zu verzögern oder abzumildern. So kann langfristig der bestmögliche Funktionszustand des Körpers erhalten und die Lebensqualität deutlich verbessert werden. Symptome beginnen häufig im Laufe des pubertären Wachstumsschubs, der bei Mädchen meist zwischen dem 8. und 13. Lebensjahr, bei Jungen zwischen dem 10. und 15. Lebensjahr erfolgt (Carrascosa et al., 2018). Idealerweise beginnen physiotherapeutische Maßnahmen bei vorliegender Hypermobilität bereits *vor* diesen Zeiträumen (Lamari & Beighton, 2023b).

Bei bereits symptomatischer Hypermobilität geht es vorwiegend darum, die motorische Entwicklung bestmöglich zu unterstützen, Schmerz, und oft gleichzeitig Fatigue, zu reduzieren und die Auswirkung weiterer Komorbiditäten in der Therapieplanung zu berücksichtigen. Von hoher Bedeutung ist hier insbesondere POTS, aber z. B. auch Chiari-Malformationen spielen eine Rolle.

Um diese Ziele zu erreichen, liegt der Fokus auf gezielter Stärkung und Stabilisierung sowie der Verbesserung der Propriozeption, der vestibulären Funktion und der Bewegungsabläufe und -qualität.

Für asymptomatische und symptomatische Hypermobilität gilt Folgendes gleichermaßen:
Für Kinder und Jugendliche mit Hypermobilität ist es besonders wichtig, Bewegungsfreude zu entwickeln und zu erhalten. Ein erhöhtes Risiko für Kinesiophobie

(Bewegungsangst) und die Rolle von Dekonditionierung bei der Schmerzentwicklung unterstreichen die Bedeutung regelmäßiger Aktivität (vgl. ▶ Kap. 4.2 und ▶ Kap. 5). Der Londoner Kinderrheumatologe Nathan Hasson spricht sich für mindestens drei Stunden Bewegung täglich aus, einschließlich Kraftübungen wie Schwimmen oder Training mit Widerstandsbändern oder dem eigenen Körpergewicht. Eine Ausnahme bildet die chronische Fatigue, die häufig mit Post-Exertioneller Malaise (PEM) einhergeht – einer Verschlechterung des Zustands nach körperlicher Überlastung. In solchen Fällen ist ein umsichtiges Energiemanagement durch Pacing von entscheidender Bedeutung. Auch ohne chronische Fatigue sollte stets auf ausreichende Regeneration geachtet werden.

Insgesamt sollten Kinder und Jugendliche, soweit es ihre Komorbiditäten erlauben, dazu ermutigt werden, ihre Fähigkeiten auszuprobieren und selbst herauszufinden, was sie leisten können. Ob es Kindern und Jugendlichen mit Hypermobilität gelingt, ein positives Selbstbild und einen aktiven Lebensstil zu entwickeln, hängt wesentlich von Inklusion und Teilhabe ab.

> **Hauptziele und Fokusbereiche physiotherapeutischer und osteopathischer Interventionen bei Kindern und Jugendlichen**
>
> Hauptziele:
>
> - Generell: Optimierung der sozialen Teilhabe und Förderung der Bewegungsfreude sowie Beitrag zur Früherkennung von Hypermobilität
> - Zusätzlich bei asymptomatischer Hypermobilität: Prävention, Beginn möglichst vor Pubertät
> - Zusätzlich bei symptomatischer Hypermobilität: Optimierung der motorischen Entwicklung sowie Reduktion von Schmerz und Fatigue unter Beachtung weiterer Komorbiditäten
>
> Fokusbereiche:
> Bewegungsfreude, Stärkung, Stabilisierung, Verbesserung der Propriozeption, der Funktion, der Bewegungsabläufe und -qualität, Regeneration

Stärkung und Förderung der Propriozeption

Im Kindes- und Jugendalter zeichnet sich Hypermobilität häufig durch eine Diskrepanz zwischen Flexibilität (passivem Bewegungsumfang) und stabiler Mobilität (aktivem, gut kontrolliertem Bewegungsumfang) aus. Ein solcher Unterschied fördert das Verletzungsrisiko. Es ist daher wichtig, ein solides propriozeptives Verständnis für den geeigneten Bewegungsradius zu erarbeiten. Mehrere Fachkräfte (u. a. Lamari & Beighton, 2023a; Schmidt et al., 2017) betonen, dass den Knien von Kindern und Jugendlichen besondere Aufmerksamkeit geschenkt werden soll, da eine schlechte Kniepropriozeption eng mit einem erhöhten Verletzungsrisiko verbunden ist. Chopra (2023) betont zudem die Bedeutung angemessener Propriozeption und Stabilität der Fußgelenke. Mangelnde Stabilität dieser

Gelenke kann sich negativ auf die Knie, Hüfte und den Rücken auswirken. Häufiges Umknicken des Knöchels kann den Peroneusnerv beeinträchtigen, was im Extremfall zu einer Lähmung der Muskulatur führen kann, die es erlaubt, den Fuß zu heben. Parallel zu Stärkung und Propriozeptionstraining für die Fußgelenke empfiehlt Chopra, Stiefel oder knöchelhohe Schuhe zu tragen, um Umknicken zu vermeiden.

Betroffene sollten vermeiden, sich passiv in extreme Gelenkpositionen zu begeben, also sich quasi in diese Positionen »fallen zu lassen«. Gelenkpositionen, die regelmäßig eingenommen werden, sollten muskulär über den gesamten Bewegungsablauf beherrscht werden. Dazu kann es sich anbieten, zunächst Muskelkraft im zentralen Bewegungsbereich aufzubauen und anschließend den muskulären Bewegungsradius sukzessiv zu erweitern. Zur Verbesserung der propriozeptiven Wahrnehmung wird empfohlen, taktile Signale einzusetzen. Dabei wird z. B. durch Widerstandsbänder, Berührungen, Taping, Gewichte o. Ä. die sensorische Wahrnehmung des betreffenden Gelenks erhöht. Dabei sollten die Übungen langsam, mit vielen Wiederholungen und einem intensiven Fokus auf das Spüren der Bewegung durchgeführt werden. Daneben sollte der Schwerpunkt physiotherapeutischer Interventionen auf der Stärkung des gesamten Körpers liegen. Ganzkörperübungen sind besonders effektiv, aber Problembereiche (z. B. Finger oder Knie) können auch mit Isolationsübungen bearbeitet werden.

Merke

Propriozeptive Förderung und Stärkung sind von herausragender Bedeutung. Muskelkraft sollte zunächst im zentralen Bewegungsbereich aufgebaut werden, um dann den muskulären Bewegungsradius zunehmend zu erweitern.

Dehnen

Bei Dehnübungen sollte zunächst geprüft werden, ob Dehnen überhaupt sinnvoll und zielführend ist. Hypermobile Menschen berichten oft, dass sich ihre Muskeln angespannt oder hart anfühlen. In vielen Fällen stellt sich heraus, dass der Muskel zu schwach ist. In diesen Fällen lässt sich das Spannungsgefühl mittelfristig über eine Stärkung nachhaltiger reduzieren als über ein Dehnen, das häufig nur sehr kurzfristig Erleichterung bietet. Interessanterweise haben Betroffene oft subjektiv das Gefühl »verkürzt« zu sein, obwohl sie überdurchschnittlich beweglich sind. Häufig ist dies der Fall, wenn die Beweglichkeit im Lebensverlauf abnimmt oder wenn Vergleichspersonen, z. B. Familienmitglieder, noch hypermobiler sind als die Betroffenen. Hier muss sorgfältig evaluiert werden, ob mehr Beweglichkeit im Sinne der individuellen Ziele und der Gesamtlebensqualität tatsächlich erstrebenswert ist. Wo Dehnen im Einzelfall dennoch sinnvoll ist, müssen Betroffene lernen, in erster Linie den Muskelbauch zu dehnen und ein übermäßiges Dehnen von Sehnenansätzen und Bändern zu vermeiden.

> **Merke**
>
> Es sollte immer überprüft werden, ob Stärkung der Muskeln eine bessere Strategie ist als Dehnen.

Passive Techniken, Orthesen und Kompressionskleidung

Manche Betroffene profitieren zur Schmerzreduktion von Massagen, Akupunktur, Faszienarbeit mit Bällen, Rollen o. Ä. oder anderen passiven Techniken für Muskeln und Faszien. Ohne Kombination mit Stärkungsmaßnahmen bieten diese Techniken oft nur temporäre Erleichterung.

Orthesen und Kompressionskleidung können aus physiotherapeutischer Sicht hilfreich sein (Kompressionskleidung zusätzlich auch bei POTS), allerdings muss der Einsatz gut geplant und regelmäßig evaluiert werden, da eine übermäßige Nutzung die Muskulatur mittelfristig schwächen kann. Als Faustregel gilt: Hilfsmittel, die zur Unterstützung der Muskulatur genutzt werden, sollten eher dosiert und zurückhaltend eingesetzt werden. Ein Beispiel ist eine Knieschiene, die beim Bergabwandern genutzt und dann wieder abgenommen wird. Hilfsmittel, deren Ziel es ist, Extrempositionen von Gelenken zu verhindern, wie dies bei vielen Fingerschienen der Fall ist, können dagegen intensiver genutzt werden.

Wahl der Sportarten

Welche Sportarten geeignet sind, ist umstritten und letztlich eine Einzelfallentscheidung. Besonders häufig wird Schwimmen empfohlen, allerdings kann die Nackenextension beim Brustschwimmen z. B. bei Chiari-Malformationen oder POTS problematisch sein. Andere Empfehlungen umfassen Stand-up-Paddeln, Wandern und Radfahren. Geräteturnen und Kontaktsportarten können ein erhöhtes Verletzungsrisiko bergen. Letztlich wäre es allerdings problematisch, wenn Kinder und Jugendliche gar keinen Sport betreiben, weil sie die »empfohlenen« Sportarten nicht mögen. Mit fachkundiger Begleitung und Geduld kann das Zusatzrisiko durch die Hypermobilität in vielen Fällen minimiert werden. Entscheidend ist eine gute Kommunikation mit zum Beispiel Trainingsleitungen. Wenn diese nur unzureichende Kenntnisse über Hypermobilität haben, ermutigen sie Teilnehmende zum Beispiel beim Yoga oder Tanz manchmal aus Unwissenheit dazu, passive Extrempositionen zu erreichen. Daher ist es ratsam, bei der Aufnahme neuer Sportarten immer Rücksprache mit den Trainingsleitungen zu halten. Bei allem Training sollte auf angemessene Regeneration geachtet werden.

> **Merke**
>
> Zwar sind bestimmte Sportarten bei Hypermobilität besser geeignet als andere, aber am wichtigsten ist es, dass Kinder und Jugendliche sich ausreichend bewegen.

Berücksichtigung von Komorbiditäten

Bei symptomatischer Hypermobilität ist es wichtig, mögliche Komorbiditäten bei bewegungs- und physiotherapeutischen Maßnahmen zu berücksichtigen. In der Physiotherapie und im Training ist Schmerz ein häufiges Thema. Viele Betroffene und Fachkräfte halten hier eine Unterscheidung von »gutem« und »schlechtem« Schmerz für sinnvoll. »Schlechter Schmerz« ist dabei ein scharfer Schmerz und führt manchmal zu geröteten, heißen und/oder geschwollenen Gelenken über einen Zeitraum von mehreren Tagen. »Guter« Schmerz ist diffuser und kurzlebiger und entsteht in Muskelpartien, die trainiert werden. Es ist nicht immer realistisch, komplett in der schmerzfreien Zone trainieren zu wollen. Auf einer Schmerzskala von 1–10 sollte die aktuelle Schmerzstufe während einer Trainingssitzung allerdings nicht um mehr als etwa zwei Punkte ansteigen.

Sogenannte »Wachstumsschmerzen« sind ein Beispiel für eine Symptomatik, bei der sowohl akute als auch chronische Schmerzmuster vorliegen können. Detaillierte Informationen zu Wachstumsschmerzen und Behandlungsstrategien finden sich in ▶ Kap. 2.5.

Weitere besonders häufige Komorbiditäten bei Kindern und Jugendlichen sind Dysautonomie/POTS und chronische Fatigue. Bei POTS ist es ratsam, mit Übungen in Rückenlage zu beginnen. Danach kann mit Kissen unter dem Abdomen in Bauchlage an der Stärkung der Rücken- und Beckenextensoren gearbeitet werden. Schrittweise kann über Übungen in der Seitenlage eine stehende Position angestrebt werden. Zwischenposition können z. B. eine 45-Grad-Rückenlage, 90-Grad-Rückenlage, eine kniende Position (erst Hände auf dem Boden, dann aufrechter Oberkörper) und Ausfallschritte sein. Starke Kopfdrehungen können Schwindel auslösen. Bei chronischer Fatigue muss immer wieder das Belastungsniveau austariert werden. Dabei ist das Ziel, das Belastungsniveau graduell zu erhöhen. Generell wird mit einer geringeren Anzahl von Übungen und kürzeren Haltezeiten, häufig in der Rückenlage, begonnen. Sowohl bei POTS als auch bei chronischer Fatigue sind gegebenenfalls kürzere Konzentrationsspannen der Betroffenen zu berücksichtigen. Besondere Vorsicht ist bei Chiari-Malformationen geboten, vor allem bei extremen Bewegungen der Halswirbelsäule, wie Rotation und Extension. In einigen Fällen können Übungen in Rückenlage unter Verwendung einer Halskrause sinnvoll sein. Weitere Hinweise zum Management der Komorbiditäten finden sich in ▶ Kap. 6.1.2.

Es liegt vor allem an den Komorbiditäten, aber auch an der Gewebeinstabilität, dass physiotherapeutische »Standardprogramme« Betroffenen mit symptomatischer Hypermobilität teils eher schaden als nutzen können. Es ist essenziell, Interventionen zielgenau anzupassen und die individuellen Ziele der Betroffenen zu berücksichtigen. Dies gilt umso mehr bei anderen EDS-Subtypen, die nicht im Fokus dieser Publikation stehen, wie z. B. dem vaskulären EDS.

> **Merke**
>
> Komorbiditäten müssen berücksichtigt werden. Besonders relevant bei Kindern und Jugendlichen sind chronischer Schmerz, POTS, chronische Fatigue und Chiari-Malformationen. »Standardprogramme« müssen für Kinder und Jugendliche mit Hypermobilität fast immer adaptiert werden.

Fallbeispiel – drei hypermobile Kinder

Das Kinderkrankenhaus in Philadelphia beschreibt, wie drei hypermobile Geschwister von Physiotherapie bei Fachkräften für Hypermobilität profitierten:
»Als das älteste Kind von Tracy und Jeremy, Andrew, zehn Jahre alt wurde, hatte er mehrere Probleme, die scheinbar nichts miteinander zu tun hatten. Bei ihm wurde ein Verdauungsproblem namens Gastroparese diagnostiziert, er hatte Probleme beim Sehen und klagte manchmal über Muskel- und Gelenkschmerzen. Als Leistungsschwimmer brach er sich mehr als einmal einen Finger, als er mit der Hand gegen die Beckenwand stieß. [In der Folge wurden er und seine beiden Geschwister, Alexa und Spencer, mit hEDS diagnostiziert, eine Diagnose, die zu dem Zeitpunkt auch Kinder bekommen konnten].

»Eine normale Physiotherapie konzentriert sich auf Dinge wie Dehnung«, erklärt [ihre Mutter] Tracy. »Aber bei EDS führt die Lockerung der Muskeln tatsächlich zu Problemen. Die Therapeuten der Bindegewebsklinik [des Kinderkrankenhauses in Philadelphia] befassen sich mit der Kraft um die Gelenke herum und entwickeln die Kraft, um die Gelenke richtig zu benutzen. Sie zeigen den Kindern, wo der normale Bewegungsumfang liegt, damit sie verstehen, dass sie diesen nicht überschreiten dürfen«. Tracy benutzt sich selbst als Beispiel: Wenn sie aufsteht, hat sie gelernt, ihre Knie leicht zu beugen, nicht zu blockieren, und ihre Füße nach vorne auszurichten.

Andrew durchlief mehrere Runden der Physiotherapie, erhielt ein Übungsprogramm für zu Hause und wurde mit Orthesen für seine Füße ausgestattet. [Seine Ergotherapeutin] half ihm, seine Armkraft zu verbessern, und gab ihm Tipps für gelenkschonendes Greifen. Jetzt ist er 16 Jahre alt, körperlich stärker und weitgehend schmerzfrei.

Als bei Alexa die Diagnose gestellt wurde, hatte sie keine Schmerzen, aber jetzt, wo sie zwölf Jahre alt ist und in die Pubertät kommt, sind die Schmerzen ein zunehmendes Problem. Sie macht zu Hause weiterhin Übungen und Krafttraining. Bei einem ihrer jährlichen Besuche in der Bindegewebsklinik stellte [...] die Physiotherapeutin, die die Geschwister behandelt, fest, dass Alexa eine Skoliose entwickelt hatte, sodass sie jetzt häufiger überwacht wird.

Baby Spencer hatte im ersten Lebensjahr seine Entwicklungsziele, wie z. B. das eigenständige Sitzen, noch nicht erreicht. Die Therapie half ihm, das Sitzen

und Laufen zu erlernen, aber er hatte eine schwere infantile Skoliose, die bis zu seinem vierten Lebensjahr einen Gips und dann eine Schiene erforderte. »Er ist wahrscheinlich der Schlimmste in der Mannschaft«, sagt Tracy. »Er hat eine Menge lockerer Gelenke. Seine Hüften sind so locker, dass sich sein Fuß komplett horizontal drehen kann. Er versteht nicht, wie sich sein Körper durch den Raum bewegt. Vielleicht hat der Gips dies noch verschlimmert. Von seinem zweiten bis zu seinem sechsten Lebensjahr benötigte Spencer wöchentlich Physiotherapie, und er erhielt auch Ergotherapie. Jetzt, im Alter von sieben Jahren, gelingt es ihm immer besser, mit dem Aktivitätsniveau seiner Altersgenossen mitzuhalten.«
(The Children's Hospital of Philadelphia, 2025, Übersetzung der Autorinnen)

Fallbeispiel – junge Erwachsene

Eine junge Erwachsene beschreibt, wie wichtig es ist, dass therapeutisches Fachpersonal sich mit Hypermobilität auskennt:
»Als ich aufwuchs, war ich sehr aktiv und habe geturnt; ich habe immer gerne Sport getrieben. [...] Im März 2020 spürte ich, wie meine Schulter während eines High-Intensity-Workouts ›ping‹ machte. Meine rechte Schulter fühlte sich an, als würde sie an einem seidenen Faden hängen. [...] Dann, im Oktober 2020, riss ich mir den Interkostalmuskel auf der rechten Seite, was zu ein paar schrecklichen Monaten des Ausruhen-Müssens führte. Ich dachte, ich hätte das Schlimmste hinter mir, aber im April 2021 kehrten die Schmerzen im Zwischenrippenmuskel mit aller Macht zurück, und ich konnte mich kaum noch drehen oder bewegen. Trotz einer Ultraschalluntersuchung war nichts Wesentliches zu sehen. Ich hatte noch nie so starke Schmerzen gehabt und konnte mir nicht erklären, wie ich mich erneut so schwer verletzen konnte, ohne dass es einen nennenswerten Auslöser gegeben hätte. [...] Im Jahr 2021 fiel es mir schwer, Sport zu treiben, da ich Angst hatte, mich erneut zu verletzen. Dann, im April 2022, verletzte ich mich an der linken Schulter. [...].

Ich ging zu meinem Hausarzt, der meinte, dass dies alles mit Stress zusammenhängen könnte. Ich hatte jedoch das Gefühl, dass mehr dahintersteckte, weil ich so starke Schmerzen hatte. [...]. Im August 2022 wanderten die Schmerzen in meinen Nacken, und die Alarmglocken begannen zu läuten. [...]. Mein Hausarzt hielt es nicht für besorgniserregend, also ging ich zu einem Rheumatologen [...].

Der Rheumatologe diagnostizierte bei mir das hypermobile Ehlers-Danlos-Syndrom (hEDS), und ich war erleichtert, zu wissen, was los war. Allerdings erhielt ich nicht viel Unterstützung bei den Behandlungsstrategien. Ich ging dann zu [einer] auf Hypermobilität spezialisierten Osteopathin [...], die mir einen Behandlungsplan gab und mir bei all meinen Problemen half. [...].

[Die Osteopathin] war von grundlegender Bedeutung für meine Genesung. Ohne ihre Behandlung wäre ich nicht in der Lage gewesen, wieder Vollzeit zu arbeiten. Ich kämpfe immer noch mit den Schmerzen und nehme bestimmte Medikamente, um sie zu lindern, aber die Arbeit an meiner Beweglichkeit und

Kraft war der Schlüssel dazu, zusammen mit gutem Schlaf und dem, was [die Osteopathin] ›echtes Ausruhen‹ nennt.

Das Schwierigste an diesem ganzen Prozess ist, dass ich gesund und normal aussehe. Ich musste hart daran arbeiten, den Menschen um mich herum klarzumachen, dass ich tatsächlich Schmerzen habe, auch wenn sie es nicht sehen können. Ich musste meinen Lebensstil umstellen und mehr Ruhetage einlegen, aber langsam, aber sicher, nach fast zwei Jahren, fühle ich mich ein wenig besser.«
(TEDS, 2024, Übersetzung der Autorinnen)

Umstritten: Alles eine Frage der Haltung?

Mangels eindeutiger Evidenz in vielen Fragen rund um physiotherapeutische Maßnahmen bei Hypermobilität ist das Erfahrungswissen von Fachkräften in der Praxis unverzichtbar. Das unter Fachkräften häufig thematisierte Beispiel »Körperhaltung« zeigt allerdings, dass es wichtig ist, Erfahrungswissen kritisch zu hinterfragen und es mit aktuellen wissenschaftlichen Erkenntnissen abzugleichen.

Unabhängig von Hypermobilität wurden verschiedene Körperhaltungen lange für die Entwicklung von Schmerzsymptomen verantwortlich gemacht, insbesondere wenn es um Rücken- oder Nackenschmerzen ging. Ein Beispiel ist der sogenannte »Smartphone-Nacken«. Noch immer gibt es Plakate zu »ergonomischem Sitzen« und in einigen physiotherapeutischen Praxen wurde und wird relativ viel Zeit darauf verwendet, die Haltung Betroffener zu verändern. In jüngerer Zeit stößt dies vermehrt auf Kritik (Slater et al., 2019). Kritisiert wird unter anderem, dass es keinen wissenschaftlich basierten Konsens darüber gibt, was »gute« oder »korrekte« Haltung ausmacht. Sie ist zu einem Teil ein soziales Konstrukt – historisch gab es mindestens seit der Antike variierende Ideen dazu, was sie ausmachen soll (Smythe & Jivanjee, 2021). Systematische und Meta-Analysen kommen zum Schluss, dass es keinen klaren Zusammenhang zwischen Körperhaltung und Schmerzen gibt (Barrett et al., 2016; Christensen & Hartvigsen, 2008; Tinitali et al., 2021). Viele Einzelstudien, die einen derartigen Zusammenhang finden, sind Korrelationsstudien mit zahlreichen potenziell verzerrenden Faktoren. In der Realität ist es so, dass das Risiko für beispielsweise Rückenschmerzen sich als ein komplexes Zusammenspiel darstellt, das physische (Belastungsexpositionen und Konditionsstatus), psychische (Kognitionen und Emotionen, z.B. Glaubenssätze in Bezug auf Schmerzen, Depressionen, Ängste), soziale (sozioökonomische, kulturelle und Arbeitsfaktoren, Wohnumgebung und Stress), Lebensstil- (Schlaf und Aktivitätslevel), Gesundheits- (Pathologien, mentale Gesundheit, Übergewicht) und nicht modifizierbare Elemente (Genetik, Geschlecht, Lebensalter) beinhaltet (P. O'Sullivan et al., 2016). Bestimmte Körperhaltungen verursachen dagegen keine Schmerzen. Vielmehr gehört umgekehrt Schmerz zu den vielen Faktoren, die (neben Kultur, Gewohnheiten, Stimmung, Energielevel, Umweltfaktoren etc.) die Körperhaltung beeinflussen (NHS Cambridge University Hospitals, 2024). Unbenommen davon ist die Tatsache, dass bestimmte Körperhaltungen Koordination und Kraft begünstigen. Im Kraftsport können durch bestimmte Haltungen spezifische Muskelgruppen in den Fokus genommen oder der Schwierigkeitsgrad erhöht werden. Dabei geht es nicht um passive Ruhehaltungen, sondern um dynamische Bewegungsabläufe (Hargrove, 2019).

Trotz der Forschungslage zu Körperhaltungen in der Allgemeinbevölkerung betonen fast alle Fachkräfte die hohe Bedeutung »guter« oder »korrekter« Haltung bei Hypermobilität. Falls Gründe dafür dargelegt werden, wirken sie oft plausibel (z. B. höhere Anfälligkeit des Gewebes und der Gelenke für Verletzungen, vgl. Lamari & Beighton, 2023). Dennoch gibt es dafür bislang keine Belege.

Dazu kommt, dass neue Haltungsmuster schwer zu verankern sind und z. B. der Versuch, lange »aufrecht« zu stehen oder sitzen Ermüdung und Schmerz begünstigen können (Hargrove, 2019; K. O'Sullivan et al., 2012). Moderate Bewegung ist dagegen erwiesenermaßen geeignet für Schmerzmanagement und Prävention (vgl. auch ▶ Kap. 5). Zudem wird empfohlen, nicht zu lange statisch in einer Position zu verharren, nach dem Motto: »Die beste Körperhaltung ist die nächste Körperhaltung« (Kripa & Kaur, 2021; NHS Cambridge University Hospitals, 2024). Unterm Strich scheint es aktuell ratsam, mehr Ressourcen darauf zu verwenden, hypermobilen Menschen ausreichende Bewegung zu ermöglichen, anstatt sich auf Körperhaltungen zu fokussieren.

Von nicht extremen Gesamtkörperhaltungen (z. B. beim Sitzen etwas zusammensacken, mit leicht gerundeten Schultern stehen) möglicherweise zu unterscheiden sind *extreme* Positionen *einzelner* und insbesondere kleinerer Gelenke; allerdings gibt es auch für diese These keine definitiven Belege. Halten Betroffene zum Beispiel Fingergelenke ausdauernd in hochgradig gestreckten Positionen, könnte potenziell das Schmerzrisiko steigen (z. B. durch Mikrotraumata des Gewebes). Ähnliches ist beispielsweise bei stets durchgedrückten Knien denkbar. Trifft dies zu, wäre es hilfreich, den eigenen Körper regelmäßig auf Extrempositionen einzelner Gelenke zu überprüfen. Auch dies ist nicht einfach umzusetzen, aber weniger ermüdend als das Bemühen z. B. um »aufrechtes« Sitzen. Bei übermäßiger Fingerstreckung können auch Hilfsmittel helfen (vgl. ▶ Kap. 6.3.2). Auch bei kleineren Gelenken sollten Stärkungsmaßnahmen der umliegenden Muskulatur nicht vernachlässigt werden.

> **Merke**
>
> In der Allgemeinbevölkerung gibt es keinen nachweisbaren Zusammenhang zwischen Körperhaltungen und Schmerzen. Ob dies bei Hypermobilität anders ist, ist unzureichend erforscht. Derzeit erscheint es sinnvoller, Betroffene zu einem angemessenen Maß an Bewegung zu ermutigen, als viel Zeit in Haltungsänderungen zu investieren. Anders könnte es bei extremen Positionen einzelner (v. a. kleinerer) Gelenke aussehen, bei deren Korrektur auch Hilfsmittel zum Einsatz kommen können.

Umstritten: Wie viel Widerstand beim Krafttraining?

Fachkräfte empfehlen beim Krafttraining häufig, bei Hypermobilität eher mit geringeren Widerständen und dafür mehr Wiederholungen zu arbeiten. Insbesondere bei isometrischen Übungen solle man mit submaximalen Kontraktionen arbeiten. Liaghat et al. (2022) berichten über ihre 16-wöchige, randomisiert kontrollierte Studie, dass Schulterübungen mit einem hohen Widerstand die Schulterfunktion von hypermobilen Betroffenen mit symptomatischen Schultern stärker verbessern als Übungen mit einem geringeren Widerstand. Schwerwiegende Nebenwirkungen werden nicht beobachtet. Bei den höheren Widerständen kommt es allerdings zu mehr vorübergehendem Muskelschmerz und mehr Kopfschmerzen. Im Follow-up nach einem Jahr (Liaghat et al., 2024) ist die Schulterfunktion der Gruppe mit dem hohen Widerstandtraining zwar immer noch besser, aber der Unterschied zwischen den Gruppen ist in Summe nicht mehr signifikant. Der »Schwergewichts-Gruppe« geht es allerdings emotional mit Blick auf die Schultern besser: Sie machen sich weniger Sorgen um die Schultern und sind weniger frustriert im Hinblick auf ihre Schulterfunktion. Das Forschungsteam merkt dazu an, dass die schweren Übungen funktionaler sind und daher der Alltagstransfer leichter zu bewerkstelligen ist, was sich eventuell emotional positiv auswirkt. Interessant ist allerdings auch, dass ein größerer Anteil der »Leichtgewicht-Gruppe« nach der Intervention weiter Übungen durchführt. Die Gründe dafür bleiben offen.

> **Merke**
>
> Vielfach werden bei Hypermobilität Kräftigungsübungen mit geringem Widerstand empfohlen. Neue Forschungsergebnisse deuten darauf hin, dass Übungen mit hohem Widerstand mindestens genauso gut geeignet sein könnten.

Umstritten: Rumpfstabilität

Viel Wert legen Fachkräfte bei Hypermobilität auch auf die Rumpfstabilität. Ähnlich wie die Körperhaltung war das Konzept der Rumpfstabilität seit dem Ende der 1990er Jahre für die Allgemeinbevölkerung in aller Munde, wird aber seit etwa anderthalb Jahrzehnten zunehmend kritisiert (vgl. Lederman, 2010). Mit »Rumpfmuskulatur« sind die Bauch- und Rückenmuskeln gemeint, deren spezifische Stärkung vor Rückenschmerzen und Verletzungen bewahren soll.

In der Realität hat sich gezeigt, dass Menschen mit chronischen Schmerzen ihre Rumpfmuskulatur dauerhaft überaktivieren und bei Positionswechseln häufig den Atem anhalten, was für eine ungünstige Aktivierung dieser Muskulatur spricht (NHS Cambridge University Hospitals, 2024). Mehrere Studien finden keinen Zusammenhang zwischen der Stärke der Rumpfmuskulatur und Rückenschmerzen. Die Rumpfmuskulatur kann nicht isoliert angesteuert werden und fast alle Arten von Sport aktivieren die Rumpfmuskulatur gleichermaßen. Rückenschmerzen und Verletzungen können oft durch Sport aller Art vorgebeugt werden. Eine besondere Berücksichtigung der Rumpfmuskulatur oder spezifische Manöver wie die sogenannte »Rumpfstabilisierung« durch Anspannen der Bauchmuskulatur beim tiefen Atmen und vor Bewegungswechseln, wie sie teilweise z. B. in Pilates-Klassen vermittelt werden, sind nicht notwendig (Lederman, 2010; NHS Cambridge University Hospitals, 2024).

Bei hypotonen Säuglingen und Kleinkindern wird hingegen zu Recht viel über Rumpfstabilität gesprochen (vgl. unten). Dies liegt daran, dass der Aufbau dieser Stabilität bei allen Säuglingen und Kleinkindern eine zentrale Entwicklungsaufgabe insbesondere der ersten beiden Lebensjahre ist. Ohne angemessene Rumpfstabilität sind Drehen, Krabbeln, Sitzen und Laufen nicht möglich. Hypermobile Säuglinge benötigen für diese motorischen Entwicklungsaufgaben oft zusätzliche Förderung. Auch bei dieser Förderung stehen aber in der Regel funktionale Ganzkörperbewegungen im Fokus, nicht das Training einzelner Muskelgruppen.

> **Merke**
>
> Spezifische Übungen zur Aktivierung der Rumpfmuskulatur sind nicht notwendig. Sport aller Art ist geeignet, Rückenschmerzen und Verletzungen vorzubeugen und kräftigt gleichzeitig die Rumpfmuskulatur. Spezielle Anspannungsmanöver der Bauchmuskulatur sind eher kontraproduktiv.

Arbeit mit Säuglingen und Kleinkindern

Erstaunlich viele Erziehungsberechtigte missverstehen die Empfehlungen zum Rückenschlaf von Säuglingen und denken, Säuglinge sollten auch im Wachzustand ausschließlich auf dem Rücken liegen. Es ist für alle Säuglinge wichtig – besonders jedoch für hypermobile –, auf eine abwechslungsreiche Lagerung zu achten, während wache Aufsichtspersonen anwesend sind. Dies ist unerlässlich, um die Stabilität zu fördern, die Grundlage für weitere motorische Entwicklungsschritte zu schaffen und Kopfverformungen wie Plagiozephalie oder Brachyzephalie vorzubeugen.

Hypermobilen Säuglingen fällt die Bauchlage oft schwerer als ihren Altersgenossen. Die Arbeit gegen die Schwerkraft ist für sie anstrengender. Erziehungsberechtigte und therapeutische Fachkräfte können unterstützen, indem sie z. B. eine Handtuchrolle quer unter den Brustkorb des Säuglings legen (die Arme werden vor der Rolle positioniert). Das erleichtert das Kopf-Heben. Wichtig ist es zudem, Augenkontakt zu halten, ggf. zusätzlich Spielzeuge einzusetzen und, nach Möglichkeit, positiven Enthusiasmus auszustrahlen. All dies kann die Frustration eines Säuglings reduzieren. Häufigeres und dafür kürzeres Üben sind besser als lange Einheiten, die überfordern können.

Auch in der Rückenlage kann die Muskulatur aktiviert werden. Zwei kleine Handtuchrollen unter den Schultern (eine auf jeder Seite) können dabei unterstützen, nach Dingen zu greifen und sie festzuhalten. Eine Handtuchrolle unter den

Knien oder ein dünn gefaltetes Handtuch unter dem Gesäß kann das Heben der Beine und Füße erleichtern. In der Seitenlage kann ein kleines Handtuch unter dem Kopf oder zwischen den Beinen beim Stabilisieren helfen und dem Säugling mehr Möglichkeiten bieten, z. B. die Feinmotorik der Hände zu erkunden. Handtücher und Ähnliches sollten aus Sicherheitsgründen immer nur genutzt werden, wenn eine Aufsichtsperson anwesend ist.

Geht es in Richtung Krabbeln-Lernen, können größere Handtuchrollen, Kissen oder Yogablöcke unterstützen. Mit zunehmender Stärke werden die Hilfsmittel nach und nach ausgeschlichen. Sowohl beim Krabbeln als auch beim Stehen und Laufen hilft es, wenn der Untergrund rutschfest ist. Auf einem Teppich, einer Yogamatte o. Ä. sind Fortschritte viel leichter möglich als z. B. auf einem Parkett.

Zum Tragen, Halten und Transportieren von Säuglingen und Kleinkindern vgl. ▶ Kap. 6.3.2 (Ergotherapie).

6.2.3 Kernbotschaften für die Praxis

- Physiotherapie zählt zu den Grundpfeilern des Managements von Hypermobilität. Hauptziele physiotherapeutischer Maßnahmen sind die Optimierung der Teilhabe und die Förderung der Bewegungsfreude.
- Die wichtigsten Fokusbereiche sind Muskelstärkung und Stabilisierung in Verbindung mit einer Verbesserung der Propriozeption sowie die Verbesserung der Funktion, der Bewegungsabläufe und -qualität und der Regeneration.
- Physiotherapie kann einen wichtigen Beitrag zur Früherkennung von Hypermobilität leisten.
- Physiotherapeutische Maßnahmen sollten idealerweise beginnen, *bevor* Hypermobilität symptomatisch wird, d. h. in der Regel bereits vor Einsetzen der Pubertät.
- Dekonditionierung könnte bei Kindern und Jugendlichen eine bedeutende Rolle bei der Entstehung von Symptomen wie Schmerzen spielen. Sie müssen verstehen, dass es einen »guten« Trainingsschmerz gibt, der sie langfristig stärker, widerstandsfähiger und im Alltag schmerzfreier macht.
- Theoretisch gibt es Sportarten, die sich bei Hypermobilität besser oder schlechter eignen, doch entscheidend ist, dass Kinder und Jugendliche ausreichend in Bewegung bleiben.
- Chronische Fatigue erschwert die Situation – bei Post-Exertioneller Malaise (PEM) ist die Einhaltung von Pacing unerlässlich. Die Kräftigung bleibt ein zentrales Ziel, jedoch müssen Fortschrittstempo und Trainingsintensität häufig angepasst und reduziert werden.
- Manche Betroffene profitieren zur Schmerzreduktion von Massagen, Akupunktur oder anderen passiven Techniken für Muskeln und Faszien. Ohne Kombination mit Stärkungsarbeit bieten diese Techniken oft nur temporäre Erleichterung.
- Kommunikation und individuelle Beratung sind essenziell, »Standardprogramme« sind für Betroffene selten geeignet.

- Evidenz und Fachwissen sollten immer auf den individuellen Fall angewendet und ggf. entsprechend interpretiert werden. Körperhaltungen und Rumpfstabilität sind weniger klinisch relevant, als oft angenommen wird. Ob dies bei Hypermobilität anders ist, wurde bislang nicht wissenschaftlich untersucht. Relevanter als Körperhaltungen sind möglicherweise Extrempositionen einzelner (v. a. kleinerer) Gelenke.
- Säuglinge sollten tagsüber abwechslungsreich gelagert werden. Hypermobile Säuglinge und Kleinkinder benötigen oft besondere Unterstützung beim Erreichen der motorischen Entwicklungsziele der ersten beiden Lebensjahre.

6.2.4 Weiterführende Ressourcen

Die folgenden Ressourcen, sämtlich englischsprachig, werden von vielen Betroffenen mit Erfolg genutzt. Fast alle bemühen Konzepte zu z. B. Biomechanik, Körperhaltung und Rumpfstabilität, die möglicherweise kritisch zu sehen sind (vgl. ▶ Kap. 6.2.2). Unterm Strich sind sie für Betroffene dennoch oft empfehlenswerter als physiotherapeutische Standardprogramme.

Spezifische Programme

Die südafrikanische Physiotherapeutin Pam Versfeld hat viele Übungen für hypotone und hypermobile Säuglinge und Kleinkinder entwickelt. Hier illustriert sie mit vielen Bildern, wie sich Hypermobilität in diesem Alter manifestieren kann: https://developmentalgym.com/joint-hypermobility-development

Früher waren einige Übungen kostenfrei einsehbar, mittlerweile ist für den Zugang zu allen Übungen ein Abonnement notwendig:
Der QR-Code für ihr Internetangebot ist:

 https://developmentalgym.com/SfA-toddler-training-guide

Das Muldowney-Protokoll (Buchtitel: Living Life to the Fullest with Ehlers-Danlos Syndrome: Guide to Living a Better Quality of Life While Having EDS) ist ein von einem amerikanischen Physiotherapeuten entwickeltes Physiotherapieprogramm für EDS-Betroffene. Im Fokus steht die graduelle Stärkung, aufgeteilt in Phasen für den Hüft- und Lendenbereich sowie den Ober- und den Unterkörper. Das Buch soll im Idealfall von Betroffenen gemeinsam mit Physiotherapeuten genutzt werden und beinhaltet Abschnitte für beide Nutzergruppen. Die Erarbeitung aller Übungen kann ungefähr zwischen einem halben und einem Jahr dauern. Das Buch beinhaltet zusätzlich ein Erhaltungsprotokoll mit Übungen, die im Anschluss dauerhaft durchgeführt werden können. Mehr Informationen zum Buch finden sich hier:

6.2 Wie kann die Physiotherapie unterstützen?

 https://www.muldowncypt.com/living-life-to-the-fullest-with-ehlers-danlos-syndrome/

Ein deutschsprachiger Blogbeitrag dazu mit weiteren Verweisen hier:

 https://www.wirbelwirrwarr.de/index.php/2023/06/23/das-muldowney-protocol/

Jeannie Di Bon ist eine auf Hypermobilität und EDS spezialisierte britische Bewegungstherapeutin. Sie ist selbst von Hypermobilität betroffen und setzt sich international für die Belange hypermobiler Menschen ein. Sie bietet einen kostenfreien Youtube-Kanal mit Übungen, eine kostenpflichtige App (The Zebra Club https://www.thezebra.club/) sowie Bücher an. Der Ursprung vieler Übungen liegt in Pilates-Konzepten, die sie teils adaptiert und erweitert hat:

 https://jeanniedibon.com/

Adam Foster aus Großbritannien, bekannt als The Fibro Guy, hat sich auf das Training bei Fibromyalgie und Hypermobilität spezialisiert. Der Fokus liegt auf der Kombination von Verbesserung der Propriozeption in Verbindung mit gradueller Stärkung. Gemeinsam mit Mairi Harper hat er das Buch »No Pain, No Pain« veröffentlicht. Er bietet über seine Internetseite einen kostenpflichtigen 24-wöchigen Online-Kurs für Hypermobilität, kostenpflichtiges Online-1:1-Training sowie kostenlose Tipps an, wie das Training mit Kindern spielerisch gestaltet werden kann:

 https://www.thefibroguy.com/

Tom Morrison und Jenni Sanders aus Nordirland bieten Stabilisierungs-, Propriozeptions-, und Stärkungsübungen an. Jenni Sanders ist selbst hypermobil und beide schreiben in Blogs regelmäßig über Hypermobilität. Sie bieten viele kostenfreie Videos auf YouTube an und beraten Interessierte in ihren Social Media-Angeboten. Zudem sind über ihren Internetauftritt Programme kostenpflichtig per Einmalzahlung zu erwerben:

 https://tommorrison.uk/

Die amerikanische Physiotherapeutin Dr. Melissa Koehl bietet kostenpflichtige Online-Klassen, zwölfwöchige Online-Kurse (unter »Learn« im Internetangebot)

und virtuelles Einzeltraining für Hypermobilität an. Sie ist selbst hypermobil und setzt in ihren Kursen auf eine Mischung aus Pilates, Yoga sowie Stärkungs- und Gleichgewichtsübungen. Auf ihrem Youtube-Kanal »Chimera Health – Physical Therapy and Fitness« sind einige kostenfreie Mitmach-Work-outs verfügbar. Ihr Internetangebot befindet sich auf:

 https://chimera-health.mykajabi.com/

6.3 Wie kann die Ergotherapie unterstützen?

6.3.1 Was sagt die Evidenz?

In ▶ Kap. 5 wurde deutlich, dass die Studienlage im Hinblick auf ergotherapeutische Interventionen bei Hypermobilität begrenzt ist. Ergotherapeutische Maßnahmen sind zwar ein Bestandteil fast aller Studien zu multidisziplinären Interventionen (vgl. Bale et al., 2019; Bathen et al., 2013; Hakimi et al., 2020, Hakimi et al., 2023; Randall et al., 2018; Revivo et al., 2019), aber in keinem Fall wird ihr Anteil separat evaluiert. Zudem gibt es einige Studien zum Einsatz von Orthesen und Kompressionskleidung (vgl. Benistan et al., 2023; Frohlich et al., 2012; Jensen et al., 2021; Reina-Bueno et al., 2020). Allerdings ist die Evidenz für die Effektivität schwach.

Bewegungs-, Stärkungs- und Koordinationsprogramme können nachweislich die Lebensqualität der Betroffenen verbessern, doch konkrete Empfehlungen zu den genauen Modalitäten sind bisher nicht möglich (vgl. ▶ Kap. 5). Zu spezifischen Gesundheitsvorteilen von Muskelstärkungs- und Propriozeptionstrainings vgl. ▶ Kap. 6.2.1. In einer RCT zeigen Lindholm und Claesson (2025) allerdings, dass sich hinsichtlich Schmerz und Handfunktion keine signifikanten Unterschiede zwischen hypermobilen Teilnehmenden mit Kräftigungsübungen für die Hand und jenen, die Orthesen tragen, ergeben.

Inwieweit Taping, unabhängig von Hypermobilität, zur Verbesserung der propriozeptiven Wahrnehmung von Nutzen ist, war lange umstritten. Eine aktuelle Metaanalyse (Ghai et al., 2024) befürwortet den Einsatz, auch wenn die Qualität vieler der 91 einbezogenen Studien mit insgesamt 2.718 Teilnehmenden methodologisch lediglich als »akzeptabel« einzustufen ist.

▶ Kap. 4 zu möglichen Ursachen und Zusammenhängen von Hypermobilität und ihren Begleiterkrankungen hat gezeigt, dass Wahrnehmungsveränderungen zu den möglichen konkreten Ursachen und »Treibern« von Hypermobilität und ihren Komorbiditäten zählen können. Die Sensorische Integrationstherapie nach Ayres, die auch in der Ergotherapie zum Einsatz kommt, adressiert u. a. die Intero-, Exteround Propriozeption (Roley & Schaaf, 2006). Allerdings beruht sie in ihrer klassischen Form auf überholten Annahmen mit einem lückenhaften Theoriegebilde verspricht vage, nur schwer überprüfbare Vorteile und es konnte bisher nicht belegt werden, dass sie allgemeinem Spiel und Bewegung überlegen ist (Leong & Carter, 2008; T. Smith et al., 2015; Thurmair et al., 2010).

Bevor weitere mögliche Maßnahmen zur Wahrnehmungsregulation empfohlen werden, sollten immer erst kritisch der aktuelle Forschungsstand und die Relevanz für die jeweilige Person überprüft werden (T. Smith et al., 2015). Beispiele für weitere Maßnahmen sind das Schaffen einer strukturierten, reizreduzierten Umgebung, Lichtfilter, Sonnenbrillen, Geräuschdämpfung z. B. durch Kopfhörer, und das Nutzen von Gewichtsdecken und -westen. Die Reduzierung von Reizen wie Licht oder Geräuschen kann zwar kurzfristig Erleichterung bringen, birgt jedoch das Risiko, die Reizempfindlichkeit des Kindes mittel- und längerfristig ungewollt zu verstärken (vgl. Scheerer et al., 2022).

6.3.2 Was sagen Fachkräfte?

Quellen für dieses Kapitel sind vorrangig Collyer (2021a), ebd. (2021b), C. Smith (2017) und E. Smith (2018).

Neben Physiotherapie stellt Ergotherapie einen der Grundpfeiler des Managements von Hypermobilität dar. Bei der Arbeit ergeben sich v. a. Überschneidungen mit der Physiotherapie und der Pädagogik.

Ergotherapie möchte eine bestmögliche Alltagsgestaltung und Betätigungen ermöglichen, die für das Wohlbefinden, die Teilhabe und die Selbstständigkeit Betroffener wichtig sind. Sie kann bei Hypermobilität helfen, Aktivitäten zu analysieren, die gefährlich sind oder Symptome wie z. B. Schmerz auslösen. Außerdem kann sie Betroffene zu hilfreichen Modifikationen, Interventionen und ggf. zu Hilfsmitteln beraten. Sie vermittelt u. a. Prinzipien zum Gelenkschutz, zur Verbesserung der Propriozeption und der Muskelstärkung, stellt Orthesen her und passt sie an und berät zum Einsatz weiterer Alltagshilfsmittel.

> **Hauptziele ergotherapeutischer Interventionen bei Kindern und Jugendlichen**
>
> - Optimierung der sozialen Teilhabe und Ermöglichung der bestmöglichen Alltagsgestaltung
> - Analyse von Aktivitäten, die Symptome auslösen, und Beratung zu Modifikationen, Interventionen und Hilfsmitteln

Hinweise für alle Altersgruppen – Verhaltensweisen Betroffener und Gefahrenquellen

Symptome der Hypermobilität können das Verhalten beeinflussen. Dabei können u. a. reizverstärkendes und passives Verhalten, gelernte Hilflosigkeit und ADHS-artige Symptome beobachtet werden. Auch das Essverhalten kann beeinträchtigt sein. Für Details vgl. ▶ Kap. 6.4.2. Das Toilettentraining kann länger dauern, da einige hypermobile Kinder Harn- und Stuhldrang schlechter wahrnehmen bzw. zuordnen können als Altersgenossen. Zudem leiden Betroffene überdurchschnittlich häufig an Verstopfung.

Hypermobilität kann zusätzliche Gefahrenquellen im Alltag erzeugen. Dies liegt u. a. an der schnelleren Ermüdung, dem langsameren Aufbau von Kraft und Muskeltonus, der mangelnden Propriozeption und dem schlechteren Gleichgewichtssinn. Betroffene lassen Dinge schneller fallen oder verschütten sie. Liegt reizverstärkendes Verhalten vor, mögen sie es vielleicht, sich auf oder gegen Dinge und Menschen fallen zu lassen.

Die genannten Herausforderungen können nicht nur Gefahrenquellen, sondern auch Frustrationen bei Alltagsaktivitäten, wie z. B. bei der Körperpflege, erzeugen. Geeignete Anpassungen können dazu beitragen, Kindern eine altersgerechte Selbstständigkeit zu ermöglichen und Frustrationen zu verringern.

> **Merke**
>
> Hypermobilität kann das Verhalten verändern und zusätzliche Gefahrenquellen und Frustrationen im Alltag erzeugen.

Hinweise für alle Altersgruppen – Umgang mit Schmerzen und anderen Komorbiditäten

Einen Schwerpunkt bilden oft Schmerzen, die im Alltag durch die Hypermobilität des Handgelenks und der Finger entstehen. Treten Schmerzen beim Schreiben auf, können z. B. schwerere Stifte, breitere Stiftaufsätze (manchmal reichen auch breitere Stiftminen), Stiftaufsätze in Dreiecksform zur besseren Fingerpositionierung, Techniken zur Reduktion des beim Schreiben ausgeübten Drucks oder das Nutzen von Tablets oder Laptops Abhilfe leisten. Spezielle Messer (Wiegemesser, Easy-Grip-Messer), Anti-Rutsch-Öffner für Gläser und Flaschen und Antirutschmatten können Küchenarbeiten erleichtern, lange und dickere Griffe an Schwämmen oder (Zahn-)Bürsten die Körperpflege. Statt des Zeigefingers sollte zum Schuh-Anziehen stets ein Schuhlöffel zum Einsatz kommen. Bei der Nutzung vieler Musikinstrumente kann eine ergonomische Beratung hilfreich sein. Um die propriozeptive Wahrnehmung zu erhöhen und vor allem eine Hyperextension des Handgelenks und der Finger zu vermeiden, kommen teils (Neopren-)Orthesen, Fingerschienen und -ringe sowie Kinesiotape in Verbindung mit visuellen Wahrnehmungsübungen zum Einsatz. Bilder möglicher Hilfsmittel für die Hände finden sich in Leslie Russeks »Hypermobility 101 Series« in der Folge 105 (vgl. Link zu den Folgen in ▶ Kap. 6.7).

Stärkungsmaßnahmen können sich, analog zur Physiotherapie, auf den gesamten Körper oder auf einzelne Körperbereiche beziehen. Auch hier stehen oft die Hände im Mittelpunkt. Zur Stärkung kann ergänzend z. B. mit Knete, Teigen oder Gefäßen gearbeitet werden, die mit Reis oder Sand gefüllt sind. Ein Beispielvideo, wie mit einem Reiseimer gearbeitet werden kann, findet sich hier (bisher sind nur englischsprachige Videos zu diesem Thema vorhanden):

 https://www.youtube.com/watch?v=AdlJHaImdtU

Wie in der Physiotherapie sollten auch in der Ergotherapie die Auswirkungen weiterer möglicher Komorbiditäten (neben Schmerzen) in die Therapieplanung einbezogen werden. Bei Kindern und Jugendlichen sind dies vor allem POTS und chronische Fatigue. Hinweise zum Management befinden sich in den ▶ Kap. 6.1.2, ▶ Kap. 6.2.2 und spezifisch zu den Möglichkeiten der Ergotherapie bei POTS bei Levine et al. (2022).

Beratung und Unterstützung für spezifische Altersgruppen

In den folgenden Bereichen kann Ergotherapie Erziehungsberechtigte und Betroffene altersspezifisch beraten und teilweise auch beim Einüben unterstützen.

Säuglinge und Kleinkinder – Halten, Tragen und Lagerung

Informationen zur physiotherapeutischen Unterstützung der motorischen Entwicklungsschritte der ersten zwei Jahre finden sich in ▶ Kap. 6.2.2.

Bei Säuglingen und Kleinkindern ist eine gute Positionierung in halbaufrechten und aufrechten Haltungen notwendig. Das Ziel dabei ist es, genug Stabilisierung zu bieten, aber gleichzeitig weiteren Kraft- und Stabilitätsaufbau zu ermöglichen. Als Beispiel: Hält man einen hypotonen Säugling auf dem Schoß, lässt man dessen Rücken gegen den eigenen Körper lehnen und bietet zusätzlich Stabilisierung durch die Hände des Haltenden, wobei die Hände zunächst den ganzen Torso seitlich und vorne stabilisieren. Mit wachsender Stabilität können die Hände immer weiter nach unten wandern (sie befinden sich immer direkt unterhalb des Punktes, bis zu dem das Kind den Oberkörper selbst stabilisieren kann), bis sie nur noch am oberen Beckenrand stabilisierend eingreifen. Gleichzeitig verlieren Anlehnungsmöglichkeiten an Bedeutung.

Dabei muss beachtet werden, dass hypermobile Säuglinge und Kleinkinder deutlich mehr Energie zur Stabilisierung aufwenden müssen und daher schneller ermüden oder gar Schmerzen entwickeln. Hier muss stets zwischen Unter- und Überforderung abgewogen und die stabilisierende Unterstützung bedarfsgerecht angepasst werden.

Die notwendige Unterstützung ist kontextabhängig: In manchen Situationen ist Sicherheit wichtiger als der Aufbau von Stabilität. So sollte bei hypermobilen Kindern besonders auf ein optimales Gurtsystem im Auto geachtet werden; im Zweifel ist eine individuelle Beratung durch Fachkräfte ratsam. In anderen Situationen stehen andere Fähigkeiten als die körperliche Stabilisierung im Vordergrund: Haben Kinder Schwierigkeiten, stabil zu sitzen, kann dies ihre Arm- und

Handkoordination beeinträchtigen und möglicherweise auch ihre soziale sowie sprachliche Entwicklung beeinflussen. Denn ihnen bleibt weniger Energie für Interaktion und Sprachversuche. Beim Essen kann es daher sinnvoll sein, Kindern mehr Stabilität beim Sitzen zu bieten als im restlichen Alltag. So werden Fortschritte beim Gebrauch von Besteck unterstützt und den Kindern genügend Zeit für entspannte soziale Interaktion ermöglicht. Generell ist es nur selten möglich, mehrere Fähigkeiten gleichzeitig effektiv zu trainieren.

> **Merke**
>
> Beim Halten und der Positionierung muss situationsspezifisch eine geeignete Mischung zwischen entweder Stabilisierung und weiterem Kraftaufbau oder Stabilisierung und Bewältigung anderweitiger Entwicklungsaufgaben gefunden werden, ohne die Kinder zu über- oder unterfordern.

Beim stabilisierenden Halten gilt das Grundprinzip, das Kind großflächig und an besonders stabilen Körperregionen zu unterstützen. Der Rumpf, die Oberschenkel oder die Schultern (wobei die Hände die Oberarme seitlich umfassen) bieten oft den besten Halt. Größere Gelenke sind stabiler als kleinere, daher sollte Zug – insbesondere plötzlicher – auf die kleineren Gelenke der Finger, Handgelenke und ggf. des Ellbogens vermieden werden. Möchte man das Kind z. B. sicher über die Straße geleiten, ist es besser, den Unterarm als die Hand zu halten. Bei besonders flexiblen Ellbogen kann es dagegen sinnvoller sein, dem Kind eine Hand auf eine Schulter zu legen und es dadurch zu leiten. Versucht das Kind wegzulaufen, sollte man nach Möglichkeit nicht nach dem Arm, sondern nach dem Oberkörper oder der Hüfte greifen.

Wird die Positionierung von Kleinkindern verändert, d. h. werden sie z. B. gehoben oder getragen, sollten sie, wann immer möglich, ermutigt werden, aktiv zu dem Prozess beizutragen. Dadurch spannen sie ihre Muskulatur an und schützen die Gelenke. So können sie z. B. den Hebenden die Arme entgegenstrecken (»Wie groß bist du?« – »So grooß bin ich ich!«). Dabei ist es wichtig, den Kindern genug Zeit zu geben. Hypermobile Kinder brauchen länger, um ihre Muskeln vor einem Positionswechsel zu aktivieren.

> **Merke**
>
> Plötzlicher Zug auf kleine Gelenke sollte vermieden werden. Gelenke werden besonders gut geschützt, wenn Kinder durch Aktivierung ihrer Muskulatur zu Positionswechseln beitragen.

In allen Positionen, ob aktiv oder passiv, ist die Grundregel hilfreich, dass, wenn es instabil oder unangenehm aussieht, vermutlich auch instabil oder unangenehm ist. Eine gute Positionierung erlaubt dem Kind sowohl Stabilität als auch situationsgerechte Mobilität. Ausrüstungsgegenstände, wie Kindersitze und Kinderwägen, müssen im Laufe des Wachstums häufig angepasst werden – bei hypermobilen Kindern gilt das noch stärker als bei gesunden Gleichaltrigen.

Hinweise, dass Kinder in Kinderwägen zu instabil sitzen, können z. B. sein, dass die Kinder den Kinderwagen verlassen wollen, obwohl sie eigentlich zu müde zum Laufen sind, Gegenstände nur in einer Hand halten und sich mit der anderen stabilisieren oder darauf bestehen, dass Erwachsene Dinge für sie halten. Der Knackpunkt für bessere Stabilität in Kinderwägen ist eine gute Stabilisierung des Beckens. Beckengurte sollten immer auf dem Becken aufliegen, nicht auf dem Bauch. Ein Beckengurt in Verbindung mit einem Gurt zwischen den Beinen verhindert das Tiefer-Rutschen. Hypermobile Kinder benötigen oft länger als ihre Altersgenossen Fünf-Punkt-Gurte für erhöhte Stabilität.

Bei Kinderautos, Schaukelpferden, Laufrädern etc. kann es sinnvoll sein, wenn die Lenker, Sitze und ggf. Trittplatten eine Textur haben oder sogar gepolstert sind. Das sensorische Feedback wird verstärkt, und Abrutschgefahren werden reduziert, was den Kindern einen sichereren Griff und stabileren Sitz ermöglicht. Ein konturierter Sitz, der die Hüften des Kindes leicht umschließt, bietet mehr Stabilität als eine flache Variante. Lenker sollten auf Taillenhöhe oder etwas höher sein.

Spielstationen, auch »Aktivitätszentren« genannt, Lauflernwägen und Türhopser sollten nur mit Vorsicht und maximal für kurze Einheiten (20 bis 30 Minuten als Obergrenze) genutzt werden, da sie den Aufbau von mehr Stabilität eher behindern als fördern. Werden sie genutzt, ist es wichtig, sicherzustellen, dass das Kind den Kopf in dem Gerät gut allein stabilisieren kann, dass beide Fußsohlen komplett den Boden berühren können (nicht nur Zehengang) und dass das Kind sich selbst aufrichten kann und in der Lage ist, nach Dingen zu greifen. Trifft mindestens einer dieser Punkte nicht zu, ist das Gerät für das Kind ungeeignet.

Beim Sitzkreis im Kindergarten können, falls die Kinder auf dem Boden sitzen, kleine Sitz- und Keilkissen hilfreich sein. Exklusives Sitzen im W-Sitz kann ungünstig für die Entwicklung der Hüftmuskulatur sein. Es lohnt sich, mit den Kindern regelmäßig alternative Positionen, wie z. B. den Schneidersitz, einzuüben, ohne dabei dogmatisch zu sein. In ▶ Kap. 2.5 befindet sich ein Exkurs zum W-Sitz.

> **Merke**
>
> Kindersitze und -wägen sollten regelmäßig daraufhin überprüft werden, ob sie dem wachsenden Kind noch gerecht werden. Bei allen Sitzgelegenheiten ist eine stabile Beckenposition wichtig. Texturen, Polsterungen und Konturierungen können einen besseren Sitz oder Griff ermöglichen. Spielstationen müssen sorgfältig auf ihre Eignung geprüft werden und sollten nur für kurze Zeit verwendet werden.

(Klein-)Kinder – Tipps rund ums Essen

Beim Essen am Tisch sind neben einem geeigneten Stuhl Antirutschunterlagen, sowohl auf dem Stuhl als auch für das Geschirr und Becher, hilfreich. Es ist vorteilhaft, wenn Kinder zügig lernen, ihre nicht dominante Hand als »Hilfehand« zu nutzen. Sie kann beim Essen zusätzlich stabilisieren, wenn sie auf dem Tisch oder dem Tablett abgestützt wird und dadurch das Gewicht etwas nach vorne verlagert.

Hypermobile Kinder sollten möglichst frühzeitig Besteck und Geschirr »in die Finger« bekommen, auch wenn sie es noch nicht funktionell nutzen können. Dies hilft bei der Entwicklung der Feinmotorik. Bei der funktionellen Nutzung sind kleinere und/oder leichtere Flaschen und Gläser einfacher zu halten als größere und schwerere; manche Kinder benötigen allerdings eine gewisse Schwere für ausreichendes propriozeptives Feedback. Auch Flaschenhalter mit Griffen oder Flaschen bzw. Tassen mit einer Textur an den Seiten oder Neoprenhüllen können hilfreich sein.

Außer bei starker Müdigkeit sind aktive Lösungen normalerweise vorzuziehen: Eine Flasche mit Flaschenhalter zu nutzen wäre z. B. besser, als die Flasche mit Kissen o. Ä. so auf dem Schoß des Kindes zu lagern, dass das Kind sie gar nicht mehr halten muss. Manchen Kindern hilft es, Bewegungsabläufe mit Löffel oder Gabel spielerisch einzuüben, indem sie ihre Bezugspersonen füttern. Zusätzliche Herausforderungen durch den Geschmack und das Kauen der Speisen fallen bei dieser Übung weg. Wenn Erwachsene ein Kind beim Halten von Gegenständen unterstützen, sollten sie dabei die Hände nicht auf die Hände des Kindes legen, da das Kind dann schlecht einschätzen kann, wie viel Kraft und Druck notwendig sind. Besser ist es, den Gegenstand so wenig wie möglich von unten bzw. unterhalb der Hände des Kindes abzustützen.

Falls das Schlucken und die Kontrolle der Mundmuskulatur durch die Hypermobilität beeinträchtigt sind, kann logopädische Unterstützung indiziert sein.

> **Merke**
>
> Beim Essen helfen Antirutschunterlagen sowie die Auswahl von geeignetem Geschirr und Besteck. Kinder sollten stets nur so weit unterstützt werden, wie ihr Entwicklungsstand und ggf. ihr Energieniveau es erfordern. Manchmal ist logopädische Begleitung notwendig.

Weitere Alltagstipps für Kinder verschiedener Altersstufen

Bei Treppen muss besonders stark auf rutschfreie Stufen, angemessene Möglichkeiten zum Festhalten, die Beseitigung von Stolperfallen und angemessene Beleuchtung geachtet werden. Dies gilt analog für Bäder, da die Rutsch- und Sturzgefahr bei hypermobilen Kindern erhöht ist. Antirutschmatten in und vor der Badewanne oder Dusche sind empfehlenswert. Da Wärme die Muskeln entspannt, können zu lange und zu warme Bäder die Unfallgefahr im Anschluss erhöhen. Ecken von Tischen und Kaminen sollten länger als bei anderen Kindern abgepolstert werden. Türklinken sind für hypermobile Hände leichter zu bedienen als Türknäufe.

Vielen hypermobilen Kindern fällt das Anziehen leichter, wenn sie sich für alle Anziehschritte, bei denen dies möglich ist, hinsetzen. Oft reicht ein Hocker. Kindern mit großen Stabilisierungs- und Orientierungsproblemen hilft es, wenn sie in einer Raumecke auf dem Boden sitzen. Dies bietet Halt von zwei Seiten und eliminiert jegliche Sturzgefahr, da die Kinder bereits am Boden sitzen.

Gut sitzende Kleidung trägt dazu bei, Verletzungen beim An- und Ausziehen zu vermeiden. Manche Kinder mit propriozeptiven Schwierigkeiten profitieren allerdings von enger oder sogar Kompressionskleidung, da sie so ihre Gelenke besser spüren. Auch bei POTS kommt teils Kompressionskleidung für die untere Körperhälfte bis zum Abdomen zum Einsatz. Kompressionskleidung sollte allerdings nur nach medizinischer bzw. therapeutischer Abklärung verwendet werden, da u. a. das Risiko einer Überhitzung besteht. Beim An- und Ausziehen sind Finger und Füße besonders gefährdet, hängen zu bleiben. Kinder sollten frühzeitig lernen, beim Anziehen von langärmligen Kleidungsstücken eine Faust zu machen und bei (Strumpf-)Hosen die Zehen zu spitzen. Beim Ausziehen sollte Kleidung abgerollt, nicht abgezogen werden. Reiß- oder Klettverschlüsse oder gegebenenfalls Gummizüge an Kleidungsstücken sind leichter zu handhaben als Knöpfe und können z. B. manchmal helfen, unbeabsichtigtes Einnässen oder Einkoten zu verhindern. Knöpfhilfen sind eher für Erwachsene geeignet, da der Einsatz etwas Übung bedarf und sie schnell verlegt sind. Manche Kinder profitieren beim Anziehen von zusätzlichen visuellen Informationen durch einen Spiegel, andere werden dadurch eher abgelenkt.

Oft wird übersehen, dass sehr rutschige Kleidung (z. B. Satin, Elasthan) das Sitzen, vor allem auf glatten Oberflächen, sehr anstrengend machen kann und zu rascher Übermüdung führt. Besteht das Kind auf ein bestimmtes Kleidungsstück, kann eine Antirutschauflage für die Sitzfläche Abhilfe schaffen.

Zum Malen und Schreiben-Lernen sind Stehtafeln/Tafeln oder Flipchart-Papier auf einer Staffelei besonders geeignet. Kinder können damit die Handkraft und Schulterkontrolle trainieren und sich mit der nicht dominanten Hand stabilisieren. Sie können nicht in sich zusammensinken, was beim Sitzen leicht passieren kann. Alternativ kann eine Tischstaffelei genutzt werden, wodurch die Schreibfläche nicht flach, sondern um etwa 20–35° erhöht ist. Am Schreibtisch sollten die Kinder auf jeden Fall die Füße flach auf den Boden stellen können, und die Tischfläche sollte auf einer Höhe zwischen dem vorderen unteren Rippenbogen und dem Bauchnabel sein. Oft profitieren Betroffene von etwas dickerem Papier, insbesondere, wenn sie den Schreibdruck noch nicht gut modifizieren können. Wie oben bereits beschrieben, können schwerere Stifte, breitere Stiftaufsätze oder breitere Stiftminen, Stiftaufsätze in Dreiecksform zur besseren Fingerpositionierung, Techniken zur Reduktion des beim Schreiben ausgeübten Drucks, das Nutzen von Tablets oder Laptops, (Neopren-)Orthesen, Fingerschienen und -ringe sowie Kinesiotape in Verbindung mit visuellen Wahrnehmungsübungen hilfreich sein und Schmerzen beim Schreiben vorbeugen bzw. diese lindern.

> **Fallbeispiel**
>
> Eine neuseeländische Mutter eines damals knapp Neunjährigen beschreibt in einem Blogbeitrag, welch transformative Wirkung ein ergotherapeutischer Termin für ihren Sohn hatte:
>
> »Der Termin war eine gründliche Überprüfung aller Bedenken, und zu diesem Zeitpunkt […] lag unser ganzes Augenmerk auf der Schule. Wir begannen uns zu fragen, ob ADHS und möglicherweise orthostatische Intoleranz ein Problem waren, da Gedächtnis, Konzentration und Verständnis beeinträchtigt waren. Die Angst war so groß wie nie zuvor, was natürlich durch die fast sechsmonatige Schulpause [in der Coronazeit, Anmerkung der Autorinnen] noch verstärkt wurde, und die Ausdauer war eine unserer größten Sorgen. Ausdauer beim Schreiben, beim Sitzen, beim Konzentrieren in jeder Prüfungsumgebung, sogar beim Essen.
>
> Die Ergotherapeutin setzte ihn an einen Schreibtisch und forderte ihn auf, zu schreiben und Formen nachzumalen […], wobei sie seine Hand- und Fingerbewegungen beobachtete. Fast sofort brach er die Bleistiftspitze ab. Sie stellte fest, dass sein Griff und seine motorische Kontrolle überdehnt (in Hyperextension) waren, sodass er so viel Druck ausübte, dass er den Griff nicht halten konnte. Dies führte dazu, dass er sich nach vorne beugte, einen Buckel machte und die Schmerzen in der Hand zunahmen. Dann zappelte er und bewegte sich auf seinem Sitz. Die Auswirkungen auf seine Haltung und seinen Körper, erklärte sie, führten zu zunehmender Ermüdung und Schmerzen und wirkten sich auf seinen Nacken und seine Schultern aus.
>
> Er bekam ein Keilkissen, auf dem er sitzen konnte, einen schrägen Schreibtisch und einen Stift in Raketenform, den er einfach toll fand! Sofort änderte sich seine Körperhaltung. Seine Schrift war größer, aber auch unordentlicher. Sie erklärte, dass es etwa 28 Tage dauern würde, bis er sich an die veränderte Stiftform und -haltung gewöhnt hätte und die Schrift sich verbessern würde. Man empfahl ihm ein spezielles Messer und eine spezielle Gabel, da er aufgrund seiner hypermobilen Muskulatur kaum in der Lage war, irgendetwas effektiv zu schneiden, und er sich viel mehr anstrengte als nötig und sehr leicht gestresst wurde. […]
>
> [Nach Umsetzung der Maßnahmen] ist er jetzt so glücklich in der Schule und kommt jeden Tag mit einem Lächeln heraus. Ich bin so froh, dass wir uns auf den Weg gemacht haben und dass einfache Anpassungen langfristig einen so großen Einfluss auf sein tägliches und zukünftiges Leben haben können.«
> (Simons, 2021, Übersetzung der Autorinnen)

Sitzbälle können auf den ersten Blick wie eine gute Idee erscheinen, da sie u. a. dazu geeignet sind, die Tiefenmuskulatur zu stärken. Allerdings ist bei hypermobilen Kindern und Jugendlichen das Ermüdungsrisiko besonders groß. Mehr Energie ins Sitzen zu stecken, bedeutet zudem zwangsläufig, dass weniger Energie für das Schreiben, Denken etc. zur Verfügung steht. Daher ist es besser, Stabilität und Muskelkraft separat aufzubauen.

> **Merke**
>
> Bei Treppen, Bädern, Ecken und Kanten muss besonders auf Sicherheitsaspekte geachtet werden. Im Hinblick auf Kleidung sind gut sitzende, nicht zu rutschige Kleidung und das Training gelenkschonenden An- und Ausziehens empfehlenswert. Beim Malen und Schreiben können abgeschrägte Schreibflächen, Modifikationen der Schreibgeräte und -techniken sowie Hilfsmittel für die Stabilisierung der Finger und Handgelenke zum Einsatz kommen.

6.3.3 Kernbotschaften für die Praxis

- Ergotherapie zählt zu den Grundpfeilern des Managements von Hypermobilität. Sie kann helfen, gefährliche und symptomverstärkende Aktivitäten zu analysieren und kann Betroffene zu hilfreichen Modifikationen, Interventionen und ggf. zu Hilfsmitteln beraten.
- Hypermobilität kann das Verhalten verändern und zusätzliche Gefahrenquellen und Frustrationen im Alltag erzeugen.
- Im Fokus der Ergotherapie stehen oft Prinzipien zum Gelenkschutz, zur Verbesserung der Propriozeption und der Muskelstärkung, die Herstellung und Anpassung von Orthesen sowie die Beratung zum Einsatz weiterer Alltagshilfsmittel.
- Einen Schwerpunkt in der Arbeit mit allen Altersgruppen bilden oft Schmerzen, die im Alltag durch die Hypermobilität des Handgelenks und der Finger entstehen. Stärkungsmaßnahmen können sich, wie in der Physiotherapie, auf den gesamten Körper oder auf einzelne Körperbereiche beziehen. Auch hier stehen oft die Hände im Mittelpunkt. In der Therapieplanung müssen die Auswirkungen weiterer Begleiterkrankungen berücksichtigt werden.
- Beim Halten und der Positionierung von Säuglingen und Kleinkindern muss situationsspezifisch eine geeignete Mischung zwischen entweder Stabilisierung und weiterem Kraftaufbau oder Stabilisierung und Bewältigung anderweitiger Entwicklungsaufgaben gefunden werden, ohne die Kinder zu über- oder unterfordern. Plötzlicher Zug auf kleine Gelenke sollte vermieden werden. Gelenke werden geschützt, wenn Kinder durch Aktivierung ihrer Muskulatur zu Positionswechseln beitragen.
- Kindersitze und -wägen sollten regelmäßig daraufhin überprüft werden, ob sie dem wachsenden Kind noch gerecht werden. Bei Sitzgelegenheiten ist eine stabile Beckenposition wichtig. Texturen, Polsterungen und Konturierungen können einen besseren Sitz oder Griff ermöglichen. Spielstationen müssen auf ihre Eignung geprüft und sollten nur für kurze Zeit verwendet werden.
- Beim Essen helfen Antirutschunterlagen sowie die Auswahl von geeignetem Geschirr und Besteck. Kinder sollten nur so weit unterstützt werden, wie ihr Entwicklungsstand und ggf. ihr Energieniveau es erfordern. Manchmal ist logopädische Begleitung notwendig.

- Bei Treppen, Bädern, Ecken und Kanten muss besonders auf Sicherheitsaspekte geachtet werden.
- Empfehlenswert sind gut sitzende, nicht zu rutschige Kleidung und ein Training gelenkschonenden An- und Ausziehens.
- Beim Malen und Schreiben können abgeschrägte Schreibflächen, Modifikationen der Schreibgeräte und -techniken sowie Hilfsmittel für die Stabilisierung der Finger und Handgelenke zum Einsatz kommen.
- Generell gilt mit Blick auf Sicherheitsaspekte: Das Kind sollte sich nach Möglichkeit stets in einer stabilen Position befinden, Gefahrenquellen sollten minimiert werden und es sollten Materialien und Spielzeuge ausgewählt werden, die die Entwicklung des Kindes fördern.

6.3.4 Weiterführende Ressourcen

Die amerikanische Ergotherapeutin CathyAnn Collyer hat mit »The JointSmart Child: Living and Thriving with Hypermobility« ausführliches Informationsmaterial zur Unterstützung von hypermobilen Kindern im Alltag aus ergotherapeutischer Sicht vorgelegt (2. Auflage 2021). Es gibt zwei Bände: Band 1 beschäftigt sich mit Kindern bis zum Alter von etwa sechs Jahren, der zweite Band mit Kindern bis etwa zwölf Jahren. Ein weiterer Band für Teenager und junge Erwachsene ist geplant. Zwischen Band 1 und 2 gibt es viele Überschneidungen, sodass sich vor einem Kauf ein Blick in die Inhaltsverzeichnisse lohnt. Die Bände können im Kindle-Format oder als Taschenbuch über Amazon oder als pdf-Dateien direkt über die Webseite der Autorin bezogen werden:

 https://thepracticalot.com/2019/10/16/parents-of-young-hypermobile-children-and-their-therapists-finally-get-their-empowerment-manual/

6.4 Wie kann die Psychotherapie unterstützen?

6.4.1 Was sagt die Evidenz?

Der Blick auf evidenzbasierte psychologische Interventionen in ▶ Kap. 5 hat verdeutlicht, dass die psychologische Forschung zu Hypermobilität erst seit kurzem an Dynamik gewinnt. Die Übersichtsarbeit von Song et al. (2023) ergibt, dass die Wirksamkeit aufgrund eines Mangels an hochwertigen Studien nicht beurteilt werden kann. Zwar zeigen acht der zehn eingeschlossenen Studien Verbesserungen in Bezug auf Schmerz, Lebensqualität sowie Verminderung von destruktivem Verhalten, Ängsten oder Depressionen. Aber bei den meisten Studien handelt es sich um multidisziplinäre Interventionen, deren psychologischer Anteil (meist

Varianten kognitiver Verhaltenstherapie) schlecht beschrieben ist. Zudem sind die Teilnehmendenzahlen gering.

Clark et al. kommen in der jüngsten Übersichtsarbeit zu psychologischen Interventionen von 2024 zu dem Schluss, dass die in den sechs einbezogenen Studien untersuchten Interventionen hauptsächlich auf eine Schmerzreduktion abzielen (inkl. schmerzbezogener Angst und Neigung zu Katastrophisierung), aber auch Ängste allgemein, Depressionen und Affekt, Alltagsleben und Fatigue einbeziehen. Die wirksamsten psychologischen Interventionen erfolgen parallel zu physiotherapeutischer Behandlung in einem ambulanten oder gemeindenahen Setting. Sie führen zu einer Verbesserung physischer und psychischer Schmerzaspekte und dadurch zu einer Verbesserung der Lebensqualität. Es werden mehr große randomisierte kontrollierte Studien benötigt, um diese Ergebnisse zu bestätigen.

Zusammen decken die beiden Übersichtsarbeiten 13 Studien (davon vier Fallstudien) ab. Nur eine Studie davon ist randomisiert und kontrolliert. Sie stammt von Kalisch et al. (2022), die die Wirkungen eines fünfwöchigen Online-Programms der positiven Psychologie mit 132 Teilnehmenden untersuchen. Dabei vergleichen sie ein festgelegtes Programm mit einer von den Teilnehmenden selbst zusammengestellten Variante sowie einer Kontrollgruppe. Signifikante Verbesserungen zeigen sich nur bei den Teilnehmenden des selbst zusammengestellten Programms, und zwar in den Bereichen Erschöpfung, positiver Affekt und Lebenszufriedenheit.

In ▶ Kap. 4 zu möglichen Ursachen und Zusammenhängen von Hypermobilität und ihren Begleiterkrankungen wurden Wahrnehmungsveränderungen als mögliche konkrete Ursache und ein »Treiber« von Hypermobilität und ihren Komorbiditäten identifiziert. In Bezug auf eine Regulierung der Interozeption zeigen in RCTs v. a. interozeptive Expositionsinterventionen im Rahmen von Verhaltenstherapie positive Wirkungen bei Angst- und funktionalen Schmerzerkrankungen (Khoury et al., 2018).

6.4.2 Was sagen Fachkräfte?

Quellen für dieses Kapitel sind insbesondere Seward (2020) und C. Smith (2017), ergänzt durch Erfahrungen Betroffener und Beobachtungen von Fachkräften anderer Disziplinen bei Bennett et al. (2019), Collyer (2021a, 2021b), Sætre und Eik (2019) und Terry et al. (2015).

Die Bedeutung psychotherapeutischer Begleitung nimmt bei hypermobilen Menschen meist im Laufe des Lebens zu. Diagnostisch ist manchmal eine Einordnung von hypermobilitätsbedingten Verhaltensänderungen nötig, da ohne eine angemessene Berücksichtigung der Symptomatik Fehldiagnosen erfolgen können (vgl. unten). Übergreifende Ziele psychotherapeutischer Unterstützung sind ein persönlich zufriedenstellender Umgang mit der Diagnose und den Symptomen sowie die Ermöglichung sozialer Teilhabe und einer erfüllenden Lebensführung. Im Fokus stehen dabei oft psychische Komorbiditäten der Hypermobilität, der Umgang mit chronischer Fatigue und Schmerz sowie psychische Belastungen, die sich aus dem täglichen Erleben einer wenig bekannten chronischen Erkrankung ergeben können. Bei Kindern und Jugendlichen ist neben der Bearbeitung bereits bestehender psychischer Herausforderungen der Aufbau von Ressourcen und Resilienz hochrelevant.

> **Hauptziele und Fokusbereiche psychotherapeutischer Interventionen bei Kindern und Jugendlichen**
>
> Hauptziele:
>
> - Ermöglichung sozialer Teilhabe
> - Zufriedenstellender Umgang mit der Diagnose und den Symptomen
>
> Fokusbereiche:
> Einordnung von Verhaltensauffälligkeiten, Umgang mit psychischen Komorbiditäten der Hypermobilität, mit chronischer Fatigue und Schmerz sowie psychische Belastungen, die sich aus dem täglichen Erleben einer wenig bekannten chronischen Erkrankung ergeben können. Aufbau von Ressourcen und Resilienz, auch bereits präventiv.

Verhaltensänderungen

Da hypermobile Kinder und Jugendliche weniger sensorisches Feedback ihrer Muskeln und Gelenke erhalten, suchen sie manchmal nach Reizverstärkung, z. B., indem sie sich auf Sofas schmeißen, mit den Füßen stampfen, Papier zerknüllen oder zerreißen und Ähnliches. Manchmal wird dies als Verhaltensstörung fehlinterpretiert.

Umgekehrt können sie ein passives Verhalten zeigen. Dies kann eine generelle Veranlagung sein, ist bei hypermobilen Kindern aber oft mit Kinesiophobie aufgrund von Verletzungs- und Schmerzerfahrungen verbunden. Manchmal wurden sie in der Vergangenheit als »ungeschickt« oder »faul« etikettiert und meiden Aktivitäten aus Angst vor weiteren Niederlagen. Kleinkinder stellen manchmal fest, dass sie sitzend (oder liegend) weniger schnell ermüden und spielen nur noch in diesen Positionen. Dies macht es schwieriger, Spielpartner zu finden. Betroffene lösen dies, indem sie andere zum Spielen im Sitzen motivieren oder allein spielen. Schwierigkeiten, Freundschaften zu schließen, ist eine der weniger bekannten Folgen von Hypermobilität im Kindes- und Jugendalter.

Reizverstärkung und Passivität können auch das Essverhalten beeinflussen: Kämpfen Kinder mit der Handhabung von Besteck und Geschirr und haben Probleme beim Kauen und Schlucken, können sie zu Wenig-Essern oder sehr wählerischen Essern werden. Bei sensorischen Problemen können sie bestimmte Texturen, Geschmäcker, Temperaturen oder Gerüche bevorzugen oder ablehnen. Bei starken grobmotorischen Problemen kann der schnelle Genuss, den Essen bereiten kann, dazu führen, dass Kinder Essen und Snacks der aktiven Bewegung vorziehen.

Auch gelernte Hilflosigkeit ist nicht selten zu beobachten. Da Säuglinge und Kinder mit Hypermobilität motorische Fähigkeiten und Selbstpflegekompetenzen im Durchschnitt später als ihre Altersgenossen entwickeln, sind sie länger auf Unterstützung angewiesen. Gerade in Autonomiephasen kann dies zu Frustrationen führen oder schließlich zu einer Aufgabe von Unabhängigkeitsbestrebungen. Letztere Kinder neigen dazu, bei Aufgaben um Hilfe zu bitten, die sie eigenständig erfüllen könnten.

ADHS zählt zu den sich abzeichnenden Komorbiditäten von Hypermobilität. Dennoch ist zu beachten, dass die mit Hypermobilität verbundenen Schmerzen, Schlafprobleme, Dysautonomie und Suche nach Reizverstärkung zu ADHS-artigem Verhalten führen können. Bestehen sowohl ADHS als auch Hypermobilität, können Maßnahmen zur Förderung von Kraft und Propriozeption andere Therapien zur Verbesserung der Konzentration sinnvoll ergänzen.

> **Merke**
>
> Hypermobilität kann u.a. zu reizverstärkendem und passivem Verhalten, erlernter Hilflosigkeit sowie ADHS-ähnlichen Symptomen führen, wodurch das Risiko psychischer Fehldiagnosen erhöht wird.

Ängste, Depressionen und Schmerzen

Angstzustände sind bei Kindern und Jugendlichen mit Hypermobilität die häufigste psychische Komorbidität. Um diese erfolgreich zu therapieren, empfiehlt sich eine möglichst genaue Analyse der jeweiligen biologischen, psychologischen und sozialen Anteile des individuellen Beschwerdebildes (vgl. auch ▶ Kap. 4.2), da das Ergebnis sich auf die Kommunikations- und Managementstrategien auswirkt. Vermutet man, dass sie bei einem Kind mit einer vergrößerten Amygdala oder mit einer erhöhten Interozeption in Zusammenhang stehen (vgl. Bulbena-Cabre & Bulbena, 2018; Eccles et al., 2012), ergibt es Sinn, zu testen, ob Wahrnehmungs-, Resilienz- bzw. Stressverarbeitungstrainings helfen. Hat das Kind zusätzlich POTS, können solche Programme ebenfalls förderlich sein. Jedoch wäre es mindestens genauso wichtig, POTS ursächlich zu behandeln, z.B. durch erhöhte Trinkwasser- und Salzzufuhr und/oder Kompressionsstrümpfe (vgl. C. Smith, 2017). Zusätzlich können Hypermobile selbstverständlich auch aufgrund anderer Faktoren (verstärkt ggf. durch eine höhere Prädisposition) Angsterkrankungen entwickeln, wie z.B. durch Traumatisierungen. In dem Fall sollten vorwiegend spezifische Trauma- oder Verhaltenstherapien angestrebt werden. Angsterkrankungen können auch in Zusammenhang mit Armutserfahrungen/schlechten Bildungschancen/unzureichendem Zugang zum medizinischen Sektor o.Ä. stehen (vgl. Ridley et al., 2020), sodass sozial-systemische Erwägungen mitbetrachtet werden sollten. Da sich bei der Entstehung von Angsterkrankungen mehrere Prozesse bzw. Faktoren überlagern können, bietet sich der biopsychosoziale Ansatz als Analysetool an (vgl. Egle et al., 2020). Weitere sich abzeichnende psychische Komorbiditäten bei Hypermobilität (vgl. ▶ Kap. 2.6.2) sind Aufmerksamkeitsdefizit-/Hyperaktivitätsstörungen

(ADHS), Autismus-Spektrum-Störungen (ASS), Depressionen, bipolare Störungen sowie Essstörungen.

Wie bei anderen psychischen Störungen ist es bei affektiven Störungen für die Therapieplanung wichtig, herauszuarbeiten, welche Anteile organisch sind (z. B. durch chronische Fatigue und Schmerz, Schlafstörungen, propriozeptive Schwierigkeiten und Dysautonomie) und welche sich durch die psychischen Belastungen der chronischen Erkrankung ergeben (vgl. unten). Insbesondere bei chronischer Fatigue kann die Fehldiagnose einer primären Depression weitreichende Folgen haben. Während Aktivierung bei einer primären Depression effektiv ist, kann sie bei chronischer Fatigue in übermäßigem Maß eine Post-Exertionelle Malaise (PEM) auslösen.

Merke

Bei Ängsten und Depressionen bei Hypermobilität sollten die jeweiligen biologischen, psychologischen und sozialen Anteile des individuellen Beschwerdebildes genau analysiert werden.

Fallbeispiel

Der amerikanische junge Erwachsene Jimmy M. schreibt zu Beginn seines Universitätsstudiums:

»Meine Geschichte dreht sich jedoch eher um einen ruhigeren Teil der Erkrankung, über den nicht annähernd so viel gesprochen wird wie über Hypermobilität: die Verbindung zwischen EDS und Angststörungen. Im Sommer vor meinem ersten Jahr an der Uni wurde bei mir eine Zwangsstörung diagnostiziert – eine Diagnose, die unglaublich beängstigend und noch verwirrender war, weil ich nicht dem Stereotyp entspreche. Mein Zimmer ist erschreckend unordentlich und ich bin nicht besessen von Keimen [...]. All das sind berechtigte Symptome einer Zwangsstörung, die ich nicht abschwächen will, aber sie sind einfach nicht ich. Stattdessen bleibe ich in Gedankenkreisen stecken, die irrational, beunruhigend und anstrengend sind.

Mein Gehirn ist eine endlose Kakophonie von Geräuschen, die ständig widerhallen und mich zwingen, zu denken, zu viel zu denken und zu überdenken. Gedanken, die die meisten Menschen als ›albern‹ oder ›unpraktisch‹ abtun würden, durchdringen jede Faser meines Bewusstseins und bitten nicht um meine Aufmerksamkeit, sondern fordern sie ein. Ruhige Momente sind selten und willkommen, aber auch ein Hinweis auf eine viel lautere Zeit, die folgen wird. Um es einfach auszudrücken: Ich bin in meinen Gedanken nie allein, sondern werde von einem nicht enden wollenden Strom von Ideen und Gedanken umgeben, unterstützt, zurückgehalten und vorwärts getrieben – manche wertlos, manche nicht. Ich bin gefangen und werde von meinem eigenen Denken als Geisel gehalten und kämpfe darum, auszubrechen.

[...]. Jahrelang kämpfte ich mich allein durch meine Rituale und Obsessionen und hatte keine Ahnung, dass das, was ich tat, weder normal noch gesund war. Es sollte fast zwei Jahrzehnte dauern, bis ich erkannte, dass die meisten meiner Altersgenossen nicht so denken. Wenn ich dazu beitragen kann, dass andere Menschen nicht versuchen, ihre psychischen Probleme ohne Hilfe von außen zu bekämpfen, dann ist meine Geschichte es wert, erzählt zu werden.

Ich hatte das Glück, dass der Hypermobilitätsaspekt von EDS mein Leben nicht so stark beeinträchtigt, wie ich es bei anderen Betroffenen erlebt habe. Die Verbindung zwischen EDS und Angststörungen ist jedoch genauso real und beängstigend. Ich habe wirklich hart daran gearbeitet, mein Leben nicht durch meine psychische Gesundheit oder mein EDS bestimmen zu lassen – ich halte mich mit meinen Freunden auf dem Laufenden und habe gute Bewältigungsstrategien für den Fall, dass mein Kopf ein wenig zu laut wird. Allerdings habe ich auch lange gebraucht, um zu erkennen, dass ich es nicht allein schaffen kann.«
(M., 2018, Übersetzung der Autorinnen)

In Bezug auf chronischen Schmerz fokussiert die Psychotherapie sich auf den Umgang mit Angst vor dem Schmerz, Katastrophisierungen und Kinesiophobie. Hier bieten sich z. B. verhaltenstherapeutische Ansätze an.

Emotionale Sicherheit, Körperwahrnehmung, Selbstwert und Selbstfürsorge

Aufgrund ihrer alltäglichen Erfahrungen mit systemischer Hypermobilität (vgl. ▶ Kap. 2.8) entwickeln einige Betroffene im Laufe ihres Lebens zunehmend Gefühle von Wut, Traurigkeit, Scham und Schuld. Sie fühlen sich vom Gesundheitssystem missverstanden, glauben, langsam »verrückt« zu werden oder zumindest für verrückt gehalten zu werden, und verlieren das Vertrauen in sich selbst, ihre Identität und ihre Wahrnehmungen. Zudem haben sie den Eindruck, darin zu versagen, ihren Körper ausreichend mit Schlaf, Bewegung und angemessenem Stressmanagement zu versorgen. Ihr Selbstwert leidet, da sie ihre Handlungsfähigkeit und Kompetenz anzweifeln. Sie nehmen ihren Körper als unvorhersehbar wahr und damit sich selbst als unzuverlässig und fehlerhaft. Dadurch fürchten sie, niemals produktive und zuverlässige Mitglieder der Gesellschaft werden zu können.

Angesichts dieser potenziellen Erfahrungen ist es zu Therapiebeginn essenziell, die emotionale Sicherheit Betroffener zu (re-)etablieren. Dazu ist es unverzichtbar, im Rahmen der Psychotherapie die Ansichten und durch die gelebte Erfahrung erzielten Fachkenntnisse der Betroffenen einzubeziehen. Durch Kollaboration und gegenseitigen Respekt kann es gelingen, eine solide therapeutische Allianz aufzubauen. Ein sich daraus idealerweise ergebendes Zusammenspiel von Zuhören, Spiegeln und Zusammenarbeiten kann Betroffene außerdem darin bestärken, bestehende Diagnosen und Symptome kritisch zu reflektieren und das Gefühl von Handlungsfähigkeit und Kompetenz in Bezug auf die eigene Gesundheit zurückzuerlangen.

Manchmal ist es nötig, das Vertrauen in eigene Körperwahrnehmungen wiederherzustellen. Dabei kann metaphorische Sprache (z. B. »Ich fühle mich wie eine Marionette mit zu vielen Gelenken, die alle im falschen Winkel gebeugt sind«) therapeutischen Fachkräften helfen, Betroffene besser zu verstehen. Verhaltenstherapeutische Mittel wie Körper-Scans können zum Einsatz kommen, bergen allerdings die Gefahr, dass sie Schmerzen und daraus resultierende Ängste bei einigen Personen verstärken.

In Bezug auf den Selbstwert sollten Betroffene lernen, ihre Definitionen von Zuverlässigkeit, Kompetenz und Produktivität zu erweitern. Sie müssen erkennen, dass es sowohl im privaten als auch im professionellen Kontext wertvolle Persönlichkeitsattribute neben der physischen Leistungsfähigkeit gibt. Es ist wichtig, dass sie lernen, effektive soziale Netzwerke aufzubauen. Betroffene benötigen zudem oft Hilfe dabei zu definieren, wann, mit wem und in welchem Maße sie ihre Diagnose teilen möchten, wie sie ihre Bedürfnisse, aber auch ihre Stärken kommunizieren können und ob und in welchem Maße sie andere über Hypermobilität und ihre Begleiterscheinungen aufklären möchten. Der Umgang mit Menschen, die Symptome oder den Schweregrad der Symptome anzweifeln (sowohl im medizinischen als auch im privaten Kontext), kann im Rahmen der Therapie eingeübt werden. Neben verschiedenen Informations- und Kommunikationsstrategien beinhaltet dies, bei starken negativen Reaktionen eigene Ressourcen zu schützen und Interaktionen (zumindest vorläufig) zu beenden.

Eine zentrale Rolle spielt zudem das Erlernen von Selbstfürsorge. Dies gilt sowohl für Betroffene als auch, bei Kindern, für ihre Erziehungsberechtigten. Dabei helfen Selbsthilfegruppen sowie der Aufbau eines effektiven Gesundheitsteams. Die Symptome von Hypermobilität tendieren dazu, stark zu schwanken. Daher ist ein guter Umgang mit physischen, kognitiven und emotionalen Grenzen essenziell. Vielen Betroffenen hilft es, diese Grenzen als dynamisch zu definieren und sie in der jeweiligen Situation stets neu zu entdecken.

> **Merke**
>
> Kernthemen in Bezug auf das Leben mit einer chronischen Erkrankung sind emotionale Sicherheit, die Wiederherstellung des Gefühls von Handlungsfähigkeit und Kompetenz in Bezug auf die eigene Gesundheit sowie des Vertrauens in eigene Körperwahrnehmungen, die Erhöhung des Selbstwerts, der Aufbau effektiver sozialer Netzwerke, Datenschutz- und Kommunikationsstrategien, der Umgang mit Zweifeln an der Erkrankung im Umfeld, Selbstfürsorge und der Umgang mit Grenzen.

Fallbeispiel

Die mit hEDS diagnostizierte amerikanische Teenagerin Carrie Durso hat das Kinderbuch »You're not Alone Little Zebra« geschrieben, in dem sich Kinder mit chronischen Erkrankungen wie hEDS wiedererkennen sollen. In Auszügen heißt es dort:

»Manchmal ist es schwer, wenn du das Gefühl hast, dass nur du in deiner Klasse, in deiner Schule oder in deiner Stadt Streifen hast, aber du bist nicht allein, kleines Zebra. […]

Manchmal ist es schwer, wenn du das Gefühl hast, dass deine Freunde nicht verstehen, was du im Inneren deines Körpers durchmachst, aber du bist nicht allein, kleines Zebra.

Manchmal ist es schwer, anderen Kindern beim Laufen und Spielen zuzusehen, aber du kannst nicht mitmachen, weil du dich zu müde oder krank fühlst, aber du bist nicht allein, kleines Zebra. […]

Auch wenn du sie nicht in deiner Klasse, in deiner Schule oder in deiner Stadt siehst, gibt es da draußen noch andere Zebras, die genau wie du sind. Du bist nicht allein, kleines Zebra. […]

Es mag schwer sein, sie zu finden, aber es gibt andere Kinder, die das Leben so erleben wie wir. Manche haben vielleicht mehr oder weniger Symptome, aber es ist die Erfahrung, als krankes Kind aufzuwachsen, die wir alle teilen können. Du bist nicht allein, kleines Zebra.«
(Durso, 2024, Übersetzung der Autorinnen)

Die biopsychosoziale Sichtweise

Aus einer biopsychosozialen Perspektive ist es für viele Betroffene entscheidend, dass psychotherapeutische Fachkräfte die biologischen Anteile ihres Beschwerdebildes anerkennen. Dazu gehört das Verständnis, dass viele Symptome wie Schmerz und Fatigue sowie einige »Treiber« der Hypermobilität (z. B. fehlerhafte Bindegewebestruktur, Gehirnbesonderheiten, physiologische Wechselwirkungen, vgl. ▶ Kap. 4.5) einen rein biologischen oder zumindest teilweise biologischen Ursprung haben. Die Validierung des biologischen Anteils ist insbesondere für Betroffene wichtig, denen über längere Zeiträume signalisiert wurde, der Schmerz sei »nur in ihrem Kopf« und sie seien eigentlich kerngesund. Dies hängt auch mit einer Stigmatisierung von psychischen Erkrankungen in unserer Gesellschaft zusammen. Andererseits warnen z. B. Mu et al. (2019) vor der Kehrseite einer Überbetonung des biologischen Anteils: Sie kann die Entwicklung aktiver Bewältigungsstrategien behindern und funktionale Behinderung verstärken, da die biologische Einschränkung von Betroffenen als weniger kontrollierbar wahrgenommen wird. Aber selbst, wenn man ein Primat des biologischen Anteils bejaht, würden sich, u. a. aus den Erfahrungen des »Nicht-ernst-genommen-Werdens« und zusätzlich aufgrund der Komplexität des Beschwerdebildes, in der Folge oft wichtige psychosoziale Faktoren ergeben, die eine psychotherapeutische Unterstützung erforderlich machen.

6.4.3 Kernbotschaften für die Praxis

- Hauptziele psychotherapeutischer Maßnahmen sind die Ermöglichung sozialer Teilhabe und einer erfüllenden Lebensführung sowie ein persönlich zufriedenstellender Umgang mit der Diagnose und den Symptomen.

- Hypermobilität kann u. a. zu reizverstärkendem und passivem Verhalten, erlernter Hilflosigkeit sowie ADHS-ähnlichen Symptomen führen. Das Risiko psychischer Fehldiagnosen ist erhöht.
- Im Fokus der Psychotherapie stehen vorrangig psychische Komorbiditäten der Hypermobilität, der Umgang mit chronischer Fatigue und Schmerz sowie psychische Belastungen, die sich aus dem täglichen Erleben einer wenig bekannten chronischen Erkrankung ergeben können.
- Angstzustände sind bei Kindern und Jugendlichen mit Hypermobilität die häufigste psychische Komorbidität.
- Bei Ängsten und Depressionen sollten die jeweiligen biologischen, psychologischen und sozialen Anteile des individuellen Beschwerdebildes analysiert werden. Als Beispiel: Eine Fehldiagnose einer primären Depression bei chronischer Fatigue kann schwerwiegende Folgen haben.
- Kernthemen in Bezug auf das Leben mit einer chronischen Erkrankung sind emotionale Sicherheit, die Wiederherstellung des Gefühls von Handlungsfähigkeit und Kompetenz in Bezug auf die eigene Gesundheit sowie des Vertrauens in eigene Körperwahrnehmungen, die Erhöhung des Selbstwerts, der Aufbau effektiver sozialer Netzwerke, Datenschutz- und Kommunikationsstrategien, der Umgang mit Zweifeln an der Erkrankung im Umfeld, Selbstfürsorge und der Umgang mit Grenzen.
- Vielen Betroffenen ist eine Anerkennung des biologischen Anteils ihres Beschwerdebildes durch Fachkräfte sehr wichtig. Gleichzeitig muss berücksichtigt werden, dass eine Überbetonung des biologischen Anteils die Entwicklung aktiver Bewältigungsstrategien behindern und funktionale Behinderung verstärken kann.
- Das Funktionieren des Körpers nimmt im Leben von Menschen mit symptomatischer Hypermobilität einen großen Raum ein. Psychotherapie kann einen wertvollen und sicheren Rahmen bieten, eigene Gefühle und Gedanken wahrzunehmen und zu reflektieren.

6.5 Wie kann die Pädagogik unterstützen?

In diesem Kapitel geht es um die Unterstützung durch pädagogische Fachkräfte aus den Bereichen der Erziehung, der Heilpädagogik, der Sozialen Arbeit und des Lehramts.

6.5.1 Was sagt die Evidenz?

Eine systematische Suche nach evidenzbasierten pädagogischen Interventionen bei Hypermobilität ergibt aktuell (2025) keine Treffer (vgl. ▶ Kap. 5).

In ▶ Kap. 4 zu möglichen Ursachen und Zusammenhängen von Hypermobilität und ihren Begleiterkrankungen wurde dargelegt, dass Wahrnehmungsveränderungen und psychosoziale Faktoren Hypermobilität und ihre Komorbiditäten verursachen bzw. verschärfen können. In pädagogischen Kontexten kann versucht werden, diese Faktoren positiv zu beeinflussen.

Für Interventionen zur Wahrnehmungsregulation vgl. ▶ Kap. 6.3.1. In Bezug auf psychosoziale Faktoren kommt in der Pädagogik neben der pädagogischen Beziehungsarbeit u. a. der Einsatz von Psychomotorik und Stressmanagement-Programmen in Frage. Psychomotorik setzt Bewegung und Körperlichkeit zur Persönlichkeitsentwicklung ein; systematische empirische Wirksamkeitsnachweise gibt es bisher nicht, aber Anhaltspunkte für die Wirksamkeit von Teilaspekten (Fischer, 2019; Gebhard & Kuhlenkamp, 2012). In Bezug auf Stressmanagement-Maßnahmen gibt es eine große Bandbreite (für eine unkritische Übersicht vgl. Zisopoulou & Varvogli, 2023). Vor einem Einsatz sollte geprüft werden, in welchem Kontext die jeweilige Maßnahme bisher Wirkung gezeigt hat, und ob sie auf die eigene Zielgruppe übertragbar ist. Beispiele für eine hypermobile Zielgruppe sind bei Kalisch et al. (2022) und Lattimore und Harrison (2022) zu finden (vgl. ▶ Kap. 6.4.1 bzw. ▶ Kap. 5).

Zu den physischen und psychischen Auswirkungen von Bewegungsmaßnahmen vgl. ▶ Kap. 6.2.1.

6.5.2 Was sagen Fachkräfte?

Die Hauptaufgabe pädagogischer Fachkräfte liegt mit Blick auf symptomatische Hypermobilität darin, betroffenen Kindern und Jugendlichen eine erfolgreiche Teilnahme am Kindergarten- bzw. Schulalltag zu ermöglichen. Im Fokus stehen dabei Anpassungsmaßnahmen. Im Idealfall sind diese Anpassungsmaßnahmen in ein Gesamtkonzept zur Unterstützung betroffener Kinder und Jugendlichen eingebettet, das in den folgenden Abschnitten vorgestellt wird.

Überblick über die Kernthemen für pädagogische Fachkräfte in der Arbeit mit Hypermobilität

Fachwissen zum Thema »Hypermobilität in Kindergärten und Schulen« wird aktuell vor allem von britischen, amerikanischen und deutschen Selbsthilfeorganisationen in Form von Broschüren, Webinaren und Online-Toolkits bereitgestellt. Eine thematische Analyse dieser Materialien nach Braun und Clarke (2006) (verwendet wurden: Baldry, 2021; DEDI, 2022; Ehlers-Danlos-Selbsthilfe e. V., 2024; Green, 2021; HMSA, 2020; TEDS, 2019a, TEDS, 2019b; TEDS UK & HMSA, 2025) ergibt zehn Themenfelder, die von pädagogischen Fachkräften in Kindergärten und Schulen berücksichtigt werden sollten. Viele der Themenfelder greifen ineinander:

1) Hintergrundinformationen zu Hypermobilität
2) Kommunikation und Erwartungsmanagement

3) Schwierigkeiten in Kindergärten und Schulen
4) Anpassungsmaßnahmen
5) Sozio-emotionale Gesundheit der Kinder
6) Umgang mit Komorbiditäten (wie POTS, Angsterkrankungen, Fatigue)
7) Rechtslage in Bezug auf Inklusion (z. B. Nachteilsausgleich)
8) Begleitung des Übergangs vom Kindergarten in die Schule bzw. von der Schule ins Berufsleben bzw. ins Studium
9) Arbeit mit Erziehungsberechtigten und Angehörigen
10) Netzwerkbildung

Während sich die meisten Handreichungen an Erziehungsberechtigte und Angehörige sowie pädagogische Fachkräfte richten, enthält das Webinar mit Shani Weber (TEDS, 2019a) auch Abschnitte, die explizit an Kinder und (separat) an Jugendliche adressiert sind. Überlegungen für die Situation in Kindergärten sind nur in den deutschsprachigen Beiträgen enthalten. Im folgenden Abschnitt werden die einzelnen Themenfelder erläutert.

Hintergrundinformationen zu Hypermobilität

Kinder und Jugendliche sowie ihre Erziehungsberechtigten und Angehörigen sowie pädagogische Fachkräfte sollten sich mit den Beschwerdebildern vertraut machen und das Umfeld der Kinder angemessen und sachgerecht darüber informieren. Dies schließt Informationen zu allgemeiner gesunder Lebensführung (z. B. Ernährungs- und Schlafgewohnheiten) ein, die möglicherweise einige Komorbiditäten verhindern oder Symptome abmildern kann.

Kommunikation und Erwartungsmanagement

Es sollte offen und auf Augenhöhe miteinander kommuniziert werden, wobei auch Datenschutzaspekte und die Wünsche der Betroffenen zu beachten sind – etwa zur Frage, inwieweit andere Kinder in der Klasse informiert werden sollen. Die Kommunikation umfasst den Austausch zwischen jungen Menschen und ihren Erziehungsberechtigten, zwischen Familien und pädagogischen Fachkräften sowie zwischen diesen Gruppen und dem weiteren Umfeld, also der Klassengemeinschaft sowie medizinischem und therapeutischem Fachpersonal.

Schwierigkeiten in Kindergärten und Schulen

Symptome der Hypermobilität können den Kindergarten- bzw. Schulalltag beeinflussen. Stärkere Beschwerden bilden sich häufig erst im Schulalter heraus. Die Hauptschwierigkeiten sind in der folgenden Grafik dargestellt (vgl. ▶ Abb. 6.1):

6.5 Wie kann die Pädagogik unterstützen?

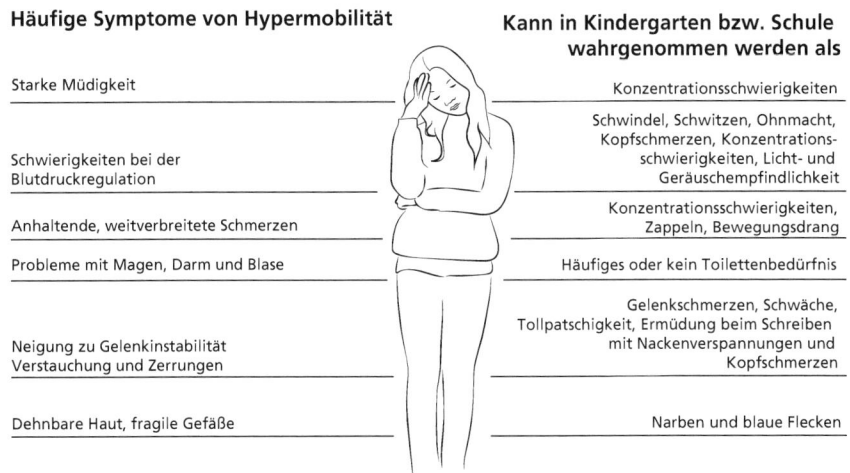

Abb. 6.1: Beeinflussung des Kindergarten- und Schulalltags durch Symptome der Hypermobilität
Quelle: Modifiziert nach TEDS UK & HMSA, 2025, o. S.

Anpassungsmaßnahmen in Kindergärten und Schulen

Anpassungsmaßnahmen sollen den Kindergarten- bzw. Schulalltag Betroffener erleichtern. Dabei können sich Fachkräfte fragen, wie sie Erleichterungen im Tagesplan schaffen können und welche physischen Anpassungen bzw. Anpassungen von Routinen (z. B. Pausenzeiten, Energiemanagement (Pacing)) möglich sind. Manchmal können auch Bewältigungsstrategien, wie z. B. Schmerz- und Stressmanagement oder sensorische Hilfsmaßnahmen, eingeführt bzw. unterstützt werden.

Der Kindergartenalltag erfordert meist weniger Anpassungsmaßnahmen als ein schulisches Umfeld. Im Kindergarten sollte ein Fokus auf der Früherkennung liegen. Dabei wird es vielfach weniger darum gehen, eine formelle Diagnose anzustreben, als um eine erste Sensibilisierung der betroffenen Kinder, ihrer Erziehungsberechtigten und des Umfelds (z. B. des ärztlichen Personals) für eine potenziell vorliegende Hypermobilität.

Beispiele für Anpassungsmaßnahmen im Kindergarten

- Einfach anzuziehende Kleidung: Wenn das Schleifen-Binden noch nicht möglich ist, empfiehlt es sich, auf Kleidung mit Reiß-, Druck- oder Klettverschlüssen zurückzugreifen.
- Hilfsmittel bei Überbeweglichkeit der Fingergelenke: Therapiescheren, Stiftehalter, Fingersplints oder Bandagen können Unterstützung bieten.
- Vorsicht bei zusammensteckbaren Bauklötzen: Diese können die Gelenke stark belasten oder zu Hautquetschungen führen.

- Sensibler Umgang mit Schmerzen bei motorischen Aktivitäten: Es sollte darauf geachtet werden, Kinder nicht zu schmerzhaften Aktivitäten zu drängen. Ein Beispiel wäre »Wettkrabbeln« bei Knieschmerzen.
- Wissen um Komorbiditäten: Begleiterkrankungen wie Fatigue, Kopfschmerzen, Magen-Darm-Probleme und Wahrnehmungsstörungen sollten berücksichtigt werden.
- Generell sollte Rücksicht auf verminderte Leistungsfähigkeit und erhöhte Schmerzempfindlichkeit genommen werden, ohne die Kinder zu unterfordern oder überzubehüten.

Beispiele für Anpassungsmaßnahmen in der Schule

- Sitzgelegenheiten: Es sollte den Kindern und Jugendlichen ermöglicht werden, regelmäßig die Sitzposition zu ändern. Polsterungen oder Anlehnmöglichkeiten beim Sitzen auf dem Boden sind hilfreich. Eine gute Tisch- und Sitzhöhe kann durch verstellbare Möbel, Fußstützen oder Kissen sichergestellt werden.
- Pausen und Wege zwischen Klassenzimmern: Um das Tragen schwerer Bücher und anderer Materialien zu vermeiden, können Spinde, Rollkoffer oder Zweitsätze von Büchern verwendet werden. Bei Schmerzen oder Unwohlsein kann es manchmal sinnvoll sein, es Betroffenen zu erlauben, Pausen im Klassenzimmer zu verbringen (idealerweise gemeinsam mit anderen). Manchmal ist Ablenkung vom Schmerz durch Aktivität sinnvoller. Regelmäßige Erholungspausen sollten aber immer gewährleistet werden.
- Lesen, Schreiben, Prüfungen: Stiftaufsätze, dicke Stifte, Fingersplints oder Bandagen, Laptops und breit liniertes Papier können bei feinmotorischen Problemen unterstützen. Betroffene sollten auch im Klassenzimmer dazu ermutigt werden, verordnete Handübungen (aus der Physio- bzw. Ergotherapie) durchzuführen. Bei Prüfungen kann ein Nachteilsausgleich wie mehr Zeit oder zusätzliche Toilettengänge gewährt werden; bei POTS kann es sinnvoll sein, Trinken und Essen zu erlauben.
- Sportunterricht und Bewegung im Unterricht: Bei symptomfreier Hypermobilität sollten lediglich Überdehnungen vermieden werden. Bei symptomatischer Hypermobilität kann ein modifiziertes Sportprogramm sinnvoll sein. Vorsicht ist besonders bei Kontaktsportarten, Reckturnen oder schnellen Richtungswechseln geboten. Der Aufbau von Kraft und Kondition sollte langsam erfolgen. Schutzkleidung, Orthesen oder Bandagen können zum mechanischen Gelenkschutz und zur Verbesserung der Propriozeption beitragen. Spiegel und sorgfältiges Demonstrieren von Bewegungen sind ebenfalls oft hilfreich. Gründliches Aufwärmen und angemessene Pausen sind wichtig. Bei POTS sollte auf extreme Wetterbedingungen geachtet werden, die Symptome verstärken könnten. Eine vollständige Befreiung vom Sportunterricht sollte nur in unvermeidlichen Fällen erfolgen. Bewegung inner- und außerhalb des Sportunterrichts kann Stärke, Koordination, Wahrnehmung und andere Bewegungskompetenzen, die Ausbildung positiver Bewegungsgewohnheiten, Spaß an der Bewegung, Selbstwirksamkeit und zwischenmenschliche Beziehungen innerhalb von

Gruppen fördern. Angesichts vermuteter Zusammenhänge zwischen Dekonditionierung und Schmerz/Fatigue bei Hypermobilität (vgl. Hasson, 2017) sowie der Tatsache, dass zunehmende physische Inaktivität bereits vor COVID-19 als globale Pandemie bezeichnet wurde (Ding et al., 2016), die sich mit COVID-19 verschärfte (Stockwell et al., 2021), spielen bewegungsfördernde Maßnahmen eine herausragende Rolle im Management von Hypermobilität.

- Toilettengänge: Diese können häufiger notwendig sein. Eine Vereinbarung, dass Betroffene die Toilette ohne Rückfrage nutzen dürfen, kann sinnvoll sein.
- Anwesenheit: Ärztliche oder therapeutische Termine sowie Schmerzen und Erschöpfung können die Anwesenheit reduzieren. Bei längeren Abwesenheiten sollten der Kontakt aufrechterhalten und Unterrichtsmaterialien bereitgestellt werden. Online- oder Teilzeitunterricht könnten eine Lösung sein. Ein geregelter Tagesablauf ist bei chronischem Schmerz oft hilfreich (siehe auch ▶ Kap. 6.6.2 zum Selbstmanagement).
- Sensorische Umgebung: Potenzielle Angststörungen und gestörte Interozeption sollten berücksichtigt werden. Langsames Sprechen und visuelle Unterstützung der Inhalte sowie das Bereitstellen von Unterrichtsmaterialien im Voraus können ebenfalls hilfreich sein. Zusätzliche Maßnahmen im Klassenzimmer können die Reduzierung von Hintergrundgeräuschen (z.B. durch leichte Kopfhörer), Anpassung der Beleuchtung (heller oder gedimmter) und die Erlaubnis zum Tragen von Sonnenbrillen umfassen. Dabei sollte allerdings berücksichtigt werden, dass derartige Maßnahmen das Risiko bergen, die Reizempfindlichkeit mittel- und längerfristig ungewollt zu verstärken (vgl. Scheerer et al., 2022).
- Schulausflüge: Aktivitäten sollten gegebenenfalls angepasst werden, oder eine Teilnahme nur an Teilen des Ausflugs sollte ermöglicht werden. Unterstützung durch zusätzliches Personal kann sinnvoll sein.
- Pacing: Beim Energiemanagement kann ein Ampelsystem hilfreich sein, bei dem Tätigkeiten je nach Anstrengung individuell in grüne (wenig anstrengend) und rote (sehr anstrengend) Kategorien eingeteilt werden. Täglich sollte möglichst nur eine rote Tätigkeit auf dem Stundenplan stehen.
- Schmerzmanagement: Betroffenen sollte Glauben geschenkt werden, und der Zugang zu Erste-Hilfe-Räumen sollte möglich sein. Ein Schmerzmanagement-Plan kann beinhalten, dass Betroffene den Unterricht verlassen dürfen, um Medikamente einzunehmen, oder ein Kommunikationssystem mit der Lehrkraft verwenden, wenn sie den Unterricht wegen Schmerzen verlassen müssen.
- Hohe Bedeutung der Teilhabe: Für Sportunterricht, Anwesenheit, Schulausflüge u.Ä. gilt: Teilhabemöglichkeiten sollten wo immer gewahrt werden, um Ausgrenzungsrisiken zu minimieren.

Für ein Fallbeispiel, welch transformative Wirkung einfache Veränderungen in der Schule (andere Sitz- und Schreibunterlagen, andere Stifte) haben können, vgl. ▶ Kap. 6.3.2.

Sozio-emotionale Gesundheit hypermobiler Kinder und Jugendlicher

Die sozio-emotionale Gesundheit bei Hypermobilität umfasst folgende Aspekte:

- Vorbeugung von Schulvermeidung aufgrund emotionaler Gründe
- Bewältigung von Trauer und anderen Emotionen bei chronischer Erkrankung und eingeschränkten Handlungsmöglichkeiten
- Kommunikation eigener Bedürfnisse, Unterbindung von Mobbing
- Unterstützung bei Stress- und Angstmanagement
- Ermöglichung sozialer Teilhabe
- Ermutigung zu Bewegung (vgl. auch oben) und Förderung von Bewegungsfreude, aber auch Ermutigung zu angemessenen Pausen (vgl. Pacing)
- Förderung von Unabhängigkeit, Selbstbewusstsein (Vermeidung von gelernter Hilflosigkeit), von persönlichen Stärken und von Resilienz

Fallbeispiel

Die australische Jugendliche Maddy berichtet über die Auswirkungen ihrer Hypermobilität und die Bedeutung, die empathische Lehrkräfte für sie hatten:
»Ich habe viele Probleme, die die Leute nicht sehen können. EDS zu haben bedeutet, dass ich eine Kollagenerkrankung habe. Der Klebstoff, der den Körper zusammenhält, ist also nicht sehr stark. Dadurch sind meine Gelenke sehr locker und ich verrenke mich leicht. Ich werde sehr schnell müde, meine Muskeln sind nicht sehr stark und können nicht immer die Arbeit machen, die meine Bänder machen sollten. Die Schule ist schwierig, weil das Schreiben manchmal unmöglich ist und ich ständig Schmerzen habe. Außerdem leide ich unter dem posturalen orthostatischen Tachykardiesyndrom. Das bedeutet, dass das Blut nicht immer richtig zu meinem Gehirn gelangt, sodass mein Herz rast, mir schwindlig wird und ich nicht richtig sprechen kann. Es wirkt sich auf meine Verdauung aus, sodass ich Bauchschmerzen bekomme, und ich habe das Raynaud-Syndrom, bei dem meine Finger und Zehen sehr kalt sind und schmerzen.

Mit EDS leben zu lernen ist ein täglicher Kampf. Jeder Tag ist anders. An manchen Tagen wache ich mit Verrenkungen und starken Schmerzen auf und an anderen Tagen nicht. An manchen Tagen kann ich gehen und laufen und an anderen Tagen muss ich einen Rollstuhl benutzen. Ich muss über jede Kleinigkeit, die ich tue, nachdenken und entscheiden, was am wichtigsten ist. Wenn ich heute mit meinen Freunden herumlaufe, könnte das bedeuten, dass ich morgen nicht mehr aufstehen kann. Wenn ich mir Toast zum Frühstück mache, kann das bedeuten, dass ich an diesem Tag in der Schule nicht schreiben kann. Ich kann nicht einfach etwas tun, weil es Spaß macht, so wie meine Freunde es tun, sondern ich muss immer an die Konsequenzen denken.

Ich habe jedoch Glück, denn ich habe auf meinem Weg Menschen getroffen, die mir geholfen haben zu erkennen, dass ich nicht an der Seitenlinie sitzen und aufhören muss, ich zu sein! Als ich sieben Jahre alt war, lernte ich eine Lehrerin […] kennen, und sie hat mein Leben verändert. Sie sagte mir, dass anders zu sein bedeutet, dass ich einzigartig bin, und dass einzigartig großartig ist. Sie hat mir

gezeigt, dass das Anderssein mich zu dem macht, was ich bin. Sie half mir durch eine wirklich schwere Zeit, und ich begann zu glauben, dass ich den Leuten von meinem EDS erzählen könnte und dass sie mir glauben würden. Im folgenden Jahr lernte ich eine andere Lehrerin [...] kennen. Sie ermutigte mich, mich auf meine Stärken zu konzentrieren, z. B. auf die akademischen Fächer, was mir half zu verstehen, dass mein Leben nicht nur aus EDS besteht. Sie lehrte mich, mit dem Herzen zu schreiben und meinen Träumen zu folgen. Sie sagte mir, dass alles möglich sei.«
(Parker, 2014, Übersetzung der Autorinnen)

Umgang mit Komorbiditäten (z. B. POTS, Angststörungen, Fatigue)

Fachkräfte sollten wissen, welche Komorbiditäten die Kinder und Jugendlichen mit Hypermobilität/hEDS/HSD haben und sich von ihnen bzw. den Erziehungsberechtigten informieren lassen, inwieweit sie die Kinder und Jugendlichen beim Management der Komorbiditäten unterstützen können und sollen. Hintergrundinformationen zum Management von Komorbiditäten finden sich in ▶ Kap. 6.1.2.

Rechtslage in Bezug auf Inklusion (z. B. Nachteilsausgleich und Notenschutz)

Kinder und Jugendliche mit Beeinträchtigungen haben die Möglichkeit, einen Nachteilsausgleich oder Notenschutz zu bekommen. Dies ist je nach Bundesland unterschiedlich geregelt. Informationen dazu finden sich in der Regel auf den Seiten der Kultusministerien, der Bildungsportale o. Ä. Oft ist eine Suche über eine Suchmaschine mit dem Begriff »Nachteilsausgleich« in Verbindung mit dem jeweiligen Bundesland am zielführendsten. Bei Bedarf sollten die Ausgleichsmaßnahmen zwischen den medizinischen, therapeutischen und pädagogischen Fachkräften abgestimmt werden.

Begleitung des Übergangs in die Schule und ins Berufsleben/ins Studium

Eine sorgfältige Begleitung des Übergangs vom Kindergarten in die Schule sowie von der Schule in Ausbildung, Beruf oder Studium ist von großer Bedeutung. Im Idealfall wurden über mehrere Jahre hinweg Ansätze erprobt und Strategien entwickelt, um den individuellen Bedürfnissen der Kinder bzw. Jugendlichen gerecht zu werden. Dieses wertvolle Wissen effektiv an die Verantwortlichen der nächsten Lebensetappe weiterzugeben, kann nicht nur Zeit und Mühe sparen, sondern auch Kontinuität in der Unterstützung gewährleisten und das Vertrauen in die neuen Begleitenden fördern. So wird eine bestmögliche Integration in das neue Umfeld ermöglicht. Hierbei sollten alle relevanten Aspekte berücksichtigt werden, von gesundheitlichen Einschränkungen über individuelle Lernbedürfnisse bis hin zu sozialen und emotionalen Anforderungen.

Arbeit mit Erziehungsberechtigten und Angehörigen

Arbeit mit Erziehungsberechtigten und Angehörigen beinhaltet Information und Beratung zu den bisher genannten Themenfeldern sowie zur Netzwerkbildung. Außerdem ist es wichtig, die Selbstfürsorge der Erziehungsberechtigten und Angehörigen zu stärken, insbesondere wenn sie selbst durch eigene gesundheitliche Herausforderungen wie Hypermobilität, Begleiterkrankungen oder andere Belastungen beeinträchtigt sind. Neben dem hohen emotionalen, zeitlichen und pflegerischen Aufwand für die Kinder stehen Erziehungsberechtigte oft vor dem schwierigen Balanceakt, ihre Kinder aufgrund oder trotz Schmerzen zu motivieren, aktiv zu bleiben. Unterstützung kann hier helfen, Orientierung zu bewahren – sowohl bei der Suche nach neuen Therapieansätzen als auch bei der Beachtung grundlegender Prinzipien wie Muskelaufbau, regelmäßiger Bewegung, gesunder Ernährung und erholsamem Schlaf. Ebenso wichtig ist es, Erziehungsberechtigte und Angehörige zu beraten, übertriebene Fürsorge zu vermeiden. Manchmal müssen sie vor falschen Verdächtigungen geschützt werden, etwa bei blauen Flecken, Müdigkeit oder längerem Einnässen der Kinder, die zu unberechtigten Vorwürfen des Kindesmissbrauchs oder des Münchhausen-Stellvertreter-Syndroms führen können.

Netzwerkbildung

Betroffene und ihre Familien benötigen manchmal Hilfe bei der Zusammenstellung und Pflege eines spezifisch zugeschnittenen multiprofessionellen Teams aus möglichen medizinischen, therapeutischen und weiteren Anlaufstellen. Dies kann sich für Erziehungsberechtigte angesichts des geringen Bekanntheitsgrads von Hypermobilitätserkrankungen schwierig und kräftezehrend gestalten. Im Idealfall wird diese Aufgabe durch die kinderärztlichen Praxen abgedeckt. Ist dies nicht der Fall, ist es hilfreich, wenn pädagogische Fachkräfte Listen mit geeigneten medizinischen und therapeutischen Fachkräften zur Hand haben, die sie mit zunehmender Erfahrung und Kontakten erweitern. Hinweise zu Anlaufstellen finden sich in ▶ Kap. 7.

Auch wenn bereits ein multiprofessionelles Team besteht, ist es wichtig, dass pädagogische Fachkräfte sich in die Zusammenarbeit einbringen. Mögliche Kooperationspartner kommen aus den Bereichen der (Schul-)Psychologie, verschiedener Therapieformen (Physio-, Ergo-, Logo-, Lern- und Psychotherapie), der Integrationshilfe/Schulbegleitung und der Medizin. Inhaltlich geht es dabei um alle oben genannten Themenbereiche.

6.5.3 Kernbotschaften für die Praxis

- Die Hauptaufgabe pädagogischer Fachkräfte liegt mit Blick auf symptomatische Hypermobilität darin, betroffenen Kindern und Jugendlichen eine erfolgreiche Teilnahme am Kindergarten- bzw. Schulalltag zu ermöglichen.

- Im Fokus stehen dabei Anpassungsmaßnahmen. Anpassungsmaßnahmen in der Schule betreffen z. B. die Bereiche Lesen, Schreiben, Prüfungen sowie den Sportunterricht, aber auch Themen wie Sitzgelegenheiten, das Tragen von Materialien, Toilettengänge, Pacing, Schmerzmanagement u. a.
- Im Idealfall sind diese Anpassungsmaßnahmen in ein Gesamtkonzept zur Unterstützung betroffener Kinder und Jugendlichen eingebettet.
- Das Gesamtkonzept beinhaltet zehn Themenfelder (Hintergrundinformationen zu Hypermobilität, Kommunikation und Erwartungsmanagement, Schwierigkeiten in Kindergärten und Schulen, Anpassungsmaßnahmen, sozio-emotionale Gesundheit der Kinder, Umgang mit Komorbiditäten, Rechtslage in Bezug auf Inklusion, Begleitung von Übergängen, Arbeit mit Erziehungsberechtigten und Angehörigen sowie Netzwerkbildung).
- Eine besonders empfehlenswerte weiterführende (englischsprachige) Ressource ist das School Toolkit für Hypermobilität von TEDS UK & HMSA (2025):

https://theschooltoolkit.org/

6.6 Was können Betroffene und ihre Erziehungsberechtigten und Angehörigen tun?

6.6.1 Was sagt die Evidenz?

Die Wissenschaft belegt regelmäßig, dass aus der Sicht Betroffener der Weg zur Diagnose lang ist und Betroffene und ihre Erziehungsberechtigten mit Unverständnis im medizinischen Sektor kämpfen. Nach der Diagnose ist es für sie oft schwierig, kompetentes Fachpersonal zu finden, das bei einer geeigneten Behandlungsstrategie unterstützen kann (vgl. ▶ Kap. 1). Zur Wirksamkeit der von den einzelnen Fachdisziplinen eingesetzten Maßnahmen, vgl. ▶ Kap. 5, ▶ Kap. 6.1.1, ▶ Kap. 6.2.1, ▶ Kap. 6.3.1, ▶ Kap. 6.4.1 und ▶ Kap. 6.5.1.

Die Bedeutung eines guten Selbstmanagements bei chronischen Symptomen wird zunehmend anerkannt (Bennett et al., 2022; NHS England, 2023). In Ermangelung von Leitlinien liegen offizielle Empfehlungen für das Selbstmanagement bei Hypermobilitätssymptomen jedoch bisher nicht vor. Allerdings zeigt eine Evaluation von Bennett et al. (2022), welche Komponenten für Selbstmanagement-Interventionen bei HSD und hEDS sinnvoll sind. Die Teilnehmenden haben kaum Zugang zu psychologischer Unterstützung und Ergotherapie und beklagen mangelnde Kenntnisse über HSD und hEDS. Künftige Forschungsarbeiten sollten untersuchen, welche Interventionsmöglichkeiten am ehesten akzeptabel und durchführbar sind.

6.6.2 Was sagen Fachkräfte?

Quellen für dieses Kapitel sind insbesondere Atwal et al. (2020), C. Smith (2017) sowie Infomaterialien von Selbsthilfeorganisationen (vgl. ▶ Kap. 7.1). Hauptquellen für den Abschnitt zu Schmerzen sind Dobe und Zernikow (2021) und Zernikow (2015).

Selbstmanagement umfasst viele Aspekte, die dazu beitragen können, dass Betroffene und ihre Angehörigen ihre Lebensqualität verbessern können. Selbstmanagement bedeutet keinesfalls, sich um alles selbst zu kümmern. Im Idealfall ziehen Betroffene und ein Gesundheits-/Therapieteam an einem Strang. Im Fall von hypermobilen Kindern und Jugendlichen können kinderärztliche Praxen beraten und das Behandlungsmanagement (unter Einbeziehung von beispielsweise Physio-, Ergo- und Psychotherapie) koordinieren.

Selbstmanagement

Selbstmanagement umfasst eine Vielzahl von Aspekten:

- Informationssammlung zu Hypermobilität und ihren Symptomen
- Etablierung einer guten Zusammenarbeit und Kommunikation mit Mitarbeitenden des Gesundheitssystems
- Übernahme der Hauptverantwortung für die eigene Gesundheitsvorsorge, Auswahl individuell geeigneter Interventionen
- Erwerb neuer Kenntnisse, Fähigkeiten und Hilfsmittel zum Gesundheitsmanagement
- Zielformulierung, Planung konkreter Maßnahmen und Problemlösung
- Wissen um die Hauptpfeiler gesundheitsfördernder Lebensführung (Sport und Bewegung, Schlafhygiene, gesunde Ernährung, Regeneration) und bestmögliche Integration dieser Faktoren ins eigene Leben
- Gesunder Umgang mit Gefühlen
- Entwicklung eines personalisierten Werkzeugkoffers zum Umgang mit Schmerz
- Erlernen von Pacing als Managementstrategie u. a. für Fatigue, Schlafprobleme, Schmerz, Wut und Depression
- Erwerb von Managementstrategien für weitere Komorbiditäten inkl. Optimierung des Medikamenteneinsatzes in Zusammenarbeit mit medizinischen Fachkräften
- Suche nach Unterstützung von Menschen in ähnlichen Situationen
- Pflege guter Beziehungen zu Familie, Freunden und dem weiteren Umfeld

Überblick zu Behandlungsoptionen mithilfe von Informationen in diesem Buch

Falls in den aufgesuchten Praxen nicht genug Hintergrundwissen zu Hypermobilität vorhanden ist, müssen Betroffene selbst (zusätzliche) Informationen sammeln

6.6 Was können Betroffene und ihre Erziehungsberechtigten und Angehörigen tun?

und das Behandlungsmanagement teilweise oder vollständig koordinieren. In diesen Fällen ist es empfehlenswert, sich zunächst die grundlegenden Informationen zu Hypermobilität in ▶ Kap. 2 zu erschließen und anschließend zumindest die Teilkapitel »Kernbotschaften für die Praxis« der Abschnitte zu Kinder- und Jugendmedizin (▶ Kap. 6.1), Physiotherapie (▶ Kap. 6.2), Ergotherapie (▶ Kap. 6.3), Psychotherapie (▶ Kap. 6.4) sowie Pädagogik (▶ Kap. 6.5) zu lesen. Dies ermöglicht es, sich einen Überblick über Behandlungsmöglichkeiten und -ansätze zu verschaffen. Insbesondere das Kapitel zu Ergotherapie bietet viele Informationen zu Alltagsadaptationen bei Säuglingen, Kindern und Jugendlichen; daher ist es für Erziehungsberechtigte und Betroffene besonders lesenswert. In den genannten Kapiteln sowie in ▶ Kap. 6.7 (Weiterführende Ressourcen für alle Fachgebiete) und ▶ Kap. 7 (Nützliche Anlaufstellen) finden sich weitere Informationsmöglichkeiten.

Hauptfokus auf das Wesentliche: Bewegung, Schlaf, gesunde Ernährung, Regeneration – auch präventiv!

Die Konfrontation mit der Diagnose Hypermobilität kann überfordern. Aktuell gibt es noch keine hochwertigen klinischen Behandlungsleitlinien, und wenn in der eigenen kinderärztlichen Praxis wenig Wissen zur Thematik vorhanden ist, können Erziehungsberechtigte und Betroffene sich verpflichtet fühlen, sich eigenständig zum Symptombild und möglichen Behandlungsstrategien zu informieren. Da viele der bisher bewährten Behandlungsansätze über einen längeren Zeitraum hinweg ein hohes Maß an Eigeninitiative erfordern und sich Symptome selbst bei größtem persönlichem Einsatz phasenweise verschlechtern können, kann es verlockend sein, viel Zeit und Geld in stets neue, letztlich aber enttäuschende »Wunderheilmittel« zu investieren. Die vielleicht ernüchternde, vielleicht entlastende aktuelle Wahrheit lautet: Mit guten Bewegungsprogrammen (inklusive Muskelstärkung und Förderung von Propriozeption und Bewegungsfreude), guter Schlafhygiene, gesunder Ernährung und ausreichender Regeneration können viele Symptome der Hypermobilität wesentlich gemindert werden. Sie sind zudem eine lohnende präventive Investition in ein symptomärmeres Erwachsenenalter. Vieles spricht dafür, dass durch frühzeitige präventive Maßnahmen gesundheitliche Spätfolgen abgemildert werden können (vgl. auch ▶ Kap. 2.2.8).

Fallbeispiel – junge Erwachsene

Die Amerikanerin Katherine Goss beschreibt, wie Krafttraining ihr auf vielen Ebenen half:
»Mit 17 Jahren habe ich zum ersten Mal Gewichte in die Hand genommen, und ich fand es toll. Ich fing an, einige Work-outs zu machen (ich hatte keine Ahnung, was ich da tat) und begann mit Krafttraining. Als ich 20 war, machte ich fünf- bis sechsmal pro Woche Krafttraining. Ich konnte nie mehr als ein paar Tage ohne Training auskommen, denn dann fing es wieder an, weh zu tun. Nach außen hin sah es so aus, als wäre ich süchtig nach Fitness, aber in Wirklichkeit war ich süchtig danach, keine Schmerzen zu haben. Ich war süchtig danach, gut

zu schlafen, viel weniger Angst zu haben und besser zu funktionieren.«
(Goss, 2021, Übersetzung der Autorinnen)

Details zu Bewegungsprogrammen finden sich in ▶ Kap. 6.2.

Gute Schlafhygiene ist von hoher Bedeutung, da schlechter Schlaf die Regeneration des Bindegewebes und der Muskulatur beeinträchtigt und zudem nicht nur Fatigue-Symptome, sondern auch akuten und chronischen Schmerz verschärfen kann. Dies kann einen Teufelskreis auslösen, in dem Schmerz den Schlaf stört und die Schlafstörungen den Schmerz verschlimmern. Dies wiederum führt zu Stress, und beeinträchtigt die Stimmung, die Konzentration und zum Beispiel auch die Gedächtnisleistung.

Auch wenn chronische Fatigue nicht einfach durch guten Schlaf reguliert werden kann, ist es sowohl bei Schmerzen als auch bei Fatigue wichtig, gute Schlafhygiene zu praktizieren, um die Schlafqualität zu optimieren und eine Verschärfung bestehender Symptome von Hypermobilität und von Komorbiditäten zu verhindern. Zu den Grundregeln guter Schlafhygiene zählen:

- Tagsüber, idealerweise bereits morgens, Zeit draußen im Tageslicht verbringen
- Keine Nutzung von Fernsehern, Tablets, Handys etc. im Schlafzimmer
- Im Bett keine Hausaufgaben machen/nicht arbeiten
- Den Schlafraum dunkel, gut belüftet und eher kühl halten
- Einige Stunden Abstand zwischen Abendessen und der Schlafenszeit einhalten (bei kleinen Kindern fällt dieser naturgegeben kürzer aus, bei Erwachsenen werden mehrere Stunden empfohlen)
- Keine aufputschenden Nahrungs- bzw. Genussmittel vor dem Schlafengehen (z. B. Schokolade, Cola etc.; bei Erwachsenen: Alkohol, Nikotin, Kaffein)
- Jeden Tag zur gleichen Zeit zu Bett gehen und zur gleichen Zeit aufstehen

Verhindern Sorgen, Ängste oder Schmerzen den Schlaf, können auch die unten unter »Umgang mit Stress und Angstgefühlen« genannten Techniken (insbesondere die progressive Muskelentspannung nach Jacobson und die Atemtechniken) und die im Abschnitt zu chronischem Schmerz genannten Ablenkungsstrategien hilfreich sein. Zusätzlich kann abendliches Tagebuch-Schreiben dabei helfen, belastende oder aufwühlende Ereignisse vorm Schlafengehen buchstäblich »zur Seite zu legen«.

Eine weitere hilfreiche Methode für alle Kinder, die buchstabieren können, ist das kognitive Shuffling (»Gedankenmischen«): Für jeden Buchstaben eines zufällig ausgewählten, gefühlsneutralen Wortes denkt man so lange an Wörter mit dem gleichen Anfangsbuchstaben, bis der Buchstabe sich ohne Anstrengung ausgeschöpft anfühlt. Dann geht man zum nächsten Buchstaben über. Dabei hetzt man nicht, sondern verweilt ein bisschen bei den Wörtern und stellt sie sich bildlich vor, falls das möglich ist.

Bei dem Wort »Baum« zum Beispiel könnte man denken: Boot, Blume, Bild …, Affe, Ahornblatt, Ananas …, Uhu, Urlaub, Ufo …, Maus, Marionette, Maikäfer … Die Technik funktioniert möglicherweise deshalb, weil sie den natürlichen Einschlafvorgang nachahmt (Beaudoin et al., 2016). Beim Übergang in den Schlaf neigen Menschen zu »Mikroträumen«. Die bewusste Beschäftigung mit zufälligen, unzusammenhängenden Gedanken kann diesen mentalen Zustand nachbilden und beim Einschlafen helfen.

(Ein-)Schlaffördernde Substanzen, wie z. B. Melatonin, bringen neurologisch gesunden Kindern und Jugendlichen selten Vorteile (Edemann-Callesen et al., 2023), können aber bei Neurodiversität indiziert sein (Williams Buckley et al., 2020). Sie sollten stets nur nach Absprache mit der kinderärztlichen Praxis verabreicht werden.

Mit »gesunder Ernährung« sind weder bestimmten Ernährungsformen (wie Keto, vegane Ernährung etc.) noch die Einnahme bestimmter Nahrungsergänzungsmittel gemeint. Zu beidem liegen bisher keine belastbaren Studien zum Management von Hypermobilitätssymptomen vor. Viele Betroffene behelfen sich zwar mit Trial-and-Error auf der Basis anekdotischer Informationen. Bis belastbare Informationen vorliegen, ist es aber besser, sich an etablierte Empfehlungen gesunder Ernährung zu halten. Als Beispiele werden hier oft Variationen der mediterranen Ernährung (mit viel Gemüse, Ballaststoffen, genügend pflanzlichen oder tierischen Proteinen sowie gesunden Fetten) genannt, die an eigene Vorlieben angepasst werden können. Kleinere Kinder gehen oft durch Phasen einseitiger Nahrungswünsche – in den meisten Fällen ist dies mit Blick auf die weitere Entwicklung problemlos. Neben der Ernährung ist es wichtig, auf eine ausreichende Flüssigkeitsaufnahme zu achten. Dies gilt besonders, wenn Symptome von Dysautonomie vorliegen. Eine Übersicht über Managementstrategien für die häufigsten Magen-Darm-Symptome bei hEDS findet sich bei Harris et al. (2024); ein Link zu der Übersicht befindet sich in ▶ Kap. 6.6.5.

Schließlich ist es bei Hypermobilität wichtig, bereits in frühen Jahren auf ausreichende Regeneration zu achten und effektive Entspannungsstrategien zu entwickeln und einzuüben.

Umgang mit Stress und Angstgefühlen

In schweren Fällen von Stress und Angst ist eine Psychotherapie unumgänglich. Für mildere Fälle lohnt sich das Erlernen von Techniken, die Stress und Angstgefühle im Alltag reduzieren können. Weiter unten wird erläutert, warum dies auch Schmerzen lindern kann. Keine Technik hilft allen, manche Techniken (wie z. B. Atemtechniken oder Meditation) können für Einzelne auch kontraproduktiv sein (vgl. unten). Daher ist es gut, sie in milden bis moderaten Stress- und Angstsituationen individuell zu evaluieren. Zu häufig angewandten Techniken zählen:

- Anerkennen, dass »gut genug« völlig ausreichend sein kann. Perfektionismus ist nur in wenigen Bereichen gesund und erstrebenswert. Bei chronischen Erkrankungen sollten die eigenen Standards besonders kritisch evaluiert werden.
- Lernen, »Nein« zu sagen, sowohl im privaten als auch im »professionellen« (z. B. schulischen) Kontext. Dazu muss man insbesondere die Unterscheidung lernen, welche Dinge absolut erledigt werden müssen und welche in einer idealen Welt erledigt werden sollten.

- In Frage stellen, wie wichtig eine stressvolle Situation langfristig sein wird. Wird die Angelegenheit in ein paar Monaten noch von Bedeutung sein? Indem man das große Ganze betrachtet, wird oft deutlich, dass sich zu viel Aufregung nicht lohnt.
- Bewegung kann Stress und Angst reduzieren. Manchmal reichen bereits ein paar Hampelmänner, Kniebeugen oder ein Durchschütteln von Armen und Beinen.
- Entspannungstechniken, wie z. B. progressive Muskelentspannung nach Jacobson und Visualisierungen, können den Blutdruck, Schlafprobleme, Schmerzempfindungen, Fatigue, Stress und Angstgefühle mindern.
- Eine besondere Form von Entspannungstechniken sind Atemtechniken wie z. B. die 4-7-8-Atmung oder Varianten der verlängerten Ausatmung: Bei der 4-7-8-Atmung atmet man vier Sekunden ein, hält den Atem sieben Sekunden an und atmet dann acht Sekunden aus. Dies kann Ängste reduzieren. Aber auch andere Varianten sind möglich, am wichtigsten ist, dass die Ausatmung länger dauert als die Einatmung. Beträgt die aktuelle unbeeinflusste Einatmungszeit in einer spezifischen Situation beispielsweise drei Sekunden, kann man versuchen, sechs Sekunden lang auszuatmen.
- Meditation und Achtsamkeitsübungen können Stress und Angstgefühle nach etwas Übung oft ebenfalls reduzieren. Sie sind jedoch kein Universalheilmittel. Es gibt Fälle, in denen sie Stress, Angstgefühle und sogar Psychosen auslösen oder verstärken (Farias et al., 2020). Fachleute vermuten, dass das Risiko dafür bei sehr intensivem Üben steigen könnte, allerdings ist dies nicht abschließend belegt (Farias et al., 2020; Schmitz, 2024). Im Zweifel ist es am besten, die Übungen unter qualifizierter Begleitung zu praktizieren.
- Schärfe und andere Reize: Der Biss in eine Chili-Schote, kalte Luft im Gesicht, kaltes Wasser an den Handgelenken, eine kalte Dusche oder der Duft von Lavendel sind Reize, die helfen können, Angstgefühle zu mindern.
- Der Angst einen Vornamen geben (wie Marlene oder Olaf) und in akuten Situationen mithilfe des Vornamens mit der Angst sprechen. Dadurch wird Distanz zur Angst geschaffen, sie wird nicht mehr als allgegenwärtig und unüberwindbar empfunden. Eine Variante für ältere Kinder und Jugendliche: Das Kind steht für die Richterschaft, die Angst für die Staatsanwaltschaft. Als Teil der Richterschaft hört das Kind nicht nur die Seite der Angst an, sondern auch die Seite der Verteidigung, die vorbringt, warum die Angst mit ihren Argumenten falsch liegt.
- Sich nicht selbst auf die Angst reduzieren (»Ich bin die mit der Angststörung«). Jeder Mensch hat viele Facetten. Eine davon kann eine Angststörung sein, aber es verbleiben viele andere, die diesen Menschen ausmachen. Auch diese Sichtweise schafft Distanz auf die Angst.

Umgang mit Schmerzen

Der Umgang mit Schmerzen der eigenen Kinder ist für viele Erziehungsberechtigte belastend, weil sie im wahren Sinne des Wortes »mitleiden«: Durch das Miterleben des Schmerzes der Kinder wird das eigene Schmerznetzwerk im Gehirn ebenfalls aktiviert. Für einen wirksamen Umgang mit Schmerzen ist es entscheidend, zwischen akutem und chronischem Schmerz zu unterscheiden, da die jeweils hilfreichen Strategien variieren. Bei Hypermobilität wird die Sache dadurch kompliziert, dass akute und chronische Schmerzen einander ablösen oder auch parallel vorhanden sein können. Für die grobe Unterscheidung gilt: Gibt es einen klaren Schmerzauslöser (z. B. ein Umknicken, eine Dislokation, einen Sturz etc.), handelt es sich in der Regel um einen akuten Schmerz. Fehlt der klare Auslöser und kommt der Schmerz über einen längeren Zeitraum immer wieder (dies ist z. B. oft bei Kopf- und Bauchschmerzen der Fall), ist es vermutlich ein chronischer Schmerz.

> **Merke**
>
> Hypermobilität kann sowohl akute als auch chronische Schmerzen verursachen, die jeweils gezielte und differenzierte Behandlungsstrategien erfordern.

Sogenannte »Wachstumsschmerzen«, ein häufiges Symptom bei Kindern und Jugendlichen, bei dem möglicherweise auch Hypermobilität eine Rolle spielt, sind ein Beispiel für eine Symptomatik, bei der sowohl akute als auch chronische Schmerzmuster vorliegen können. Detaillierte Informationen zu Wachstumsschmerzen und Behandlungsstrategien finden sich in ▶ Kap. 2.5.

Umgang mit akuten Schmerzen

In ihrer Studie identifizieren Wallwork et al. (2022) fünf Schlüsselansätze für eine gelungene Kommunikation mit kleinen Kindern (2–7 Jahre) über akute Alltagsschmerzen. Sie helfen, einen effektiven Umgang mit akuten Schmerzen zu erlernen. Diese sind:

1) Kinder sollten wissen, welche Funktion Schmerzen haben – bei akutem Schmerz ist der Schmerz das Warnsystem unseres Körpers, das uns vor Verletzungen schützen soll.
2) Erziehungsberechtigte sollten den Schmerzen von Kindern zwar Beachtung schenken – Kinder sollten sich sicher, gehört und geschützt fühlen. Aber Erziehungsberechtigte sollten aus dem Schmerz kein »Drama« machen.
3) Erziehungsberechtigte sollten Kinder nach einer Verletzung beruhigen – Kinder müssen wissen, dass ihr Körper heilen und der Schmerz vergehen wird.
4) Kinder sollten ihre Gefühle ausdrücken dürfen – dabei sollten Erziehungsberechtigte ihnen Wege zeigen, wie sie sich selbst beruhigen können.
5) Kinder sollten mithelfen, ihre Genesung aktiv zu unterstützen – z. B., indem sie eine Wunde mit einem frischen Pflaster versorgen.

Diese Strategien greifen insbesondere nach einer Verletzung. Anders sieht es bei der Vorbereitung auf absehbaren Schmerz (z. B. eine Blutentnahme oder Injektion) aus. Hier kann Ablenkung effektiver sein als elterliche Beruhigung, die paradoxerweise manche Kinder eher in Alarmbereitschaft versetzt. Die jüngste Cochrane-Übersicht zu psychologischen Interventionen bei akutem Schmerz von Kindern in diesen Kontexten kommt zu dem Schluss, dass Ablenkung, Hypnose, Techniken der kognitiven Verhaltenstherapie sowie Atemtechniken eine stark positive Wirkung haben (Birnie et al., 2018).

Alle akuten Verletzungen benötigen eine gewisse Heilungszeit. Während der Alltag durch kleine Verletzungen, wie z. B. eine kleine Wunde, oft kaum beeinträchtigt wird, kann eine größere Verletzung, wie z. B. ein Beinbruch, es nötig machen, sich eine Weile zu schonen und Aktivitäten zu begrenzen. Dies ist ein wesentlicher Unterschied zu chronischem Schmerz. Allerdings ist auch nach größeren Verletzungen die empfohlene Schonperiode oft kürzer als dies früher der Fall war (vgl. Higgins et al., 2019; Nash et al., 2004). Die Rehabilitation sollte stets mit medizinischem Fachpersonal abgestimmt werden.

> **Merke**
>
> Bei akuten Schmerzen durch größere Verletzungen kann es nötig sein, Aktivitäten für eine Weile zu begrenzen; die Schonperiode ist allerdings heutzutage oft deutlich kürzer als früher empfohlen wurde. Bei akuten Schmerzen helfen Schmerzmedikamente oft eher als bei chronischen Schmerzen; sie sollten aber auch bei akuten Schmerzen nicht der einzige Behandlungsansatz sein.

Umgang mit chronischen Schmerzen

Von chronischen Schmerzen spricht man, wenn Schmerzen an mindestens 15 Tagen im Monat über einen Zeitraum von mindestens drei Monaten anhalten. Kinder und Jugendliche mit Hypermobilität können in diese Kategorie fallen.

Im Gegensatz zum akuten Schmerz lässt sich bei chronischen Schmerzen oft kein eindeutiger Auslöser für die jeweilige Schmerzepisode feststellen. Das oben bei akuten Schmerzen genannte Alarmsystem funktioniert nicht mehr: Es schlägt nun an, obwohl Gewebe nicht wirklich verletzt oder akut von Verletzung bedroht ist. Der Schmerz hat sich quasi verselbstständigt. Bei chronischen Schmerzen ist der Einsatz von Medikamenten schwieriger und oft weniger hilfreich als bei akuten Schmerzen.

Negative Gefühle, wie Angst und Stress, aber auch Hunger und Müdigkeit können Schmerzsymptome verstärken. Situationen, die regelmäßig negative Gefühle auslösen, sollten daher analysiert und bearbeitet werden. Können Erziehungsberechtigte den Kindern und Jugendlichen dabei nicht ausreichend helfen, sollten z. B. medizinische, psychologische oder sozialpädagogische Fachkräfte mit ins Boot geholt werden. Für Selbstmanagementtechniken bei minderschweren Problemen vgl. Abschnitt »Umgang mit Stress und Angstgefühlen« weiter oben.

Bei chronischen Erkrankungen ist es kontraproduktiv, Betroffene durch Nachfragen (»Sind die Schmerzen noch da?«, »Wie stark sind die Schmerzen?«) daran zu erinnern. Dobe und Zernikov (2021) empfehlen die 1-Euro-Regel, um Erwachse-

6.6 Was können Betroffene und ihre Erziehungsberechtigten und Angehörigen tun?

nen das Fragen nach Schmerzen abzugewöhnen. Jedes Mal, wenn sie es tun, müssen sie den Kindern einen Euro zahlen. Die Kinder denken dann bei einer schmerzbezogenen Nachfrage nicht mehr an Schmerzen, sondern an Geld und freuen sich. Die Erwachsenen wollen nicht ewig zahlen und gewöhnen sich meist zügig eine bessere Kommunikation an. Selbstverständlich dürfen sie sich weiter nach dem Wohlergehen der Kinder erkundigen. Nur müssen sie gemeinsam mit ihnen Formulierungen suchen, die keine Schmerzgedanken provozieren.

Chronische Schmerzen sollten also möglichst wenig thematisiert werden. Dazu gehört der folgende Rat, parallel zu dem, was oben zum generellen Management von Hypermobilität angemerkt wurde: Nachdem ärztlich Erkrankungen über die Hypermobilität hinaus ausgeschlossen wurden und keine weitere Ursache für die chronischen Schmerzen gefunden wurde, sollten es Erziehungsberechtigte vermeiden, einen Marathon durch weitere ärztliche Praxen zu starten, in der Hoffnung, die zehnte MRT und die hundertste Blutuntersuchung werde eine Ursache finden und ein neues Heilversprechen mit sich bringen. Diese Suche nach dem heiligen Gral verschärft oft Schmerzgedanken, und wertvolle Zeit für das Erlernen aktiver Managementtechniken geht verloren. Dies schließt keinesfalls periodische Verlaufsuntersuchungen bei den ärztlichen Fachkräften des Vertrauens aus.

Zusätzlich ist es hilfreich, sich praktisch vom Schmerz abzulenken. Spielen und Reden (nicht über Schmerz!) sind die Erfolg versprechenden Ablenkungsstrategien.

> **Merke**
>
> Negative Gefühle können Schmerzen verstärken. Chronische Schmerzen sollten im Alltag möglichst wenig thematisiert werden. Ablenkung vom Schmerz ist eine sehr effektive Management-Methode.

Wenn möglich, sollten chronische Schmerzen nicht zu einer Einschränkung von Aktivitäten führen. Passive Bewältigungsstrategien (wie Schlafen und Schonen) torpedieren effektives Schmerzmanagement. Auch sollten Schmerzen nicht als Grund genutzt werden, unangenehme Tätigkeiten zu vermeiden. Ein plakatives Beispiel: Führen Schmerzen dazu, dass unangenehme Tätigkeiten (z. B. Hausaufgaben) vermieden werden können, kann dies zu einer Schmerzverstärkung führen. Das Gehirn erinnert sich sowohl an die Verbindung von Schmerzen und Hausaufgaben als auch daran, dass die Schmerzen es ermöglicht hatten, der unangenehmen Situation (den Hausaufgaben) auszuweichen. Damit erlangt der Schmerz eine neue (aus Sicht des Kindes positive) Funktion und wird künftig in ähnlichen Situationen verstärkt. Zusätzlich führt Vermeidungsverhalten langfristig dazu, dass Betroffene zunehmend die Fähigkeit verlieren, mit normalem Alltagsstress umzugehen. Immer geringerer Stress kann immer stärkere Schmerzen auslösen und das Vermeidungsverhalten verstärkt sich. Pausen dürfen gemacht werden – nur sollten Schmerzen nicht den Grund dafür liefern (lieber: »Oh, jetzt habe ich mich ordentlich angestrengt, ich habe mir eine kurze Pause verdient«, statt »Ich mache nun eine Pause, damit mein Knie nachher nicht weh tut«).

Wie viel Aktivität ist gut? Hier gilt, dass Extreme vermieden werden sollten. Schlecht sind sowohl ein vollgepackter Wochenplan mit Schule, Hausaufgaben, drei Sportarten, zwei Fremdsprachen, zwei Therapien & Co als auch Schulvermeidung und Verdösen des Tages auf dem Sofa. Empfehlenswert sind wenige regelmäßige (organisierte) Freizeitaktivitäten in der Woche, die durch frei gestaltete Freizeitaktivitäten ergänzt werden, die dem Kind Spaß machen, es aber auch entspannen. Dies können Spiele- und Gammelabende, Treffen mit Freunden, Musik hören und Ähnliches sein. Sich mehrmals in der Woche sportlich zu betätigen, hilft gegen Schmerz und ist bei Hypermobilität essenziell. Dies kann im Rahmen der organisierten Freizeitaktivitäten geschehen oder im freien Spiel/der freien Bewegung.

> **Merke**
>
> Passive Bewältigungsstrategien (Schlafen und Schonen) sind kontraproduktiv. Eine Aufrechterhaltung des normalen Tagesablaufs und sportliche Betätigung helfen oft gegen den Schmerz. Weitere Freizeitaktivitäten sollten bewusst Entspannung und Spaß berücksichtigen.

Wie Schmerzen bewertet werden, beeinflusst sehr, ob und wie stark sie Leiden verursachen. Daher sollten gemeinsam mit den Kindern Mutmach-Strategien entwickelt werden. Beispiele sind »Der Schmerz ist stark, aber du bist stärker!«, »Nicht dran denken, ablenken!« oder »Jeder Schmerz geht wieder vorbei«.

Es stimmt, dass Schmerzen (akut und chronisch) letztendlich nur im Gehirn entstehen können, weil sie dort wahrgenommen werden müssen, um ins Bewusstsein zu gelangen. Dennoch sind chronische Schmerzen niemals rein psychisch, genauso wenig, wie sie jemals rein physisch sind. Am erfolgversprechendsten sind Ansätze, die auf mehreren Ebenen ansetzen: Der Psyche (z. B. »Welche Stressfaktoren gibt es im Leben meines Kindes?«), dem Körper (z. B. »Welche Schmerzerkrankungen gibt es in unserer Familie?«) und dem individuellen Lebensumfeld (z. B. »Welche Tätigkeiten/Situationen werden wegen der Schmerzen vermieden?«, »Wie reagieren Lehrkräfte und Freunde auf den Schmerz?«).

Eine kindgerechte Darstellung der komplizierten Zusammenhänge bei chronischem Schmerz und was man gegen ihn tun kann, findet sich als Video auf der Startseite des Deutschen Kinderschmerzzentrums. Das Video heißt »Den Schmerz verstehen – und was zu tun ist in 10 Minuten«.

 www.deutsches-kinderschmerzzentrum.de

Informationen speziell zu Bauchschmerzen stellt das Deutsche Kinderschmerzzentrum auf der Seite »meine Bau(ch)stelle« zur Verfügung.

6.6 Was können Betroffene und ihre Erziehungsberechtigten und Angehörigen tun?

 https://meine-bauchstelle.com/

Werkzeugkoffer für das Schmerzmanagement von Kindern und Jugendlichen

Bei chronischen Schmerzen sollte ein individueller »Werkzeugkoffer« entwickelt werden, der die oben genannten Erkenntnisse zu dieser Schmerzsymptomatik berücksichtigt. Der Koffer sollte mit der kinderärztlichen bzw. schmerztherapeutischen Praxis abgestimmt werden.

Schmerzmedikamente können Teil des Werkzeugkoffers sein, aber sie sollten stets nur nach Rücksprache mit der kinderärztlichen oder kinderschmerztherapeutischen Praxis verabreicht werden. Es gibt unterschiedliche Schmerzmittel für akute, chronische und Nervenschmerzen. Tritt der gewünschte Effekt nicht ein, sollte die Einnahme aufgrund möglicher Nebenwirkungen nach ärztlicher Rücksprache wieder beendet werden. Vgl. dazu auch ▶ Kap. 6.1.2. Bei vielen chronischen Schmerzerkrankungen benötigt man keine oder nur wenige Medikamente (Dobe & Zernikow, 2021).

Kommen Medikamente zum Einsatz, sollten sie nur ein Bestandteil des individuellen Werkzeugkoffers sein. Für ein gelungenes Schmerzmanagement müssen oft mehrere Bestandteile kombiniert werden. So könnte z.B. ein Schmerzmedikament die Schmerzen bei einer Person um 20 % reduzieren, Atemtechniken in Kombination mit physiotherapeutischen Übungen um weitere 20 %, ein TENS-Gerät (transkutane elektrische Nervenstimulation, eine Reizstrombehandlung) um weitere 10 %, eine Wärmebehandlung um weitere 5 %, und das Schauen eines guten Films zur Ablenkung weitere 15 %. In dieser Kombination wären 70 % der Schmerzen effektiv gelindert. Die genannten Linderungswerte sind hochgradig individuell und einzelne Elemente können für einige Personen wirkungslos sein. So ist u. a. die Wirksamkeit von TENS-Behandlungen umstritten (Castori, 2012).

Bei Kindern und Jugendlichen zählen oft Ablenkungstechniken (DVDs, Hörbücher, Musik, Spielsachen), Bewältigungsstrategien aus der positiven Psychologie, Erinnerungs- oder Zukunftsreisen zu schönen Erlebnissen und Kuschelobjekte zu den wirksamsten Bestandteilen des Werkzeugkoffers. Auch einige der oben unter »Umgang mit Stress und Angstgefühlen« genannten Ansätze, wie z.B. Entspannungs- oder Atemtechniken, können hilfreich sein. Bei Dobe und Zernikow (2021) sind mehrere einfache Techniken zur Schmerzbewältigung aus diesen Bereichen ausführlich beschrieben. Hier folgt eine Auswahl von bisher nicht genannten Techniken in gekürzter Darstellung:

- Gedankenstopp und Gedankenboss: Sobald das Kind einen ungünstigen »schwarzen« Gedanken bemerkt (»Ich muss perfekt sein«, »Schmerz ist etwas Schreckliches!«), sagt es sich in Gedanken »Stopp! Denk nicht schwarz, denk bunt!« Bunte Gedanken, auf die sich das Kind in der Folge konzentrieren soll, können eine Lieblingsbeschäftigung sein oder Gedanken wie: »Warte ab. Es wird

vorbeigehen«, »Nicht dran denken – ablenken!«. Je älter das Kind wird, umso genauer kann es seine Gedanken analysieren und spezifischen schwarzen Gedanken spezifische bunte entgegensetzen. Zum Beispiel: »Ein Leben mit Schmerzen ist sinnlos.« – »Es gibt viele Dinge, auf die ich mich freue.«/»Andere haben keine Schmerzen.« – »Dafür haben die Anderen andere Probleme.«
- Das Ablenkungs-ABC (ab 6 Jahre): Diese Methode hilft selbst bei starken Schmerzen erstaunlich gut. Die Aufmerksamkeit wird auf ein Thema gerichtet und im Geist wird alphabetisch alles durchgegangen, was einem zu diesem Thema einfällt. Beispiele sind Automarken, Tiere, Berufe, Schimpfwörter, Songs, Sänger oder Bands, Fantasie- oder Quatschwörter etc.
- Die 5-4-3-2-1-Ablenkungstechnik (ab etwa 12 Jahre): Der Reihenfolge nach konzentriert man sich auf zunächst jeweils fünf Dinge, die man aktuell sieht, dann fünf Dinge, die man hört, dann fünf Dinge, die man fühlt (»Meine Hände sind warm«, »Mein linker Schuh drückt an der rechten Seite«). Dann folgt eine zweite Runde mit jeweils vier Sinneswahrnehmungen der drei Bereiche (Sehen, Hören, Fühlen), dann eine dritte Runde mit jeweils drei Sinneswahrnehmungen, eine vierte Runde mit zwei Wahrnehmungen und schließlich eine fünfte Runde mit jeweils nur noch jeweils einer Wahrnehmung der drei Bereiche. Eine beliebte Kurzvariante ist 3-2-1. In unterschiedlichen Runden dürfen Dinge der Vorrunden erneut genannt werden.
- Eine schöne Zukunft: Bei dieser Technik schreiben Kinder sich selbst einen Brief aus der Zukunft, in dem sie beschreiben, wie sie in zwei oder mehr (vielleicht bis zu fünf) Jahren Schwierigkeiten in ihrem aktuellen Leben gelöst haben und welche Wünsche und Ziele in Erfüllung gegangen sind. Kinder sollten sich für die Übung viel Zeit nehmen, erste Erfolge in der Schmerzbewältigung gehabt haben und den Zusammenhang zwischen Gefühlen und Schmerz nachvollziehen können.

Neben diesen Strategien spielen Alltagsbewegung und Physiotherapie eine zentrale Rolle im Werkzeugkoffer, denn neben Stärkung und Aufbau von Stabilität tragen sie wesentlich zum Schmerzmanagement bei. Auch wenn es bei Schmerzen verlockend sein kann, auf dem Sofa liegen zu bleiben, ist die Wahrscheinlichkeit hoch, dass dies den Schmerz langfristig verschlimmert. Nicht immer muss es anstrengendes Krafttraining sein. An einem schlimmen Schmerztag können z. B. sanfte, rhythmische Bewegungen oder leichte Dehnübungen besser geeignet sein. Gut ist es auch, an solchen Tagen auf Übungen zurückzugreifen, die zuvor spezifisch in der Physiotherapie für derartige Situation erarbeitet wurden. Idealerweise sollten die Übungen zusätzlich Spaß machen.

Weitere Strategien für das Schmerzmanagement

Alltagsaktivitäten, inkl. Sitzgelegenheiten im Kindergarten und in der Schule, sollten auf mögliche Schmerzquellen untersucht und gegebenenfalls modifiziert werden. Dabei können Physiotherapie und insbesondere Ergotherapie unterstützen (vgl. ▶ Kap. 6.3.2).

6.6 Was können Betroffene und ihre Erziehungsberechtigten und Angehörigen tun?

Ein Schmerztagebuch kann helfen herauszufinden, inwieweit Schmerz, Fatigue oder Dislokationen die Lebensqualität beeinträchtigen und mögliche Trigger können identifiziert werden. Oft empfehlen Schmerzkliniken allerdings, Schmerztagebücher nur zu Beginn einer Behandlung über einen gewissen Zeitraum zu führen, da eine dauerhafte Konzentration auf Schmerzniveaus und -quellen, wie oben beschrieben, das Schmerzerleben verschlimmern kann.

Auch wenn chronischer Schmerz vorliegt, kann es parallel zu akutem Schmerz kommen, der eventuell anderer Strategien (wie z. B. einer Schmerzmedikation) bedarf. Daher ist es wichtig, die Berichte von Kindern und Jugendlichen über Schmerz immer ernst zu nehmen.

Pacing und Zielsetzung bei chronischer Fatigue

Das sogenannte Pacing ist ein Kernaspekt des Managements bei chronischer Fatigue (vgl. auch ▶ Kap. 6.1.2). Betroffene sollen lernen, ihre aktuell verfügbare Energie realistisch einzuschätzen. Ziel ist es, Überanstrengung und ein »Crashing« (Post-Exertionelle Malaise, PEM) zu vermeiden, während sie gleichzeitig die maximal tolerierbare Belastung nutzen können. Täglich muss entschieden werden, wie viel Aktivität angesichts der aktuellen Energiereserven möglich ist, sodass auch am Folgetag genug Energie für alle notwendigen Aktivitäten vorhanden ist. Ein häufiger Fehler ist es, an guten Tagen so viel wie möglich unterzubringen. Dies muss oft mit einem Crash gegen Ende des Tages oder am Folgetag »bezahlt« werden. Empfohlen wird, anstrengende Tätigkeiten, wann immer möglich, nicht auf einmal, sondern über einen gewissen Zeitraum hinweg zu planen, um Überanstrengung und Erschöpfung zu vermeiden. Bei der Planung von Aktivitäten sollte stets an ausreichende Pausen gedacht werden. Mit etwas Erfahrung kann mithilfe von Pacing manchmal ein grundlegendes Aktivitätsniveau ermittelt werden, das tagtäglich aufrechterhalten werden kann, ohne dass es zu einer starken Symptomverstärkung kommt. Dies bedeutet nicht unbedingt Symptomfreiheit, aber die Vermeidung von Zyklen aus Aktivitätseuphorie und anschließender starker Symptomverstärkung. Idealerweise wird mittels des Pacings eine graduelle Steigerung des Energieniveaus erzielt. Dies ist aber leider nicht in allen Fällen möglich. Für Betroffene kann es sehr frustrierend sein, dass es trotz sorgfältigen Pacings zu unerwarteten Leistungseinbrüchen kommen kann.

In engem Zusammenhang mit dem Pacing steht das Vorgehen bei der Festlegung von Zielen. Egal ob es um Alltagsaktivitäten oder um Langzeitziele geht: Fatigue kann oft reduziert werden, wenn Ziele in kleine, machbare, aufeinander aufbauende Schritte unterteilt werden. Auch einige der oben unter »Umgang mit Stress und Angstgefühlen« genannten Ansätze, wie z. B. Entspannungs- oder Atemtechniken, können hilfreich sein.

Umgang mit Dysautonomie

Wurde Dysautonomie ärztlich diagnostiziert, wird in aller Regel zunächst ein konservativer Behandlungsansatz empfohlen. Dieser beinhaltet eine erhöhte Flüssigkeits- und Salzzufuhr, eine Anpassung der Ernährung, Haltungsübungen zur Vorbeugung von Ohnmachtsanfällen und ein abgestuftes Sportprogramm. Für konkrete Verhaltensregeln bei Dysautonomie vgl. ▶ Kap. 6.1.2.

Fallbeispiel – Schlechte Tage

Eine britische Erwachsene mit hEDS beschreibt, wie sie mit schlechten Tagen umgeht, an denen mehrere Symptome der Hypermobilität aufflammen:
»Mein Werkzeugkoffer enthält Schmerzmittel, Muskelrelaxanzien, salzige Snacks für den Blutdruck, Wasser- und Wärmequellen und Verbandsmaterial. Ich versuche auch die kleinste Ressource zu mobilisieren, damit ich das Haus verlassen kann. Ich werde nicht lügen, manche Tage sind hart, bei der dritten Kniescheiben-Subluxation des Tages, mit Schwindelgefühlen aufgrund der erhöhten Herzfrequenz; dazu die Unerbittlichkeit, eine Subluxation nach der anderen zu haben. Das bedeutet auch, dass Physiotherapie und normale Übungen reduziert werden, die Muskelkräftigung nachlässt und weitere Episoden auftreten. Es kann sich wie ein Teufelskreis anfühlen, den man nicht durchbrechen kann. Aber ich versuche es einfach jeden Tag, und manchmal klappt es. Manchmal aber auch nicht. Ich lerne immer besser zu akzeptieren, dass es in Ordnung ist, ein paar Tage Pause zu machen. Das bedeutet nicht, dass ich schwach bin oder dass hEDS die Oberhand über mich gewinnt. Morgen ist ein neuer Tag, und wenn ich mich ausruhe, kann ich morgen besser damit umgehen.«
(Bentley, 2020, Übersetzung der Autorinnen)

Einfluss von Symptomen auf Beziehungen

Hypermobilitätssymptome können Beziehungen (z. B. zu Erziehungsberechtigten, zu anderen Betroffenen, zu gesunden Altersgenossen und zu Altersgenossen mit anderen Beschwerden) verändern. Dies sollte mit Kindern und Jugendlichen offen thematisiert werden. Beziehungen können sich positiv verändern, z. B. durch offene Gespräche, aber auch negativ, z. B. in Folge von Schmerz, Fatigue und daraus resultierenden Gefühlen und Reaktionen. Herausforderungen sollten, wo immer möglich, offen besprochen werden, sodass konstruktive Lösungen für alle Beteiligten gefunden werden können.

Erziehungsberechtigte haben oft damit zu kämpfen, ihre Kinder leiden zu sehen und wollen nichts lieber, als ihre Kinder »zu heilen« bzw. »heilen zu lassen«. Vielfach benötigen sie viel Zeit, um anzuerkennen, dass Symptome zwar gemanagt werden können, aber die zugrunde liegende Hypermobilität nicht geheilt werden kann. Betroffene Kinder und Jugendliche spüren meist die Verzweiflung ihrer Angehörigen und können sich deshalb schuldig fühlen. Eine offene und ehrliche Kommunikation kann hilfreich sein.

6.6.3 Wie mache ich das meiste aus meinem multiprofessionellen Team?

Bei wenig bekannten Beeinträchtigungen wie Hypermobilität sind Betroffene oft gezwungen, besonders proaktiv vorzugehen. Medizinische, therapeutische und pädagogische Fachkräfte sind auf eine enge Zusammenarbeit mit den Betroffenen angewiesen. Das gemeinsame Ziel sollte es sein, die Lebensqualität auf eine für die Betroffenen relevante und nachhaltige Weise zu erhalten oder zu verbessern.

Da in ärztlichen und therapeutischen Praxen die Zeit oft knapp ist, sollten Termine gut vorbereitet werden. Besonders bei Langzeiterkrankungen ist es von Vorteil, innerhalb einer Praxis möglichst die gleichen Fachpersonen zu konsultieren, um eine wiederholte Aufarbeitung der Krankengeschichte zu vermeiden.

Vor jedem Termin empfiehlt es sich, aktuelle Probleme und Fragen zu notieren und zu priorisieren. Symptome sollten detailliert beschrieben werden, einschließlich ihrer Auswirkungen auf den Alltag, des Zeitpunkts ihres Auftretens, ihrer Dauer und möglicher Auslöser. Diese Informationen helfen den Fachkräften, Muster zu erkennen, Diagnosen zu stellen und entsprechende Behandlungspläne zu entwickeln. Wenn es um Schmerzen geht, ist eine präzise Beschreibung wertvoll: Ist der Schmerz dumpf, pochend, stechend, ausstrahlend, krampfartig? Ist es ein Dauerschmerz oder tritt er in Phasen auf? Kinder verwenden oft andere Begriffe, können aber ihre Schmerzen oft erstaunlich genau beschreiben.

Insbesondere bei Erstbesuchen kann es sinnvoll sein, eine kurze Übersicht der medizinischen Vorgeschichte in Stichpunkten mitzunehmen, einschließlich aktueller Behandlungen und Medikamente. Auch Ergebnisse von Bluttests oder bildgebenden Untersuchungen sind hilfreich.

Während des Termins ist es wichtig, klar zu formulieren, welche Erwartungen an die Fachkraft bestehen (z. B. die Verschreibung eines Medikaments, ein Rezept für Physiotherapie etc.). Man sollte sich nicht scheuen, bei Unklarheiten nachzufragen, bis man Diagnosen und Behandlungspläne vollständig verstanden hat. Komplexe medizinische Begriffe können auf Wunsch auch schriftlich festgehalten werden, um später weitere Informationen nachlesen zu können.

Am Ende des Termins sollten Betroffene bzw. ihre Erziehungsberechtigten eine klare Vorstellung davon haben, welche nächsten Schritte geplant sind und was zu tun ist, falls die vereinbarten Maßnahmen nicht innerhalb eines festgelegten Zeitraums den gewünschten Erfolg bringen. Entweder wird direkt ein alternativer Plan vereinbart oder ein Termin zur erneuten Evaluierung festgelegt.

> **Merke**
>
> Es lohnt sich, medizinische und therapeutische Termine gut vorzubereiten, Erwartungen deutlich zu kommunizieren und auf eine klare Planung hinzuwirken.

Es ist wichtig, keine zu hohen Erwartungen an einzelne Termine zu haben, sondern diese als Schritte in die (hoffentlich) richtige Richtung zu sehen. Das Management von Hypermobilität, bei Kindern und Jugendlichen (oder bei Erziehungsberechtigten), ist ein langfristiger Prozess – es ist mehr mit einem Marathon zu vergleichen als mit einem Sprint. Geduld ist notwendig, damit Maßnahmen ihre volle Wirkung entfalten können.

Im Internet, vor allem im englischsprachigen Raum, findet sich eine Fülle von Informationen zur Hypermobilität und ihren Begleiterkrankungen. Diese können eine wertvolle Quelle sein, und einige vertrauenswürdige Ressourcen sind in diesem Buch erwähnt. Alle Internetinformationen sollten sorgfältig geprüft werden, da nicht alle Angebote seriös sind. Online-Ressourcen können eine ärztliche Beratung nicht ersetzen. Neue Behandlungsansätze und Bedenken sollten immer mit medizinischen Fachkräften besprochen werden.

Idealerweise sollte in Zusammenarbeit mit der kinderärztlichen Praxis ein multiprofessionelles Team für das Kind aufgebaut werden, das über fundiertes Wissen im Bereich der Hypermobilität verfügt. Es ist wünschenswert, dass alle Beteiligten bereit sind, sich untereinander auszutauschen, um das bestmögliche Ergebnis zu erzielen. Auch wenn es ideal wäre, wenn alle Fachkräfte vor Ort arbeiten, kann es manchmal notwendig sein, Termine an anderen Standorten oder online wahrzunehmen. Kinderärztliche Praxen können oft an spezialisierte Fachkräfte weiterverweisen, und Selbsthilfegruppen – ob online oder offline – bieten wertvolle Kontakte zu geeignetem Fachpersonal. Nützliche Adressen finden sich auch in ▶ Kap. 7.

6.6.4 Kernbotschaften für Betroffene und Erziehungsberechtigte

Selbstmanagement umfasst zahlreiche Aspekte und sollte idealerweise in enger Abstimmung zwischen den Betroffenen und einem Gesundheits- oder Therapieteam erfolgen.

- Einen Überblick über Behandlungsmöglichkeiten und -ansätze bieten die Teilkapitel »Kernbotschaften für die Praxis« der Abschnitte zu Kinder- und Jugendmedizin, Physiotherapie, Ergotherapie, Psychotherapie sowie Pädagogik dieses Buches.
- Bei diagnostizierten Ehlers-Danlos-Syndromen, inklusive hEDS (leider bisher *nicht* bei HSD) fallen Ergotherapie und Physiotherapie seit Juli 2021 unter den langfristigen Heilmittelbedarf und können außerbudgetär dauerhaft bei Hypermobilität verordnet werden (vgl. Gemeinsamer Bundesausschuss, 2021).
- Der Hauptfokus des Selbstmanagements sollte auf Aspekten mit guten Erfolgsaussichten liegen. Dies sind insbesondere Muskelstärkung, Förderung der Propriozeption, evidenzbasiertes Management der Komorbiditäten, gute Schlafhygiene, gesunde, ausgewogene Ernährung sowie ausreichende Regeneration. Im Fall von chronischem Schmerz kommt aktives Selbstmanagement dazu. Weder zu bestimmten Ernährungsformen noch zu Nahrungsergänzungsmitteln zum

6.6 Was können Betroffene und ihre Erziehungsberechtigten und Angehörigen tun?

Management von Hypermobilitätssymptomen liegen bisher belastbare Studien vor.
- Bei vielen Symptomen kann viel Zeit und Geld in immer neue, aber letztlich enttäuschende und manchmal sogar gefährliche »Wunderheilmittel« investiert werden. Vor komplexen Eingriffen sollten unbedingt immer Zweitmeinungen eingeholt werden. Dies illustrieren z. B. Bredow und Keller (2024) in einem Spiegel-Artikel zu Behandlungskontroversen um das seltene Kompressionssyndrom, das auch mit EDS in Verbindung gebracht wird.
- Stress und Angstgefühle können Komorbiditäten wie Fatigue und Schmerz verstärken. In schweren Fällen ist eine Psychotherapie unumgänglich. Für mildere Fälle lohnt sich das Erlernen von Techniken, die diese Gefühle im Alltag reduzieren können.
- Hypermobilität kann sowohl akute als auch chronische Schmerzen verursachen, die jeweils gezielte und differenzierte Behandlungsstrategien erfordern.
- Sogenannte »Wachstumsschmerzen« sind ein Beispiel für eine Symptomatik, bei der sowohl akute als auch chronische Schmerzmuster vorliegen können.
- Akute starke Schmerzen erfordern neben anderen Maßnahmen eine wirksame medikamentöse Therapie. Bei akuten Schmerzen durch größere Verletzungen kann es zudem nötig sein, Aktivitäten für eine Weile zu begrenzen, um die Heilung zu unterstützen; die Schonperiode ist allerdings heutzutage oft deutlich kürzer als früher empfohlen wurde.
- Bei vielen chronischen Schmerzerkrankungen benötigt man keine oder nur wenige Medikamente. Aktive Ablenkung vom chronischen Schmerz ist eine sehr effektive Management-Methode. Chronische Schmerzen sollten im Alltag möglichst wenig thematisiert werden.
- Passive Bewältigungsstrategien (Schlafen und Schonen) sind bei chronischen Schmerzen kontraproduktiv. Eine Aufrechterhaltung des normalen Tagesablaufs und sportliche Betätigung helfen oft gegen den Schmerz. Weitere Freizeitaktivitäten sollten Entspannung und Spaß berücksichtigen.
- Bei chronischen Schmerzen sollte ein individualisierter »Werkzeugkoffer« mit der kinderärztlichen bzw. schmerztherapeutischen Praxis abgestimmt werden. In schweren Fällen sollte stets schmerzmedizinisches Fachwissen einbezogen werden.
- Ein Kernaspekt des Managements bei chronischer Fatigue ist das sogenannte Pacing.
- Dysautonomie wird zunächst durch eine erhöhte Flüssigkeits- und Salzzufuhr, eine Anpassung der Ernährung, Haltungsübungen zur Vorbeugung von Ohnmachtsanfällen und ein abgestuftes Sportprogramm behandelt. Schlägt dies nicht an, können ärztliche Fachkräfte in schweren Fällen den Einsatz von Off-Label-Medikamenten erwägen.
- Muskelstärkung, Förderung der Propriozeption, gute Schlafhygiene, gesunde, ausgewogene Ernährung und Regeneration sollten unbedingt bereits präventiv bei bisher asymptomatischer Hypermobilität beachtet werden.
- Um multiprofessionelle Teams aufzubauen und optimal zu nutzen, sollte eng mit der kinderärztlichen Praxis zusammengearbeitet werden. Es lohnt sich,

medizinische und therapeutische Termine gut vorzubereiten, Erwartungen deutlich zu kommunizieren und auf eine klare Planung hinzuwirken.
- Das Internet kann ärztliche Beratung nicht ersetzen. Kinderärztliche Praxen und Selbsthilfegruppen können bei der Vermittlung geeigneter Fachkräfte unterstützen.

6.6.5 Weiterführende Ressourcen

Für das Management von chronischem Schmerz bei Kindern und Jugendlichen ist das Buch »Rote Karte für den Schmerz. Wie Kinder und ihre Erziehungsberechtigten aus dem Teufelskreis chronischer Schmerzen ausbrechen« von Dobe und Zernikow (6. Auflage, 2021) empfehlenswert (ISBN: 978-3-8497-0130-7).

Die oben erwähnte Übersicht von Harris et al. (2024) zum Management von häufig bei hEDS auftretenden gastrointestinalen Symptomen findet man unter:

 https://practicalgastro.com/wp-content/uploads/2024/06/Nutrition-May-2024.pdf

Es gibt mehrere Kinderbücher über Hypermobilität, oft von Betroffenen oder ihren Angehörigen geschrieben. Beispiele sind:

Baker, E. Y. (2022). *Dazzling Stripes: A Story About Ehlers Danlos Syndrome.* ISBN: 979-8803511878, für etwa 4–8-Jährige.
Carter, P. & Bailey, A. (2024). *Bendy Bones and Stretchy Skin.* Wise Ink Creative Publishing, ISBN: 1634896777, für etwa 4–8-Jährige.
Durso, C. (2024). *You're Not Alone Little Zebra*, ISBN: 9798218433109, für etwa 4–10-Jährige.
Lightfoot, L. (2018). *Ezra's Extraordinary Stripes.* TEDS UK, für etwa 5–12-Jährige, bestellbar unter: https://shop.ehlers-danlos.org/product/ezras-extraordinary-stripes/.
Pinnington, L. (2024). *My Hypermobility*, ISBN: 978–1738437207, für etwa 5–12-Jährige.
Tinkle, B. T. & Darr, L. (2017). *Bendy Wendy and the (Almost) Invisible Genetic Syndrome: A story of one tween's diagnosis of Ehlers-Danlos Syndrome/joint hypermobility.* Left Paw Press, LLC, ISBN: 1943356580, für etwa 8–12-Jährige.

6.7 Weiterführende Ressourcen für alle Fachgebiete und Betroffene

6.7.1 EDS ECHO

EDS ECHO ist ein Programm von The Ehlers-Danlos Society, das weltweit Fortbildungen rund um das Thema Hypermobilität für Fachkräfte verschiedener Fachrichtungen und für Interessensvertreter von Selbsthilfegruppen anbietet. Die

Fortbildungen finden in der Regel online statt, und es gibt Programme für Zeitzonen in Nordamerika und Europa. Nähere Infos zu ECHO findet man hier:

 https://www.ehlers-danlos.com/echo/#1712659753902-b6e60700-574a

6.7.2 Hypermobilitäts-»Hacks« von Bendybodiespodcast.com

Bendybodiespodcast.com ist eine empfehlenswerte englischsprachige Podcast-Serie der amerikanischen Ärztin Dr. Linda Bluestein, die selbst hypermobil ist. Ende 2024 hat die Serie 125 Folgen erreicht. Zahlreiche Fachkräfte und Betroffene berichten im Podcast zu Themen rund um Hypermobilität und ihre Begleiterkrankungen. Seit Folge 70 geben die Interviewpartner in jeder Episode ein oder zwei Hypermobilitäts-»Hacks« preis: Alltagstipps, die die Lebensqualität verbessern können. Quantitativ weit an der Spitze steht bei den »Hacks« der Folgen 70–125 die Aufforderung, aktiv zu bleiben und Krafttraining zu betreiben (insgesamt fünfzehnmal empfohlen). Jeweils vier Stimmen gibt es für Kompressionskleidung und für gezieltes Pacing. Interessante genannte »Hacks« sind:

- Aktiv bleiben (z. B. mindestens 30 Minuten Aktivität pro Tag einplanen, fünf Minuten Aktivität alle 30 Minuten, einen Gehtisch nutzen, Bewegung als nicht verhandelbar ansehen, immer nur an die ersten Schritte einer Bewegungseinheit denken, nicht an die ganze Einheit)
- Krafttraining (insbesondere im kleinen und mittleren Bewegungsradius üben, Übungen mit Widerstandsbändern zur Schmerzlinderung durchführen, auch z. B. auf Reisen)
- Erhöhung der propriozeptiven Reize im Alltag (z. B. durch regelmäßiges Drücken, Ziehen und Heben von Dingen, Nutzen kleiner Gewichte bei Yoga- und Pilatesübungen, Visualisierung von Bewegungen vor der Ausführung)
- Vermeidung von Überdehnungen (Kiefer höchstens drei Finger breit öffnen, intensive Körperdehnungen vermeiden)
- Empfohlene Sportarten und Therapien: Tai Chi, Schwimmen, Hydrotherapie
- Ergonomische Empfehlungen:
  – Hände ergonomisch nutzen (keine übermäßige Beugung oder Streckung der einzelnen Gelenke)
  – Ein Schwangerschaftskissen zum Schlafen nutzen, bei kraniozervikaler Instabilität mit einem aufblasbaren Reisekissen um den Hals schlafen
  – Ringschienen am Daumen, Zeige- und Mittelfinger oder fingerlose Kompressionshandschuhe und dicke Stifte zum Schreiben nutzen
  – Bei instabilen Knöcheln Stiefel oder knöchelhohe Schuhe tragen
  – Mehrere Schuheinlagen für alle Schuhe bereithalten
  – »Body Braid«-Bändersystem für eine gute Körperausrichtung nutzen

- Eine leicht zugängliche »Notschublade« für schlechte Tage einrichten, in der alle nötigen Alltagsdinge verstaut sind, wie eine Tasse, ein Teller, Besteck für eine Person etc.
- Bei Schmerzen: Selbstmassage mit einem Tennisball, Wärme, Summen bei Kieferschmerzen, niedrig dosiertes Naltrexon (vgl. ▶ Kap. 6.1.2)
- Bei POTS: Kompressionskleidung nutzen (gleichzeitig auch zur Stabilisierung von Gelenken), ausreichend trinken und Salz zuführen
- Ernährung und Verdauung: Genügend Ballaststoffe und Proteine konsumieren, vor und nach dem Essen die Beine hochlagern, um Übelkeit zu reduzieren, keine Scheu vor Antihistaminen bei MCAS haben. Bei vermuteter Gastroparese (Magenlähmung): Rote Beete konsumieren – wenn der Stuhlgang nach über 48 Stunden immer noch rot ist, kann dies ein Indiz für eine Magenlähmung sein
- Pacing: Weniger kann mehr sein, die Intensität von Aktivitäten reduzieren, erfüllende Aktivitäten für Ruhetage identifizieren
- Psychische Gesundheit: Mitgefühl mit sich selbst kultivieren, auf den eigenen Körper hören, sich auf Dinge konzentrieren, die man beeinflussen kann, Atemübungen
- Gemeinschaft: Die The Ehlers-Danlos Society Internetseite für Informationen nutzen, über Hypermobilität sprechen, sich mit anderen Betroffenen austauschen.

Den Podcast findet man unter:

https://www.bendybodiespodcast.com/

6.7.3 Hypermobility 101 Series

Dr. Leslie Russek ist eine neuseeländische emeritierte Professorin für Physiotherapie. Mit der »Hypermobility 101 Series« stellt sie kostenfrei eine englischsprachige Videoserie zu Themen rund um Hypermobilität und ihre Begleiterkrankungen zur Verfügung:

https://ehlers-danlos.org.nz/hypermobility-101/?srsltid=AfmBOoqBJJfo1vlOGxP8DC4wsppNsepqRvqEYSwFyF2n032gJ8EorfKd

6.7.4 Dokumentationen zu HSD, hEDS und EDS

Es gibt einige englischsprachige Dokumentationen zu HSD, hEDS und EDS. Einige werden in diesem Beitrag vorgestellt (Übersicht 4 Dokus):

https://connect.mayoclinic.org/blog/ehlers-danlos-syndrome/newsfeed-post/4-must-see-documentaries-on-edshsd/

6.7 Weiterführende Ressourcen für alle Fachgebiete und Betroffene

»Complicated« ist eine Anfang 2025 erschienene Dokumentation:

 https://openeyepix.org/complicated#complicated-1

7 Nützliche Anlaufstellen

7.1 Selbsthilfeorganisationen

Selbsthilfeorganisationen für Hypermobilität können wertvolle Anlaufstellen für Betroffene und Fachkräfte sein. Sie bieten auf der Basis wissenschaftlicher Erkenntnisse aktuelle Informationen zu Diagnostik, Therapie und Lebensführung. Darüber hinaus fördern sie den Austausch zwischen Betroffenen. Fachkräfte profitieren von Erfahrungsberichten und spezifischen Einblicken, die helfen, die Versorgung und Beratung weiter zu verbessern. Selbsthilfeorganisationen können so dazu beitragen, eine Brücke zwischen medizinischem Wissen und praktischem Alltag zu schaffen.

7.1.1 Selbsthilfeorganisationen für Hypermobilität im deutschsprachigen Raum

Die Deutsche Ehlers-Danlos Initiative e. V. wurde 1996 gegründet und hat über 400 Mitglieder. Sie arbeitet eng mit ärztlichen Vertretern und Fachkräften zusammen und hat einen medizinisch-wissenschaftlichen Beirat. Innerhalb der Initiative gibt es ein Netzwerk jugendlicher Betroffener, und via Zoom findet ein regelmäßiger offener Austausch für Jugendliche und junge Erwachsene statt (vgl. unter »Veranstaltungen« auf der Startseite):

https://www.ehlers-danlos-initiative.de/

Der Bundesverband der Ehlers-Danlos Selbsthilfe e. V. wurde 2006 gegründet. Er bietet Unterstützung für Betroffene mit (h)EDS und HSD. Er organisiert Runde Tische mit ärztlichen Fachkräften unterschiedlicher Fachrichtungen, setzt sich für eine bessere Kommunikation zwischen ärztlichen und therapeutischen Fachkräften, Kliniken und Betroffenen ein, betreibt Aufklärungs- und Öffentlichkeitsarbeit und bietet individuelle Beratung für Betroffene. Für Mitglieder gibt es online jeden 3. Samstag im Monat einen Betroffenen-Austausch (»Zebra-Zoom«):

https://www.bundesverband-eds.de/de/index.php

Die Ehlers-Danlos Organisation e. V. wurde 2023 gegründet und hat sich insbesondere der Aufklärungsarbeit und Forschung zu EDS verschrieben. Sie verfügt über einen medizinisch-wissenschaftlichen Beirat und organisiert u. a. Informationsveranstaltungen, verbreitet verständliche Informationen über EDS und HSD, unterstützt Forschung und Netzwerkbildung und bietet Fortbildungen, Workshops und Schulungen für medizinisches Fachpersonal und andere Interessentengruppen an. Zu den Angeboten zählen auch regelmäßige EDS-Online-Sprechstunden zu verschiedenen Themen, eine Podcast-Serie und ein »Offener EDS-Online-Austausch«, der viermal pro Jahr stattfindet und auch Nichtmitgliedern offensteht.

https://ehlers-danlos-organisation.de/

7.1.2 Selbsthilfeorganisationen für Hypermobilität im Ausland

Eine Datenbank der Selbsthilfeorganisationen weltweit stellt die US-basierte The Ehlers-Danlos Society bereit:

https://www.ehlers-danlos.com/affiliates-and-support-groups/

Eine besondere Erwähnung verdient The Ehlers-Danlos Society selbst. Basiert in den USA, versteht sie sich als globale Selbsthilfeorganisation für (h)EDS und HSD. Sie stellt zahlreiche Informationen bereit, arbeitet an internationaler Vernetzung und unterstützt Forschungsprojekte. Zudem werden virtuelle Unterstützungstreffen für unterschiedliche Zielgruppen, u. a. Erziehungsberechtigte und Teenager, angeboten:

https://www.ehlers-danlos.com/

Sehr aktiv sind auch Selbsthilfeorganisationen in Großbritannien. The Ehlers-Danlos Support UK stellt das bereits erwähnte »GP Toolkit« und gemeinsam mit der Hypermobility Syndromes Association das »School Toolkit« bereit. Die Hypermobility Syndromes Association bietet auch eine »Kids Zone« an, wo es vor allem um Fragen der Hypermobilität bei Kindern zwischen 5 und 11 Jahren geht:

https://www.hypermobility.org/kidz-zone

7 Nützliche Anlaufstellen

The Ehlers-Danlos Support UK hat einen Webseitenbereich für Hypermobilität bei Kindern, mit Webinaren und anderen Materialien:

 https://www.ehlers-danlos.org/what-is-eds/information-on-eds/children/

7.1.3 Selbsthilfeorganisationen für Begleiterkrankungen im deutschsprachigen Raum

Auch für viele Begleiterkrankungen gibt es Selbsthilfeorganisationen. Beispiele sind:

Für POTS: POTS und andere Dysautonomien e. V.:

 https://www.pots-dysautonomia.net/

Für chronische Fatigue: Deutsche Gesellschaft für ME/CFS e. V.:

 https://www.mecfs.de/

Für das Mastzellenaktivierungssyndrom: Mastzellaktivierung.info:

 https://mastzellaktivierung.info/de/einleitung.html

7.2 Ärztliche und therapeutische Fachkräfte

Die beiden deutschen Selbsthilfeorganisationen stellen auch Listen mit ärztlichen und therapeutischen Fachkräften zur Verfügung. Leider sind diese Listen noch recht kurz:

 https://www.ehlers-danlos.com/de/Verzeichnis-der-medizinischen-Fachkr%C3%A4fte/

https://www.edsdocs.de/de/

7.3 Facebook-Gruppen

Informationen aus Facebook-Gruppen müssen sorgfältig geprüft werden, da in der Regel keine Moderation durch Fachkräfte stattfindet. Dennoch können sie z. B. bei der Suche nach lokalen Fachkräften unterstützen.

7.3.1 Deutschsprachige Facebook-Gruppen ab ca. 300 Mitgliedern

- Hypermobilitäts- & Ehlers-Danlos-Syndrome (ca. 1.000 Mitglieder)
- Ehlers-Danlos-Syndrom Deutschland (ca. 2.400 Mitglieder)
- Ehlers-Danlos-Syndrom – Von Grund auf Flexibel (rund 300 Mitglieder)

7.3.2 Größere englischsprachige Spezialgruppen auf Facebook

Es gibt zahlreiche englischsprachige Facebook-Gruppen zu Hypermobilität allgemein und Gruppen zu Spezialinteressen innerhalb der Hypermobilität. Es folgen die größten Gruppen für Erziehungsberechtigte von Kindern und Jugendlichen mit Hypermobilität und für jugendliche Betroffene:

- Parents of children with Ehlers-Danlos and Hypermobility Syndrome (ca. 9.000 Mitglieder)
- children with hypermobility syndrome, parents support group (ca. 5.000 Mitglieder)
- Ehlers Danlos Syndrome Pediatrics Support Group (etwa 1.800 Mitglieder)
- Ehlers-Danlos Syndrome Youth! (67 Mitglieder)

8 Fazit

Bindegewebe befindet sich überall im Körper, und so überrascht es letztendlich nicht, dass symptomatische Hypermobilität sich auf den gesamten Körper auswirken kann. Betroffene sind sowohl auf der Ebene des Körpers als auch des Bewusstseins sensibler als der Durchschnitt und zählen zu den »Kanarienvögeln in der Kohlemine« unserer Gesellschaft. Verschlimmert sich die Symptomatik im Laufe des Lebens, haben Betroffene oft zunehmend das Gefühl, ihr Körper stünde ihrem Leben im Weg. Früherkennung sowie ein gutes, auch präventives Management der Hypermobilität und ihrer Begleitsymptome sind entscheidend, um Spätfolgen hinauszuzögern und bestmöglich zu reduzieren.

Die bisher bekannten Managementstrategien sind wenig spektakulär: Förderung der Bewegungsfreude, Muskelstärkung, Förderung der Propriozeption, gute Schlafhygiene, eine gesunde, ausgewogene Ernährung und genügend Raum für Regeneration. Gilt das nicht für alle, die ein gesundes Leben anstreben? In der Tat, aber hypermobile Kinder und Jugendlichen zahlen einen deutlich höheren Preis als ihre »gesunden« Altersgenossen, wenn sie diesen Empfehlungen nicht nachkommen. Sie riskieren, bereits früh im Leben Schmerzen und andere Begleiterkrankungen zu entwickeln. Andererseits: Gelingt es auch nur ansatzweise, bereits in jungen Jahren gesunde Routinen zu etablieren, idealerweise bereits präventiv, wenn außer der Gelenküberbeweglichkeit keine weiteren Symptome vorliegen, ist dies eine vielversprechende Investition in spätere Lebensqualität. Allerdings kann auch eine gute Prävention schwere Verläufe nicht immer verhindern.

Neben diesen »Basics« gibt es bei guter Diagnostik eine wachsende Zahl evidenzbasierter Interventionsmöglichkeiten für Begleiterkrankungen, und Betroffene und Fachkräfte haben zahlreiche »Hacks« entwickelt, die in vielen kleinen Bereichen die Lebensqualität verbessern können. In diesem Buch haben wir versucht, einige dieser Ansätze darzustellen und auf weitere Informationsmöglichkeiten zu verweisen. Betroffene profitieren stark von kinderärztlichen Praxen und weiteren Fachkräften mit gutem Hintergrundwissen zu Hypermobilität, die zur Früherkennung beitragen und eine Koordinierungsfunktion in der Behandlung übernehmen können.

Die Forschung zu Hypermobilität ist dynamisch, schon 2026 ist mit überarbeiteten Diagnoserichtlinien für Erwachsene und erstmals mit Behandlungsleitlinien zu rechnen. Wir lernen zunehmend mehr über die Zusammenhänge zwischen Hypermobilität und Neurodiversität und möglicherweise werden eines Tages genetische Grundlagen für hEDS identifiziert. Kürzlich entdeckte potenzielle Biomarker für hEDS und HSD wecken nicht nur die Hoffnung auf eine schnellere Diagnostik, sondern könnten in fernerer Zukunft auch Wege zu therapeutischen

Ansätzen eröffnen, die die Homöostase der extrazellulären Matrix zumindest anteilig wiederherstellen und damit möglicherweise erstmals zu einer ursächlichen Behandlung von bisher unheilbaren Bindegewebserkrankungen beitragen.

Information spielt eine wichtige Rolle bei chronischen Erkrankungen: Eine Freundin von Sonja Jelineck, hypermobil und aktuell von Post-COVID genesend, hat Sonjas Bachelorarbeit zum Thema Hypermobilität Korrektur gelesen. Danach erzählte sie, dass das Lesen ihr gutgetan hat: Sie hat sich als Jugendliche immer »anders« gefühlt. Es tat ihr gut zu lesen, dass dies einen biologischen Grund hatte. Gleichzeitig konnte sie sich damit versöhnen, dass ihr in ihrer Jugend nicht kompetent geholfen werden konnte, da noch niemand in ihrem Umfeld darüber Bescheid wusste. Das aktuelle Wissen trägt bei ihr dazu bei, sich zum Sport zu motivieren und weiter mit den zahlreichen Unwägbarkeiten des Pacings zu beschäftigen. Ihr Feedback, zusammen mit der Ermutigung und tatkräftigen Unterstützung von Andrea Beetz, haben dazu geführt, dass die Bachelorarbeit zu diesem Buch erweitert wurde. Wir, Andrea Beetz und Sonja Jelineck, hoffen, dass auch Sie von der Lektüre profitiert haben!

Literatur

Adib, N., Davies, K., Grahame, R. et al. (2005). Joint hypermobility syndrome in childhood. A not so benign multisystem disorder? *Rheumatology*, *44*(6), 744–750. https://doi.org/10.1093/rheumatology/keh557

Afrin, L. B. (2021). Some cases of hypermobile Ehlers-Danlos syndrome may be rooted in mast cell activation syndrome. *American Journal of Medical Genetics. Part C, Seminars in Medical Genetics*, *187*(4), 466–472. https://doi.org/10.1002/ajmg.c.31944

Afrin, L. B., Ackerley, M. B., Bluestein, L. S. et al. (2021). Diagnosis of mast cell activation syndrome: A global »consensus-2«. *Diagnosis*, *8*(2), 137–152. https://doi.org/10.1515/dx-2020-0005

Akin, C. (2017). Mast cell activation syndromes. *Journal of Allergy and Clinical Immunology*, *140*(2), 349–355. https://doi.org/10.1016/j.jaci.2017.06.007

Alexander, N., Brunner, R., Cip, J. et al. (2022). Increased Femoral Anteversion Does Not Lead to Increased Joint Forces During Gait in a Cohort of Adolescent Patients. *Frontiers in Bioengineering and Biotechnology*, *10*. https://doi.org/10.3389/fbioe.2022.914990

Amirrah, I. N., Lokanathan, Y., Zulkiflee, I. et al. (2022). A Comprehensive Review on Collagen Type I Development of Biomaterials for Tissue Engineering: From Biosynthesis to Bioscaffold. *Biomedicines*, *10*(9), Article 9. https://doi.org/10.3390/biomedicines10092307

Anderson, L. K. & Lane, K. R. (2023). Clinical trajectory of hypermobile Ehlers–Danlos syndrome/hypermobility spectrum disorders in older adults. *Journal of the American Association of Nurse Practitioners*, *35*(10), 605–612. https://doi.org/10.1097/JXX.0000000000000900

Arachchige, A. S. P. M. (2021). Collagen proteins are found also within the neural parenchyma in the healthy CNS. *AIMS Neuroscience*, *8*(3), 355–356. https://doi.org/10.3934/Neuroscience.2021019

Arnold, A. C., Ng, J. & Raj, S. R. (2018). Postural tachycardia syndrome – Diagnosis, physiology, and prognosis. *Autonomic Neuroscience*, *215*, 3–11. https://doi.org/10.1016/j.autneu.2018.02.005

Atwal, P., Jovin, D., Herman, K. et al. (2020). *Disjointed. Navigating the Diagnosis and Management of hypermobile Ehlers-Danlos Syndrome and Hypermobility Spectrum Disorders* (D. Jovin, Hrsg.). Hidden Stripes Publications.

Australian POTS Foundation. (2022, November 10). *Webinar Dr Andrew Maxwell, Keynote Speaker, POTS Unmasked*. https://potsfoundation.org.au/dr-andrew-maxwell-keynote-speaker-pots-unmasked-2022/

Baldry, L. (2021, April 8). *Teaching and learning with hypermobility spectrum disorders*. https://www.youtube.com/watch?v=_QKJwia6pdQ

Bale, P., Easton, V., Bacon, H. et al. (2019). The effectiveness of a multidisciplinary intervention strategy for the treatment of symptomatic joint hypermobility in childhood: A randomised, single Centre parallel group trial (The Bendy Study). *Pediatric Rheumatology*, *17*(1), 2. https://doi.org/10.1186/s12969-018-0298-x

Barrett, E., O'Keeffe, M., O'Sullivan, K. et al. (2016). Is thoracic spine posture associated with shoulder pain, range of motion and function? A systematic review. *Manual Therapy*, *26*, 38–46. https://doi.org/10.1016/j.math.2016.07.008

Bathen, T., Hångmann, A. B., Hoff, M. et al. (2013). Multidisciplinary treatment of disability in Ehlers-Danlos syndrome hypermobility type/ hypermobility syndrome: A pilot study using a combination of physical and cognitive-behavioral therapy on 12 women. *American*

Journal of Medical Genetics. Part A, 161 A(12), 3005–3011. https://doi.org/10.1002/ajmg.a.36060
Beaudoin, L. P., Digdon, N., O'Neill, K. & Racour, G. (2016). Serial diverse imagining task: A new remedy for bedtime complaints of worrying and other sleep-disruptive mental activity. Poster presented at SLEEP 2016 (A joint meeting of the American Academy of Sleep Medicine and the Sleep Research Society). Denver, CO. https://summit.sfu.ca/item/16196
Beighton, P., Grahame, R., & Bird, H. (2012). Musculoskeletal Features of Hypermobility and Their Management. In P. H. Beighton, R. Grahame, & H. Bird (Hrsg.), *Hypermobility of Joints* (S. 65–99). Springer. https://doi.org/10.1007/978-1-84882-085-2_5
Benarroch, E. E. (2012). Postural tachycardia syndrome: A heterogeneous and multifactorial disorder. *Mayo Clinic Proceedings*, 87(12), 1214–1225. https://doi.org/10.1016/j.mayocp.2012.08.013
Benditt, D. G. & Sutton, R. (2021). Improved Acute Orthostatic Tolerance in POTS by Lower Body Compression. *Journal of the American College of Cardiology*, 77(3), 297–299. https://doi.org/10.1016/j.jacc.2020.11.039
Benias, P. C., Wells, R. G., Sackey-Aboagye, B. et al. (2018). Structure and Distribution of an Unrecognized Interstitium in Human Tissues. *Scientific Reports*, 8(1), 4947. https://doi.org/10.1038/s41598-018-23062-6
Benistan, K., Foy, M., Gillas, F. et al. (2023). Effects of compression garments on balance in hypermobile Ehlers-Danlos syndrome: A randomized controlled trial. *Disability and Rehabilitation*, 1–10. https://doi.org/10.1080/09638288.2023.2209742
Bennett, S. E., Walsh, N., Moss, T. et al. (2019). The lived experience of Joint Hypermobility and Ehlers-Danlos Syndromes: A systematic review and thematic synthesis. *Physical Therapy Reviews*, 24(1–2), 12–28. https://doi.org/10.1080/10833196.2019.1590674
Bennett, S. E., Walsh, N., Moss, T. et al. (2022). Developing a self-management intervention to manage hypermobility spectrum disorders (HSD) and hypermobile Ehlers-Danlos syndrome (hEDS): An analysis informed by behaviour change theory. *Disability and Rehabilitation*, 44(18), 5231–5240. https://doi.org/10.1080/09638288.2021.1933618
Bentley, S. (2020). My journey with physiotherapy. *The Ehlers-Danlos Support UK*. https://www.ehlers-danlos.org/stories/my-journey-with-physiotherapy/
Berglund, B., Anne-Cathrine, M., & Randers, I. (2010). Dignity not fully upheld when seeking health care: Experiences expressed by individuals suffering from Ehlers-Danlos syndrome. *Disability and Rehabilitation*, 32(1), 1–7. https://doi.org/10.3109/09638280903178407
BfArM (2020). *Rote-Hand-Brief zu systemisch und inhalativ angewendeten Fluorchinolonen: Risiko einer Herzklappenregurgitation/-insuffizienz.* https://www.bfarm.de/SharedDocs/Risikoinformationen/Pharmakovigilanz/DE/RHB/2020/rhb-fluorchinolone.html
BfArM (2023). *ICD-10-GM, Kapitel XIII (M00-M99).* https://www.dimdi.de/static/de/klassifikationen/icd/icd-10-gm/kode-suche/htmlgm2023/block-m30-m36.htm
BfArM. (2025). *BfArM – Risikoinformationen—Metamizolhaltige Arzneimittel: Risiko für Agranulozytose – erneute Überprüfung.* Bundesinstitut für Arzneimittel und Medizinprodukte. https://www.bfarm.de/SharedDocs/Risikoinformationen/Pharmakovigilanz/DE/RV_STP/m-r/metamizol2.html
Birnie, K. A., Noel, M., Chambers, C. T. et al. (2018). Psychological interventions for needle-related procedural pain and distress in children and adolescents. *Cochrane Database of Systematic Reviews*, 10. https://doi.org/10.1002/14651858.CD005179.pub4
Blitshteyn, S. (2022). Is postural orthostatic tachycardia syndrome (POTS) a central nervous system disorder? *Journal of Neurology*, 269(2), 725–732. https://doi.org/10.1007/s00415-021-10502-z
Block, N. (2020). Chapter 8: Physical Therapy. In D. Jovin (Hrsg.), *Disjointed. Navigating the Diagnosis and Management of hypermobile Ehlers-Danlos Syndrome and Hypermobility Spectrum Disorders* (E-Book, Kap. 8). Hidden Stripes Publications.
Bluestein, L. (2020). Chapter 19: Concepts & Modalities in Pain Management. In D. Jovin (Hrsg.), *Disjointed. Navigating the Diagnosis and Management of hypermobile Ehlers-Danlos Syndrome and Hypermobility Spectrum Disorders* (E-Book, Kap. 17). Hidden Stripes Publications.

BMG (2025a). *Bürgertelefon und regionale Kliniksuche.* https://www.bmg-longcovid.de/service/buergertelefon-und-regionale-kliniksuche

BMG (2025b). *Wissenswertes zu Long COVID bei Kindern und Jugendlichen.* https://www.bmg-longcovid.de/infobox/wissenswertes-zu-long-covid-bei-kindern-und-jugendlichen

Boileau, A., Brierre, T., Castel-Lacanal, É. Et al. (2024). Lower urinary tract involvement in Ehlers-Danlos and Joint Hypermobility syndromes: Review of the literature. *The French Journal of Urology*, 34(13), 102698. https://doi.org/10.1016/j.fjurol.2024.102698

Bonamichi-Santos, R., Yoshimi-Kanamori, K., Giavina-Bianchi, P. et al. (2018). Association of Postural Tachycardia Syndrome and Ehlers-Danlos Syndrome with Mast Cell Activation Disorders. *Immunology and Allergy Clinics of North America*, 38(3), 497–504. https://doi.org/10.1016/j.iac.2018.04.004

Börsch, N., Mücke, M., Maier, A. et al. (2024). Treating pain in patients with Ehlers-Danlos syndrome: Multidisciplinary management of a multisystemic disease. *Schmerz (Berlin, Germany)*, 38(1), 12–18. https://doi.org/10.1007/s00482-023-00778-7

Bourne, K. M., Sheldon, R. S., Hall, J. et al. (2021). Compression Garment Reduces Orthostatic Tachycardia and Symptoms in Patients With Postural Orthostatic Tachycardia Syndrome. *Journal of the American College of Cardiology*, 77(3), 285–296. https://doi.org/10.1016/j.jacc.2020.11.040

Braun, V. & Clarke, V. (2006). Using thematic analysis in psychology. *Qualitative Research in Psychology*, 3(2), 77–101. https://doi.org/10.1191/1478088706qp063oa

Bredow, R. von & Keller, M. (2024, November 29). Vorwürfe gegen einen Chirurgen: Der alte Arzt und sein lockeres Skalpell. *Der Spiegel.* https://www.spiegel.de/panorama/justiz/duesseldorf-vorwuerfe-gegen-einen-chirurgen-der-alte-arzt-und-sein-lockeres-skalpell-a-fe421d03-d0e5-447d-a465-3aa0b1378e87

Brock, I., Prendergast, W. & Maitland, A. (2021). Mast cell activation disease and immunoglobulin deficiency in patients with hypermobile Ehlers-Danlos syndrome/hypermobility spectrum disorder. *American Journal of Medical Genetics. Part C, Seminars in Medical Genetics*, 187(4), 473–481. https://doi.org/10.1002/ajmg.c.31940

Brodsky, J. R., Lipson, S. & Bhattacharyya, N. (2020). Prevalence of Pediatric Dizziness and Imbalance in the United States. *Otolaryngology–Head and Neck Surgery: Official Journal of American Academy of Otolaryngology-Head and Neck Surgery*, 162(2), 241–247. https://doi.org/10.1177/0194599819887375

Bulbena, A., Gago, J., Pailhez, G. et al. (2011). Joint hypermobility syndrome is a risk factor trait for anxiety disorders: A 15-year follow-up cohort study. *General Hospital Psychiatry*, 33(4), 363–370. https://doi.org/10.1016/j.genhosppsych.2011.03.004

Bulbena-Cabre, A. & Bulbena, A. (2018). Anxiety and joint hypermobility: An unexpected association. *Current Psychiatry*, 17, 15–21.

Buryk-Iggers, S., Mittal, N., Santa Mina, D. et al. (2022). Exercise and Rehabilitation in People With Ehlers-Danlos Syndrome: A Systematic Review. *Archives of Rehabilitation Research and Clinical Translation*, 4(2), 100189. https://doi.org/10.1016/j.arrct.2022.100189

Caliogna, L., Guerrieri, V., Annunziata, S. et al. (2021). Biomarkers for Ehlers-Danlos Syndromes: There Is a Role? *International Journal of Molecular Sciences*, 22(18), 1–17. https://doi.org/10.3390/ijms221810149

Carrascosa, A., Yeste, D., Moreno-Galdó, A. et al. (2018). Pubertal growth of 1,453 healthy children according to age at pubertal growth spurt onset. The Barcelona longitudinal growth study. *Anales de Pediatría (English Edition)*, 89(3), 144–152. https://doi.org/10.1016/j.anpede.2018.01.004

Castori, M. (2012). Ehlers-Danlos Syndrome, Hypermobility Type: An Underdiagnosed Hereditary Connective Tissue Disorder with Mucocutaneous, Articular, and Systemic Manifestations. *ISRN Dermatology*, 2012, 1–22. https://doi.org/10.5402/2012/751768

Castori, M. (2021). Deconstructing and reconstructing joint hypermobility on an evo-devo perspective. *Rheumatology*, 60(6), 2537–2544. https://doi.org/10.1093/rheumatology/keab196

Castori, M., Tinkle, B., Levy, H. et al. (2017). A framework for the classification of joint hypermobility and related conditions. *American Journal of Medical Genetics. Part C, Seminars in Medical Genetics*, 175(1), 148–157. https://doi.org/10.1002/ajmg.c.31539

Cavarretta, D. J., Hall, E. E., & Bixby, W. R. (2019). The acute effects of resistance exercise on affect, anxiety, and mood – practical implications for designing resistance training programs. *International Review of Sport and Exercise Psychology*, *12*(1), 295–324. https://doi.org/10.1080/1750984X.2018.1474941

Champion, G. D., Bui, M., Sarraf, S. et al. (2022). Improved definition of growing pains: A common familial primary pain disorder of early childhood. *Paediatric and Neonatal Pain*, *4*(2), 78–86. https://doi.org/10.1002/pne2.12079

Charité Fatigue Centrum. (2025). *Literatur und Weiterbildung.* https://cfc.charite.de/fuer_aerzte/literatur_und_weiterbildung/

Chollet, M. B., & Akin, C. (2022). Hereditary alpha tryptasemia is not associated with specific clinical phenotypes. *Journal of Allergy and Clinical Immunology*, *149*(2), 728–735.e2. https://doi.org/10.1016/j.jaci.2021.06.017

Chopra, P. (2023). *73. Understanding Lower Extremity Pain with Pradeep Chopra, MD.* Bendy Bodies Podcast with Dr. Linda Bluestein. https://www.bendybodiespodcast.com/73-understanding-lower-extremity-pain-with-pradeep-chopra-md/

Chopra, P., Tinkle, B., Hamonet, C. et al. (2017). Pain management in the Ehlers–Danlos syndromes. *American Journal of Medical Genetics Part C: Seminars in Medical Genetics*, *175*(1), 212–219. https://doi.org/10.1002/ajmg.c.31554

Christensen, S. T., & Hartvigsen, J. (2008). Spinal Curves and Health: A Systematic Critical Review of the Epidemiological Literature Dealing With Associations Between Sagittal Spinal Curves and Health. *Journal of Manipulative & Physiological Therapeutics*, *31*(9), 690–714. https://doi.org/10.1016/j.jmpt.2008.10.004

Clark, N. L., Kainth, G. S., Johnson, M. et al. (2024). Psychological interventions to improve pain, fatigue, anxiety, depression, and quality of life in children and adults with hypermobility spectrum disorders and Ehlers-Danlos syndrome: A systematic review. *Rheumatology International*, *44*(1), 41–55. https://doi.org/10.1007/s00296-023-05503-2

Clinch, J., Deere, K., Sayers, A. et al. (2011). Epidemiology of generalized joint laxity (hypermobility) in fourteen-year-old children from the UK: A population-based evaluation. *Arthritis & Rheumatism*, *63*(9), 2819–2827. https://doi.org/10.1002/art.30435

Collins, H. (2014, August 10). *If You Can't Connect the Issues, Think Connective Tissues (Heidi Collins, MD).* https://www.youtube.com/watch?v=H0jaF6Rnuv4

Collyer, C. (2021a). *The JointSmart Child: Living and Thriving With Hypermobility. Volume One: The School Years* (2. Aufl.). https://thepracticalot.com/2019/10/16/parents-of-young-hypermobile-children-and-their-therapists-finally-get-their-empowerment-manual/

Collyer, C. (2021b). *The JointSmart Child: Living and Thriving With Hypermobility. Volume Two: The School Years* (2. Aufl.). https://thepracticalot.com/2019/10/16/parents-of-young-hypermobile-children-and-their-therapists-finally-get-their-empowerment-manual/

Corrado, B., & Ciardi, G. (2018). Hypermobile Ehlers-Danlos syndrome and rehabilitation: Taking stock of evidence based medicine: a systematic review of the literature. *Journal of Physical Therapy Science*, *30*(6), 843–847. https://doi.org/10.1589/jpts.30.847

Cortez, M. M., Millsap, L., & Brennan, K. C. (2021). Synergistic but separable sensory changes in postural tachycardia syndrome and chronic migraine. *Clinical Autonomic Research*, *31*(2), 263–271. https://doi.org/10.1007/s10286-020-00740-y

DEDI. (2022). *Kindergarten-Schulen.* Deutsche Ehlers-Danlos Initiative e. V. https://www.ehlers-danlos-initiative.de/images/mwb/pdf/flyer/Kindergarten-Schulen.pdf

DEGAM (Hrsg.) (2022). Müdigkeit. S3 Leitlinie. In *Leitlinien für Diagnostik und Therapie in der Neurologie.* https://register.awmf.org/assets/guidelines/053-002l_S3_Muedigkeit_2023-01_01.pdf

Dempsey, T., & Rosenthal, L. (2020). Chapter 24: Urogynecology & Hypermobility. In D. Jovin (Hrsg.), *Disjointed. Navigating the Diagnosis and Management of hypermobile Ehlers-Danlos Syndrome and Hypermobility Spectrum Disorders* (E-Book, Kap. 24). Hidden Stripes Publications.

Diehl, R. R. (2020). Synkopen. S1 Leitlinie. In Deutsche Gesellschaft für Neurologie (Hrsg.), *Leitlinien für Diagnostik und Therapie in der Neurologie.* https://register.awmf.org/assets/guidelines/030-072l_S1_Synkopen_2020-04.pdf

Ding, D., Lawson, K. D., Kolbe-Alexander, T. L. et al. (2016). The economic burden of physical inactivity: A global analysis of major non-communicable diseases. *The Lancet, 388*(10051), 1311–1324. https://doi.org/10.1016/S0140-6736(16)30383-X

Dobe, M., & Zernikow, B. (2019). *Therapie von Schmerzstörungen im Kindes- und Jugendalter: Ein Manual für Psychotherapeuten, Ärzte und Pflegepersonal* (2. Aufl.). Springer.

Dobe, M., & Zernikow, B. (2021). *Auer-System-Verlag, Carl Rote Karte für den Schmerz: Wie Kinder und Eltern aus dem Teufelskreis chronischer Schmerzen ausbrechen* (6. Aufl.). Carl-Auer Verlag GmbH.

Durso, C. (2024). *You're Not Alone Little Zebra.* https://yourenotalonelittlezebra.com

Eccles, J. A., Beacher, F. D. C., Gray, M. A. et al. (2012). Brain structure and joint hypermobility: Relevance to the expression of psychiatric symptoms. *The British Journal of Psychiatry: The Journal of Mental Science, 200*(6), 508–509. https://doi.org/10.1192/bjp.bp.111.092460

Eccles, J. A., Quadt, L., Garfinkel, S. N. et al. (2024). A model linking emotional dysregulation in neurodivergent people to the proprioceptive impact of joint hypermobility. *Philosophical Transactions of the Royal Society B: Biological Sciences, 379*(1908), 20230247. https://doi.org/10.1098/rstb.2023.0247

Edemann-Callesen, H., Andersen, H. K., Ussing, A. et al. (2023). Use of melatonin in children and adolescents with idiopathic chronic insomnia: A systematic review, meta-analysis, and clinical recommendation. *eClinicalMedicine, 61*, 102048. https://doi.org/10.1016/j.eclinm.2023.102048

Egle, U. T., Heim, C., Strauß, B. et al. (2020). Das bio-psycho-soziale Krankheitsmodell – revisited. In U. T. Egle, C. Heim, B. Strauß, & R. von Känel (Hrsg.), *Psychosomatik: Neurobiologisch fundiert und evidenzbasiert. Ein Lehr- und Handbuch* (S. 39–48). Kohlhammer.

Ehlers-Danlos Organisation e. V. (2024). *Jahresbericht 2024.* Jahresberichte. https://ehlers-danlos-organisation.de/verein/jahresberichte

Ehlers-Danlos-Selbsthilfe e. V. (2024). *Hinweise für Eltern, Erzieher und Lehrer.* Ehlers-Danlos-Selbsthilfe e. V. https://www.bundesverband-eds.de/pdf/ratgeber/EDS_Ratgeber_Lehrer_Eltern_Erzieher_Web.pdf

Ewer, E., Kazkaz, H., Ninis, N. et al. 2024). The Spider; A Multisystemic Symptom Impact Tool for People with Hypermobility-Related Disorders. Initial Validation in Adolescents. *The Journal of Pediatrics: Clinical Practice, 12*, 200098. https://doi.org/10.1016/j.jpedcp.2024.200098

Farias, M., Maraldi, E., Wallenkampf, K. C. et al. (2020). Adverse events in meditation practices and meditation-based therapies: A systematic review. *Acta Psychiatrica Scandinavica, 142*(5), 374–393. https://doi.org/10.1111/acps.13225

Feldman, E. C. H., Hivick, D. P., Slepian, P. M. et al. (2020). Pain Symptomatology and Management in Pediatric Ehlers–Danlos Syndrome: A Review. *Children, 7*(9), 1–17. https://doi.org/10.3390/children7090146

Feldman, E. C. H., Homan, K. J., Williams, S. E. et al. (2023). A narrative review of the literature on illness uncertainty in hypermobile ehlers-danlos syndrome: Implications for research and clinical practice. *Pediatric Rheumatology, 21*(1), 121. https://doi.org/10.1186/s12969-023-00908-6

Fischer, K. (2019). *Einführung in die Psychomotorik* (4. Aufl.). Ernst Reinhardt.

Friedrichsdorf, S. J., & Goubert, L. (2020). Pediatric pain treatment and prevention for hospitalized children. *PAIN Reports, 5*(1), e804. https://doi.org/10.1097/PR9.0000000000000804

Frohlich, L., Wesley, A., Wallen, M. et al. (2012). Effects of Neoprene Wrist/Hand Splints on Handwriting for Students with Joint Hypermobility Syndrome: A Single System Design Study. *Physical & Occupational Therapy In Pediatrics, 32*(3), 243–255. https://doi.org/10.3109/01942638.2011.622035

Gabrielson, K. (2020). Chapter 32: Being diagnosed as an Adult. In D. Jovin (Hrsg.), *Disjointed. Navigating the Diagnosis and Management of hypermobile Ehlers-Danlos Syndrome and Hypermobility Spectrum Disorders* (E-Book, Kap. 32). Hidden Stripes Publications.

Gajos, M., Perkowski, R., Kujawska, A. et al. (2016). Physiotherapy Methods in Prevention of Falls in Elderly People. *Journal of Education Culture and Society, 7*(1), 92–102. https://doi.org/10.15503/jecs20161.92.102

Garreth Brittain, M., Flanagan, S., Foreman, L. et al. (2023). Physical therapy interventions in generalized hypermobility spectrum disorder and hypermobile Ehlers-Danlos syndrome: A scoping review. *Disability and Rehabilitation*, 1–18. https://doi.org/10.1080/09638288.2023.2216028

Gavrilova, N., Soprun, L., Lukashenko, M. et al. (2022). New Clinical Phenotype of the Post-Covid Syndrome: Fibromyalgia and Joint Hypermobility Condition. *Pathophysiology*, 29(1), 24–29. https://doi.org/10.3390/pathophysiology29010003

Gebhard, B., & Kuhlenkamp, S. (2012). Psychomotorik in der Frühförderung – Überlegungen aus den Perspektiven Wirksamkeit und Inklusion. In B. Hennig, B. Gebhard & C. Leyendecker (Hrsg.), *Interdisziplinäre Frühförderung: Exklusiv—Kooperativ—Inklusiv* (S. 219–225). Kohlhammer.

Gemeinsamer Bundesausschuss. (2021). *Langfristiger Heilmittelbedarf für weitere Diagnosen und verdoppelte Höchstwerte bei der Ergotherapie.* https://www.g-ba.de/presse/pressemitteilungen-meldungen/943/

Gensemer, C., Burks, R., Kautz, S. et al. (2021). Hypermobile Ehlers-Danlos syndromes: Complex phenotypes, challenging diagnoses, and poorly understood causes. *Developmental Dynamics*, 250(3), 318–344. https://doi.org/10.1002/dvdy.220

Ghai, S., Ghai, I., & Narciss, S. (2024). Influence of taping on joint proprioception: A systematic review with between and within group meta-analysis. *BMC Musculoskeletal Disorders*, 25(1), 480. https://doi.org/10.1186/s12891-024-07571-2

Gibbens, S. (2018, März 28). *Interstitium: Unser neues Organ?* National Geographic. https://www.nationalgeographic.de/wissenschaft/2018/03/forscher-wollen-neues-organ-entdeckt-haben

Goss, K. (2021). Chronic Pain, EDS, and Hypermobility- My Story | Whealth. *Whealth | Invest in Your Health.* https://spreadwhealth.com/whealth-blog/hypermobility-eds-chronic-pain

Green, J. (2021). Understanding Hypermobility Disorders/ Symptoms in Schools. *nasen connect*, 39–41.

Guede-Rojas, F., Benavides-Villanueva, A., Salgado-González, S. et al. 2023). Effect of strength training on knee proprioception in patients with knee osteoarthritis. A systematic review and meta-analysis. *Sports Medicine and Health Science*, Vorab-Onlinepublikation. https://doi.org/10.1016/j.smhs.2023.10.005

Gurley-Green, S. (2001). Living with the hypermobility syndrome. *Rheumatology*, 40(5), 487–489. https://doi.org/10.1093/rheumatology/40.5.487

Hakim, A. J. (2019). Severity classes in adults with hypermobile Ehlers-Danlos syndrome/hypermobility spectrum disorder. *Rheumatology*, 58(10), 1705–1706. https://doi.org/10.1093/rheumatology/kez134

Hakim, A. J. & Grahame, R. (2003). Joint hypermobility. *Best Practice & Research Clinical Rheumatology*, 17(6), 989–1004. https://doi.org/10.1016/j.berh.2003.08.001

Hakim, A. J. & Grahame, R. (2014). Recognizing the scale of joint hypermobility burden: Comment on the article by Mulvey et al. *Arthritis Care & Research*, 66(3), 496. https://doi.org/10.1002/acr.22221

Hakim, A. J., Tinkle, B. T. & Francomano, C. A. (2021). Ehlers–Danlos syndromes, hypermobility spectrum disorders, and associated co-morbidities: Reports from EDS ECHO. *American Journal of Medical Genetics Part C: Seminars in Medical Genetics*, 187(4), 413–415. https://doi.org/10.1002/ajmg.c.31954

Hakimi, A., Bergoin, C., De Jesus, A. et al. (2023). Multiple Sustainable Benefits of a Rehabilitation Program in Therapeutic Management of Hypermobile Ehlers-Danlos Syndrome: A Prospective and Controlled Study at Short- and Medium-Term. *Archives of Physical Medicine and Rehabilitation.* https://doi.org/10.1016/j.apmr.2023.06.012

Hakimi, A., Bergoin, C. & Mucci, P. (2020). Immediate and 6-week after effects of a rehabilitation program for Ehlers–Danlos syndrome hypermobile type patients: A retrospective study. *American Journal of Medical Genetics Part A*, 182(10), 2263–2271. https://doi.org/10.1002/ajmg.a.61772

Hallmann, R., Bruckner, P., Deutzmann, R. et al. (2022). Extrazelluläre Matrix (EZM)AufbauExtrazelluläre Matrix – Struktur und Funktion. In P. C. Heinrich, M. Müller, L. Graeve,

& H.-G. Koch (Hrsg.), *Löffler/Petrides Biochemie und Pathobiochemie* (S. 1223–1248). Springer. https://doi.org/10.1007/978-3-662-60266-9_71

Hargrove, T. (2019, Juli 10). *Posture, Babies and Bathwater.* Better Movement. https://www.betteremovement.org/blog/2019/posture-babies-and-bathwater

Harris, C. I., Knight, D. R. T., Mejia, L. A. et al. (2024). Nutritional Considerations for Hypermobile Ehlers-Danlos Syndrome. *Practical Gastroenterology.* https://practicalgastro.com/wp-content/uploads/2024/06/Nutrition-May-2024.pdf

Harte, S. E., Harris, R. E., & Clauw, D. J. (2018). The neurobiology of central sensitization. *Journal of Applied Biobehavioral Research*, 23(2), 1–25. https://doi.org/10.1111/jabr.12137

Hashkes, P. J. (2024). Growing pains. In R. F. Connor (Hrsg.), *UpToDate.* Wolters Kluwer. https://www.uptodate.com/contents/growing-pains

Hedenmalm, K., Pacurariu, A., Slattery, J. et al. (2021). Is There an Increased Risk of Hepatotoxicity with Metamizole? A Comparative Cohort Study in Incident Users. *Drug Safety*, 44(9), 973–985. https://doi.org/10.1007/s40264-021-01087-7

Heimkes, B., Wegener, V., Birkenmaier, C. et al. (2019). Physiologic and Pathologic Development of the Infantile and Adolescent Hip Joint: Descriptive and Functional Aspects. *Seminars in Musculoskeletal Radiology*, 23(5), 477–488. https://doi.org/10.1055/s-0039-1693975

Herman, K. (2020). Chapter 6: Genetics. In D. Jovin (Hrsg.), *Disjointed. Navigating the Diagnosis and Management of hypermobile Ehlers-Danlos Syndrome and Hypermobility Spectrum Disorders* (E-Book, Kap. 6). Hidden Stripes Publications.

Higgins, S. D., Erdogan, M., Coles, S. J. et al. (2019). Early mobilization of trauma patients admitted to intensive care units: A systematic review and meta-analyses. *Injury*, 50(11), 1809–1815. https://doi.org/10.1016/j.injury.2019.09.007

HMSA. (2020). *An Educators Guide to the hypermobile student* (4. Aufl.). https://www.hypermobility.org/product-page/booklet-an-educators-guide-to-the-hypermobile-student

Humphriss, R. L., & Hall, A. J. (2011). Dizziness in 10 year old children: An epidemiological study. *International Journal of Pediatric Otorhinolaryngology*, 75(3), 395–400. https://doi.org/10.1016/j.ijporl.2010.12.015

Institut für Qualität und Wirtschaftlichkeit im Gesundheitswesen (Hrsg.). (2023). *Myalgische Enzephalomyelitis/Chronic Fatigue Syndrome (ME/CFS)— Aktueller Kenntnisstand.* Bundesministerium für Gesundheit. https://www.iqwig.de/download/n21-01_me-cfs-aktueller-kenntnisstand_abschlussbericht_v1-0.pdf

Isaacson, E., & Dowlut-McElroy, T. (2024). Heavy Menstrual Bleeding in Adolescents with Joint Hypermobility Syndrome/Hypermobile-Type Ehlers-Danlos: A Review. *Pediatric Annals*, 53(3), e104–e108. https://doi.org/10.3928/19382359-20240109-05

Jaffe, M., Tirosh, E., Cohen, A. et al. (1988). Joint mobility and motor development. *Archives of Disease in Childhood*, 63(2), 159–161. https://doi.org/10.1136/adc.63.2.159

Jelineck, S. (2024). *Flexible Zebras—Heilpädagogik bei Hypermobilität* [Bachelorarbeit]. IU Internationale Hochschule.

Jensen, A.-M., Andersen, J. Q., Quisth, L. et al. (2021). Finger orthoses for management of joint hypermobility disorders: Relative effects on hand function and cognitive load. *Prosthetics and Orthotics International*, 45(1), 36–45. https://doi.org/10.1177/0309364620956866

Jovin, D. (2020a). Chapter 4: The Patient Journey. In D. Jovin (Hrsg.), *Disjointed. Navigating the Diagnosis and Management of hypermobile Ehlers-Danlos Syndrome and Hypermobility Spectrum Disorders* (E-Book, Kap. 4). Hidden Stripes Publications.

Jovin, D. (2020b). Chapter 5: Diagnosis, Symptoms & Specialists. In D. Jovin (Hrsg.), *Disjointed. Navigating the Diagnosis and Management of hypermobile Ehlers-Danlos Syndrome and Hypermobility Spectrum Disorders* (E-Book, Kap. 5). Hidden Stripes Publications.

Juul-Kristensen, B., Schmedling, K., Rombaut, L. et al. (2017). Measurement properties of clinical assessment methods for classifying generalized joint hypermobility—A systematic review. *American Journal of Medical Genetics Part C: Seminars in Medical Genetics*, 175(1), 116–147. https://doi.org/10.1002/ajmg.c.31540

Kadler, K. E., Baldock, C., Bella, J. et al. (2007). Collagens at a glance. *Journal of Cell Science*, 120(12), 1955–1958. https://doi.org/10.1242/jcs.03453

Kalisch, L., Boniwell, I., Osin, E. et al. (2022). Feeling Good Despite EDS: The Effects of a 5-Week Online Positive Psychology Programme for Ehlers–Danlos-Syndromes Patients. *Journal of Contemporary Psychotherapy*, 52(1), 79–87. https://doi.org/10.1007/s10879-021-09521-8

Kamrani, P., Marston, G., Arbor, T. C. et al. (2024). Anatomy, Connective Tissue. In *StatPearls*. StatPearls Publishing. http://www.ncbi.nlm.nih.gov/books/NBK538534/

Khoury, N. M., Lutz, J., & Schuman-Olivier, Z. (2018). Interoception in Psychiatric Disorders: A Review of Randomized Controlled Trials with Interoception-based Interventions. *Harvard review of psychiatry*, 26(5), Vorab-Onlinepublikation. https://doi.org/10.1097/HRP.0000000000000170

Kim, P. S., & Fishman, M. A. (2020). Low-Dose Naltrexone for Chronic Pain: Update and Systemic Review. *Current Pain and Headache Reports*, 24(10), 64. https://doi.org/10.1007/s11916-020-00898-0

Kinderformularium. (2025). *Metamizol*. Kinderformularium. https://kinderformularium.de/monographie/6814/metamizol-

King, S., Chambers, C. T., Huguet, A. et al. (2011). The epidemiology of chronic pain in children and adolescents revisited: A systematic review. *PAIN*, 152(12), 2729–2738. https://doi.org/10.1016/j.pain.2011.07.016

Knight, D. R. T., Confiado, S. M., Bruno, K. A. et al. (2022). Establishing an Ehlers-Danlos Syndrome Clinic: Lessons Learned. *SN Comprehensive Clinical Medicine*, 4(1), 138, 1–10. https://doi.org/10.1007/s42399-022-01218-w

Kole, A., & Faurisson, F. (2009). *The voice of 12,000 patients: Experiences and expectations of rare disease patients on diagnosis and care in Europe based on the EurodisCare3 surveys*. EURODIS. https://www.eurordis.org/wp-content/uploads/2009/12/EURORDISCARE_FULLBOOKr.pdf

Könning, A., Rosenthal, N., Brown, D. et al. (2021). Severity of Chronic Pain in German Adolescent School Students: A Cross-sectional Study. *The Clinical Journal of Pain*, 37(2), 118–125. https://doi.org/10.1097/AJP.0000000000000898

Kripa, S., & Kaur, H. (2021). Identifying relations between posture and pain in lower back pain patients: A narrative review. *Bulletin of Faculty of Physical Therapy*, 26(1), 34. https://doi.org/10.1186/s43161-021-00052-w

Kucharik, A. H., & Chang, C. (2020). The Relationship Between Hypermobile Ehlers-Danlos Syndrome (hEDS), Postural Orthostatic Tachycardia Syndrome (POTS), and Mast Cell Activation Syndrome (MCAS). *Clinical Reviews in Allergy & Immunology*, 58(3), 273–297. https://doi.org/10.1007/s12016-019-08755-8

Kyrklund, K., Taskinen, S., Rintala, R. J. et al. (2012). Lower Urinary Tract Symptoms from Childhood to Adulthood: A Population Based Study of 594 Finnish Individuals 4 to 26 Years Old. *The Journal of Urology*, 188(2), 588–593. https://doi.org/10.1016/j.juro.2012.04.016

Lamari, N., & Beighton, P. (2023a). *Hypermobility in Medical Practice*. Springer Nature Switzerland. https://doi.org/10.1007/978-3-031-34914-0

Lamari, N., & Beighton, P. (2023b). Joint Hypermobility in Children, Preadolescents and Adolescents. In N. Lamari & P. Beighton (Hrsg.), *Hypermobility in Medical Practice* (S. 145–158). Springer Nature Switzerland. https://doi.org/10.1007/978-3-031-34914-0_11

Lamari, N., & Beighton, P. (2023c). Joint Hypermobility in Different Periods of Life; An Overview. In N. Lamari & P. Beighton (Hrsg.), *Hypermobility in Medical Practice* (S. 117–133). Springer Nature Switzerland. https://doi.org/10.1007/978-3-031-34914-0_9

Lattimore, P., & Harrison, F. (2022). Pilot study of an online-delivered mindfulness meditation in Ehlers-Danlos syndrome (hEDS): Effect on quality-of-life and participant lived experience. *Disability and Rehabilitation*, 45(23), 3833–3840. https://doi.org/10.1080/09638288.2022.2140843

Lederman, E. (2010). The myth of core stability. *Journal of Bodywork and Movement Therapies*, 14(1), 84–98. https://doi.org/10.1016/j.jbmt.2009.08.001

Leong, H. M., & Carter, M. (2008). Research on the Efficacy of Sensory Integration Therapy: Past, Present and Future. *Australasian Journal of Special Education*, 32(1), 83–99. https://doi.org/10.1017/S103001120002577X

Levine, D., Work, B., McDonald, S. et al. (2022). Occupational Therapy Interventions for Clients with Ehlers-Danlos Syndrome (EDS) in the Presence of Postural Orthostatic Tachycardia Syndrome (POTS). *Occupational Therapy In Health Care*, *36*(3), 253–270. https://doi.org/10.1080/07380577.2021.1975200

Lewis, M. L., Palsson, O. S., Whitehead, W. E. et al. (2016). Prevalence of Functional Gastrointestinal Disorders in Children and Adolescents. *The Journal of Pediatrics*, *177*, 39–43. https://doi.org/10.1016/j.jpeds.2016.04.008

Liaghat, B., Juul-Kristensen, B., Faber, D. A. et al. (2024). One-year effectiveness of high-load compared with low-load strengthening exercise on self-reported function in patients with hypermobile shoulders: A secondary analysis from a randomised controlled trial. *British Journal of Sports Medicine*, *58*(7), 373–381. https://doi.org/10.1136/bjsports-2023-107563

Liaghat, B., Skou, S. T., Søndergaard, J. et al. (2022). Short-term effectiveness of high-load compared with low-load strengthening exercise on self-reported function in patients with hypermobile shoulders: A randomised controlled trial. *British Journal of Sports Medicine*, *56*(22), 1269–1276. https://doi.org/10.1136/bjsports-2021-105223

Lincoln, T. L. & Suen, P. W. (2003). Common rotational variations in children. *The Journal of the American Academy of Orthopaedic Surgeons*, *11*(5), 312–320. https://doi.org/10.5435/00124635-200309000-00004

Lindholm, S. & Claesson, L. (2025). Wrist Stabilising Exercise Versus Hand Orthotic Intervention for Persons with Hypermobility—A Randomised Clinical Trial. *Clinical Rehabilitation*, *39*(1), 47–57. https://doi.org/10.1177/02692155241293265

Lübow, C., Rotthauwe, J., & Behles, C. (2022). Metamizol: Schwerwiegende Nebenwirkungen—Update. *Bulletin zur Arzneimittelsicherheit. Informationen aus BfArM und PEI*, *4*, 24–28.

Lyons, J. J. (2018). Hereditary Alpha Tryptasemia: Genotyping and Associated Clinical Features. *Immunology and Allergy Clinics of North America*, *38*(3), 483–495. https://doi.org/10.1016/j.iac.2018.04.003

Lyons, J. J., Yu, X., Hughes, J. D. et al. (2016). Elevated basal serum tryptase identifies a multisystem disorder associated with increased TPSAB1 copy number. *Nature Genetics*, *48*(12), 1564–1569. https://doi.org/10.1038/ng.3696

M., J. (2018). The Quiet Side of EDS. *The Ehlers Danlos Society*. https://www.ehlers-danlos.com/story/jimmym/

Maestroni, L., Read, P., Bishop, C. et al. (2020). The Benefits of Strength Training on Musculoskeletal System Health: Practical Applications for Interdisciplinary Care. *Sports Medicine (Auckland, N.Z.)*, *50*(8), 1431–1450. https://doi.org/10.1007/s40279-020-01309-5

Maitland, A. (2020). Chapter 11: Mast Cell Activation Syndrome. In D. Jovin (Hrsg.), *Disjointed. Navigating the Diagnosis and Management of hypermobile Ehlers-Danlos Syndrome and Hypermobility Spectrum Disorders* (E-Book, Kap. 11). Hidden Stripes Publications.

Malek, S., Reinhold, E. J., & Pearce, G. S. (2021). The Beighton Score as a measure of generalised joint hypermobility. *Rheumatology International*, *41*(10), 1707–1716. https://doi.org/10.1007/s00296-021-04832-4

Malfait, F., Colman, M., Vroman, R. et al. (2021). Pain in the Ehlers–Danlos syndromes: Mechanisms, models, and challenges. *American Journal of Medical Genetics Part C: Seminars in Medical Genetics*, *187*(4), 429–445. https://doi.org/10.1002/ajmg.c.31950

Malfait, F., Francomano, C., Byers, P. et al. (2017). The 2017 international classification of the Ehlers–Danlos syndromes. *American Journal of Medical Genetics Part C: Seminars in Medical Genetics*, *175*(1), 8–26. https://doi.org/10.1002/ajmg.c.31552

Mallorquí-Bagué, N., Garfinkel, S. N., Engels, M. et al. (2014). Neuroimaging and psychophysiological investigation of the link between anxiety, enhanced affective reactivity and interoception in people with joint hypermobility. *Frontiers in Psychology*, *5*, 1–8. https://doi.org/10.3389/fpsyg.2014.01162

Maucher, I. V. (2024). *Metamizol—Anwendung, Wirkung, Nebenwirkungen | Gelbe Liste*. Gelbe Liste Online. https://www.gelbe-liste.de/wirkstoffe/Metamizol_297

Maxwell, A. J. (2020). Chapter 10: Dysautonomia. In D. Jovin (Hrsg.), *Disjointed. Navigating the Diagnosis and Management of hypermobile Ehlers-Danlos Syndrome and Hypermobility Spectrum Disorders* (E-Book, Kap. 10). Hidden Stripes Publications.

Meyer, R. (2019). Fluorchinolone: FDA informiert über Assoziation zwischen Aortendissektion und Antibiotika. *Deutsches Ärzteblatt*, *116*(5). https://www.aerzteblatt.de/archiv/fluor chinolone-fda-informiert-ueber-assoziation-zwischen-aortendissektion-und-antibiotika-4c8 d35f8-89ad-430c-80cb-531d47ac24cc

Miller, L., & Brandel, J. (Regisseure). (2023). *The Interstitium* [Broadcast]. Radiolab. https://www.radiolab.org/podcast/interstitium/transcript

Molderings, G. J., Haenisch, B., Brettner, S. et al. (2016). Pharmacological treatment options for mast cell activation disease. *Naunyn-Schmiedeberg's Archives of Pharmacology*, *389*(7), 671–694. https://doi.org/10.1007/s00210-016-1247-1

Monaco, A., Choi, D., Uzun, S. et al. (2022). Association of mast-cell-related conditions with hypermobile syndromes: A review of the literature. *Immunologic Research*, *70*(4), 419–431. https://doi.org/10.1007/s12026-022-09280-1

Montoya, J. G., Dowell, T. G., Mooney, A. E. et al. (2021). Caring for the Patient with Severe or Very Severe Myalgic Encephalomyelitis/Chronic Fatigue Syndrome. *Healthcare*, *9*(10), 1–12. https://doi.org/10.3390/healthcare9101331

Morlino, S., & Castori, M. (2023). Placing joint hypermobility in context: Traits, disorders and syndromes. *British Medical Bulletin*, *147*(1), 90–107. https://doi.org/10.1093/bmb/ldad013

Mu, W., Muriello, M., Clemens, J. L. et al. (2019). Factors affecting quality of life in children and adolescents with hypermobile Ehlers-Danlos syndrome/hypermobility spectrum disorders. *American Journal of Medical Genetics Part A*, *179*(4), 561–569. https://doi.org/10.1 002/ajmg.a.61055

Mulvey, M. R., Macfarlane, G. J., Beasley, M. et al. (2013). Modest association of joint hypermobility with disabling and limiting musculoskeletal pain: Results from a large-scale general population-based survey. *Arthritis Care & Research*, *65*(8), 1325–1333. https://doi.org/10.1002/acr.21979

Murray, K. J. (2006). Hypermobility disorders in children and adolescents. *Best Practice & Research Clinical Rheumatology*, *20*(2), 329–351. https://doi.org/10.1016/j.berh.2005.12.003

Nash, C. E., Mickan, S. M., Mar, C. B. D. et al. (2004). Resting injured limbs delays recovery: A systematic review. *The Journal of Family Practice*, *53*(9), 706–712.

NHS Cambridge University Hospitals. (2024). *Myth busting about posture, core stability and lifting*. https://www.cuh.nhs.uk/patient-information/myth-busting-about-posture-core-sta bility-and-lifting/

NHS England. (2023). *Supported self-management*. https://www.england.nhs.uk/personalisedca re/supported-self-management/

O'Connor, P. J., Herring, M. P., & Caravalho, A. (2010). Mental Health Benefits of Strength Training in Adults. *American Journal of Lifestyle Medicine*, *4*(5), 377–396. https://doi.org/1 0.1177/1559827610368771

Öhman, A. (2015). Beighton Scores for Healthy Infants at the Age of Three Months. *Open Journal of Therapy and Rehabilitation*, *03*(02), 40–45. https://doi.org/10.4236/ojtr.2015.32 006

O'Sullivan, K., O'Sullivan, P., O'Sullivan, L. et al. (2012). What do physiotherapists consider to be the best sitting spinal posture? *Manual Therapy*, *17*(5), 432–437. https://doi.org/10.1016/j.math.2012.04.007

O'Sullivan, P., Caneiro, J. P., O'Keeffe, M. et al. (2016). Unraveling the Complexity of Low Back Pain. *Journal of Orthopaedic & Sports Physical Therapy*, *46*(11), 932–937. https://doi.org/10.2519/jospt.2016.0609

Pacey, V., Tofts, L., Adams, R. D. et al. (2015). Quality of life prediction in children with joint hypermobility syndrome. *Journal of Paediatrics and Child Health*, *51*(7), 689–695. https://doi.org/10.1111/jpc.12826

Palmer, S., Bailey, S., Barker, L. et al. (2014). The effectiveness of therapeutic exercise for joint hypermobility syndrome: A systematic review. *Physiotherapy*, *100*(3), 220–227. https://doi.org/10.1016/j.physio.2013.09.002

Palmer, S., Davey, I., Oliver, L. et al. (2021). The effectiveness of conservative interventions for the management of syndromic hypermobility: A systematic literature review. *Clinical Rheumatology*, *40*(3), 1113–1129. https://doi.org/10.1007/s10067-020-05284-0

Parker, M. (2014). *Maddy's story – living with Ehlers Danlos Syndrome*. The Royal Children's Hospital Melbourne. https://blogs.rch.org.au/news/2014/05/14/maddys-story-living-with-ehlers-danlos-syndrome/

PEDro. (2020). *PEDro-Skala*. https://pedro.org.au/german/resources/pedro-scale/

Peebles, K. C., Jacobs, C., Makaroff, L. et al. (2024). The use and effectiveness of exercise for managing postural orthostatic tachycardia syndrome in young adults with joint hypermobility and related conditions: A scoping review. *Autonomic Neuroscience: Basic and Clinical, 252*. https://doi.org/10.1016/j.autneu.2024.103156

Poliwoda, S., Noss, B., Truong, G. T. D. et al. (2023). The Utilization of Low Dose Naltrexone for Chronic Pain. *CNS Drugs, 37*(8), 663–670. https://doi.org/10.1007/s40263-023-01018-3

Požgain, I., Požgain, Z., & Degmečić, D. (2014). Placebo and nocebo effect: A mini-review. *Psychiatria Danubina, 26*(2), 100–107.

Raj, S. R., Guzman, J. C., Harvey, P. et al. (2020). Canadian Cardiovascular Society Position Statement on Postural Orthostatic Tachycardia Syndrome (POTS) and Related Disorders of Chronic Orthostatic Intolerance. *The Canadian Journal of Cardiology, 36*(3), 357–372. https://doi.org/10.1016/j.cjca.2019.12.024

Randall, E. T., Smith, K. R., Conroy, C. et al. (2018). Back to Living: Long-term Functional Status of Pediatric Patients Who Completed Intensive Interdisciplinary Pain Treatment. *The Clinical Journal of Pain, 34*(10), 890–899. https://doi.org/10.1097/AJP.0000000000000616

Reina-Bueno, M., Vázquez-Bautista, C., Palomo-Toucedo, I. C. et al. (2020). Custom-Made Foot Orthoses Reduce Pain and Fatigue in Patients with Ehlers-Danlos Syndrome. A Pilot Study. *International Journal of Environmental Research and Public Health, 17*(4), 1359. https://doi.org/10.3390/ijerph17041359

Rerucha, C. M., Dickison, C., & Baird, D. C. (2017). Lower Extremity Abnormalities in Children. *American Family Physician, 96*(4), 226–233.

Revivo, G., Amstutz, D. K., Gagnon, C. M. et al. (2019). Interdisciplinary Pain Management Improves Pain and Function in Pediatric Patients with Chronic Pain Associated with Joint Hypermobility Syndrome. *PM&R, 11*(2), 150–157. https://doi.org/10.1016/j.pmrj.2018.06.018

Reychler, G., De Backer, M. M., Piraux, E. et al. (2021). Physical therapy treatment of hypermobile Ehlers–Danlos syndrome: A systematic review. *American Journal of Medical Genetics Part A, 185*(10), 2986–2994. https://doi.org/10.1002/ajmg.a.62393

Ridley, M., Rao, G., Schilbach, F. et al. (2020). Poverty, depression, and anxiety: Causal evidence and mechanisms. *Science, 370*(6522), 1–47. https://doi.org/10.1126/science.aay0214

Ritelli, M., Chiarelli, N., Cinquina, V. et al. (2024). Bridging the Diagnostic Gap for Hypermobile Ehlers-Danlos Syndrome and Hypermobility Spectrum Disorders: Evidence of a Common Extracellular Matrix Fragmentation Pattern in Patient Plasma as a Potential Biomarker. *American Journal of Medical Genetics Part A*, e63857. https://doi.org/10.1002/ajmg.a.63857

Rodgers, K. R., Gui, J., Dinulos, M. B. P. et al. (2017). Ehlers-Danlos syndrome hypermobility type is associated with rheumatic diseases. *Scientific Reports, 7*(1), 1–7. https://doi.org/10.1038/srep39636

Roley, S. S., & Schaaf, R. C. (2006). *SI: Applying Clinical Reasoning To Practice with Diverse Populations*. Psychological Corp. https://www.proedinc.com/Downloads/12565Ch01.pdf

Romeo, D. M., Lucibello, S., Musto, E. et al. (2016). Assessing Joint Hypermobility in Preschool-Aged Children. *The Journal of Pediatrics, 176*, 162–166. https://doi.org/10.1016/j.jpeds.2016.05.072

Rowe, K. (2023). Chronic Fatigue Syndrome/Myalgic Encephalomyelitis (CFS/ME) in Adolescents: Practical Guidance and Management Challenges. *Adolescent Health, Medicine and Therapeutics, 14*, 13–26. https://doi.org/10.2147/AHMT.S317214

Rowe, P. C., Underhill, R. A., Friedman, K. J. et al. (2017). Myalgic Encephalomyelitis/Chronic Fatigue Syndrome Diagnosis and Management in Young People: A Primer. *Frontiers in Pediatrics, 5*, 1–44. https://doi.org/10.3389/fped.2017.00121

Rupp, A., Young, E., & Chadwick, A. L. (2023). Low-dose naltrexone's utility for non-cancer centralized pain conditions: A scoping review. *Pain Medicine*, 24(11), 1270–1281. https://doi.org/10.1093/pm/pnad074

Sabui, T. K., Samanta, M., Mondal, R. K. et al. (2018). Survey of musculoskeletal abnormalities in school-going children of hilly and foothill regions of Eastern Himalayas using the pediatric Gait, Arms, Legs, Spine screening method. *International Journal of Rheumatic Diseases*, 21(5), 1127–1134. https://doi.org/10.1111/1756-185X.12897

Saetre, E., & Eik, H. (2019). Flexible bodies-Restricted lives: A qualitative exploratory study of embodiment in living with joint hypermobility syndrome/Ehlers-Danlos syndrome, hypermobility type. *Musculoskeletal Care*, 17(3), 241–248. https://doi.org/10.1002/msc.1407

Salles, J. I., Velasques, B., Cossich, V. et al. (2015). Strength Training and Shoulder Proprioception. *Journal of Athletic Training*, 50(3), 277–280. https://doi.org/10.4085/1062-6050-49.3.84

Sarno, L. D., Gatto, A., Korn, D. et al. (2023). Pain management in pediatric age. An update. *Acta Bio Medica: Atenei Parmensis*, 94(4), e2023174. https://doi.org/10.23750/abm.v94i4.14289

Scheerer, N. E., Boucher, T. Q., Bahmei, B. et al. (2022). Family Experiences of Decreased Sound Tolerance in ASD. *Journal of Autism and Developmental Disorders*, 52(9), 4007–4021. https://doi.org/10.1007/s10803-021-05282-4

Schmidt, H., Pedersen, T. L., Junge, T. et al. (2017). Hypermobility in Adolescent Athletes: Pain, Functional Ability, Quality of Life, and Musculoskeletal Injuries. *Journal of Orthopaedic & Sports Physical Therapy*, 47(10), 792–800. https://doi.org/10.2519/jospt.2017.7682

Schmitz, T. (2024, September 13). Meditation—Über Risiken und Nebenwirkungen. *Süddeutsche Zeitung*. https://www.sueddeutsche.de/projekte/artikel/politik/meditation-dalai-lama-psychose-e732334/

Schubart, J. R., Schilling, A., Schaefer, E. et al. (2019). Use of prescription opioid and other drugs among a cohort of persons with Ehlers-Danlos syndrome: A retrospective study. *American journal of medical genetics. Part A*, 179(3), 397–403. MEDLINE. https://doi.org/10.1002/ajmg.a.61031

Seneviratne, S. L., Maitland, A. & Afrin, L. (2017). Mast cell disorders in Ehlers-Danlos syndrome. *American Journal of Medical Genetics. Part C, Seminars in Medical Genetics*, 175(1), 226–236. https://doi.org/10.1002/ajmg.c.31555

Seward, S. (2020). Chapter 31: Supporting hEDS patients through psychotherapy. In D. Jovin (Hrsg.), *Disjointed. Navigating the Diagnosis and Management of hypermobile Ehlers-Danlos Syndrome and Hypermobility Spectrum Disorders* (E-Book, Kap. 31). Hidden Stripes Publications.

Sharp, H. E. C., Critchley, H. D., & Eccles, J. A. (2021). Connecting brain and body: Transdiagnostic relevance of connective tissue variants to neuropsychiatric symptom expression. *World Journal of Psychiatry*, 11(10), 805–820. https://doi.org/10.5498/wjp.v11.i10.805

Shoulders, M. D. & Raines, R. T. (2009). Collagen Structure and Stability. *Annual review of biochemistry*, 78, 929–958. https://doi.org/10.1146/annurev.biochem.77.032207.120833

Siberry, V. G. R. & Rowe, P. C. (2022). Pediatric Long COVID and Myalgic Encephalomyelitis/Chronic Fatigue Syndrome. *The Pediatric Infectious Disease Journal*, 41(4), e139–e141. https://doi.org/10.1097/INF.0000000000003477

Silva, P. V., Kamper, S. J. & da Cunha Menezes Costa, L. (2018). Exercise-based intervention for prevention of sports injuries (PEDro synthesis). *British Journal of Sports Medicine*, 52(6), 408–409. https://doi.org/10.1136/bjsports-2017-098474

Simmonds, J. V. (2022). Masterclass: Hypermobility and hypermobility related disorders. *Musculoskeletal Science and Practice*, 57, 1–9. https://doi.org/10.1016/j.msksp.2021.102465

Simons, E. (2021). A transforming OT appointment. *The Ehlers-Danlos Support UK*. https://www.ehlers-danlos.org/stories/a-transforming-ot-appointment/

Slater, D., Korakakis, V., O'Sullivan, P. et al. (2019). »Sit Up Straight«: Time to Re-evaluate. *The Journal of Orthopaedic and Sports Physical Therapy*, 49(8), 562–564. https://doi.org/10.2519/jospt.2019.0610

Smith, C. (2017). *Understanding Hypermobile Ehlers-Danlos Syndrome & Hypermobility Spectrum Disorder*. Redcliff-House Publications. https://www.redcliffhousepublications.co.uk/pro

duct-page/understanding-hypermobile-ehlers-danlos-syndrome-hypermobility-spectrum-disord

Smith, E. (2018). Easier on the Joints: Occupational Therapy's Role in Treating Joint Hypermobility Syndrome. *OT Practice*, 8–13.

Smith, T., Mruzek, D. W., & Mozingo, D. (2015). Sensory Integration Therapy. In R. M. Foxx & J. A. Mulick (Hrsg.), *Controversial Therapies for Autism and Intellectual Disabilities: Fad, Fashion, and Science in Professional Practice* (2. Aufl., Kap. 15). Routledge. https://doi.org/10.4324/9781315754345

Smith, T. O., Bacon, H., Jerman, E. et al. (2014). Physiotherapy and occupational therapy interventions for people with benign joint hypermobility syndrome: A systematic review of clinical trials. *Disability and Rehabilitation*, 36(10), 797–803. https://doi.org/10.3109/09638288.2013.819388

Smythe, A., & Jivanjee, M. (2021). The straight and narrow of posture: Current clinical concepts. *Australian Journal for General Practitioners*, 50, 807–810.

Snyder, W. S., Cook, M. J., Nasset, E. S. et al. (1975). *Report of the Task Group on Reference Man.* Pergamon Press.

Sobhani-Eraghi, A., Motalebi, M., Sarreshtehdari, S. et al. (2020). Prevalence of joint hypermobility in children and adolescents: A systematic review and meta-analysis. *Journal of Research in Medical Sciences: The Official Journal of Isfahan University of Medical Sciences*, 25, 1–8. https://doi.org/10.4103/jrms.JRMS_983_19

Song, J. Z., Luong, D., Feldman, E. C. H. et al. (2023). Psychological interventions for individuals with Ehlers-Danlos syndrome and hypermobility spectrum disorder: A scoping review. *Orphanet Journal of Rare Diseases*, 18(1), 254. https://doi.org/10.1186/s13023-023-02799-y

Sperotto, F., Balzarin, M., Parolin, M. et al. (2014). Joint hypermobility, growing pain and obesity are mutually exclusive as causes of musculoskeletal pain in schoolchildren. *Clinical and Experimental Rheumatology*, 32(1), 131–136.

Sprinzl, B., Greiner, G., Uyanik, G. et al. (2021). Genetic Regulation of Tryptase Production and Clinical Impact: Hereditary Alpha Tryptasemia, Mastocytosis and Beyond. *International Journal of Molecular Sciences*, 22(5), 2458. https://doi.org/10.3390/ijms22052458

Stancil, S. L., Abdel-Rahman, S., & Wagner, J. (2021). Developmental Considerations for the Use of Naltrexone in Children and Adolescents. *The Journal of Pediatric Pharmacology and Therapeutics*, 26(7), 675–695. https://doi.org/10.5863/1551-6776-26.7.675

Stockwell, S., Trott, M., Tully, M. et al. (2021). Changes in physical activity and sedentary behaviours from before to during the COVID-19 pandemic lockdown: A systematic review. *BMJ Open Sport & Exercise Medicine*, 7(1), 1–8. https://doi.org/10.1136/bmjsem-2020-000960

Strigo, I. A., & Craig, A. D. B. (2016). Interoception, homeostatic emotions and sympathovagal balance. *Philosophical Transactions of the Royal Society of London. Series B, Biological Sciences*, 371(1708), 1–9. https://doi.org/10.1098/rstb.2016.0010

Sulli, A., Talarico, R., Scirè, C. A. et al. (2018). Ehlers-Danlos syndromes: State of the art on clinical practice guidelines. *RMD Open*, 4(Suppl 1), 1–6. https://doi.org/10.1136/rmdopen-2018-000790

TEDS. (2019a, Juni 26). *Coping with School with EDS and HSD – Webinar with Shani Weber.* https://www.ehlers-danlos.com/resource/shani-weber-coping-with-school-with-eds-and-hsd/

TEDS. (2019b, November 2). *Helping Children and Teenagers – Webinar with Tania Tirraro.* https://www.ehlers-danlos.com/resource/helping-children-and-teenagers-tania-tirraro/

TEDS. (2024). My Journey with hEDS: From Gymnast to hEDS Warrior. *The Ehlers Danlos Society.* https://www.ehlers-danlos.com/story/alice-w/

TEDS. (2025a). *Are the Ehlers-Danlos Syndromes and Hypermobility Spectrum Disorders Rare or Common?* https://www.ehlers-danlos.com/is-eds-rare-or-common/

TEDS. (2025b). *Assessing Joint Hypermobility.* https://www.ehlers-danlos.com/assessing-joint-hypermobility/

TEDS. (2025c). Der Weg bis 2026: Fortschritt in Richtung einer präziseren Klassifikation und Diagnose. *The Ehlers Danlos Society.* https://www.ehlers-danlos.com/road-to-2026/de/

TEDS. (2025d). *What is HSD?* https://www.ehlers-danlos.com/what-is-hsd/

TEDS. (2025e). *Why the Zebra?* https://www.ehlers-danlos.com/why-the-zebra/
TEDS UK. (2025). *The Ehlers-Danlos syndromes GP Toolkit*. EDS GP Toolkit for The Ehlers-Danlos Syndromes. https://gptoolkit.ehlers-danlos.org/
TEDS UK, & HMSA. (2025). *School toolkit for EDS and JHS*. https://theschooltoolkit.org/
Terry, R. H., Palmer, S. T., Rimes, K. A. et al. (2015). Living with joint hypermobility syndrome: Patient experiences of diagnosis, referral and self-care. *Family Practice*, 32(3), 354–358. https://doi.org/10.1093/fampra/cmv026
The Children's Hospital of Philadelphia. (2025). *Connective Tissue Clinic Therapy for Hypermobile Ehlers-Danlos Syndrome: Andrew, Alexa and Spencer's Story | Children's Hospital of Philadelphia*. https://www.chop.edu/stories/connective-tissue-clinic-therapy-hypermobile-ehlers-danlos-syndrome-andrew-alexa-and-spencer
The ILC Ehlers Danlos & Chronic Pain Foundation. (2019a, Dezember 10). *Webinar Dr. Andrew J. Maxwell, M.D. FACC. Pentad Assessment & Management Pearls*. https://www.youtube.com/watch?v=8wdVMvBfLCs
The ILC Ehlers Danlos & Chronic Pain Foundation. (2019b, Dezember 10). *Webinar Dr. Andrew J. Maxwell, M.D. FACC. The Embryology, Potential Mechanisms that Tie Together The Pentad*. https://www.youtube.com/watch?v=2mIzE2X9OJk
The International Consortium on Ehlers-Danlos Syndromes & Related Disorders. (2020). *Diagnosekriterien für das hypermobile Ehlers-Danlos Syndrom (hEDS)* (TEDS, Hrsg.). https://www.ehlers-danlos.com/wp-content/uploads/2020/11/heds-diagnostic-checklist-german.pdf
Theriault, C., Oyelola, O. & Zempsky, W. T. (2023). The Efficacy Of Low-Dose Naltrexone In Pediatric Chronic Pain: A Retrospective Analysis. *The Journal of Pain*, 24(4, Supplement), 84–85. https://doi.org/10.1016/j.jpain.2023.02.243
Thurmair, M., Naggl, M., & Speck, O. (2010). *Praxis der Frühförderung: Einführung in ein interdisziplinäres Arbeitsfeld* (4. Aufl.). Reinhardt.
Tinitali, S., Bowles, K.-A., Keating, J. L. et al. (2021). Sitting Posture During Occupational Driving Causes Low Back Pain; Evidence-Based Position or Dogma? A Systematic Review. *Human Factors*, 63(1), 111–123. https://doi.org/10.1177/0018720819871730
Tinkle, B. T. (2020). Symptomatic joint hypermobility. *Best Practice & Research Clinical Rheumatology*, 34(3), 101508. https://doi.org/10.1016/j.berh.2020.101508
Tinkle, B. T., Castori, M., Berglund, B. et al. (2017). Hypermobile Ehlers–Danlos syndrome (a.k.a. Ehlers–Danlos syndrome Type III and Ehlers–Danlos syndrome hypermobility type): Clinical description and natural history. *American Journal of Medical Genetics Part C: Seminars in Medical Genetics*, 175(1), 48–69. https://doi.org/10.1002/ajmg.c.31538
Tofts, L. J., Elliott, E. J., Munns, C. et al. (2009). The differential diagnosis of children with joint hypermobility: A review of the literature. *Pediatric Rheumatology*, 7(1), 1. https://doi.org/10.1186/1546-0096-7-1
Tofts, L. J., Simmonds, J., Schwartz, S. B. et al. (2023). Pediatric joint hypermobility: A diagnostic framework and narrative review. *Orphanet Journal of Rare Diseases*, 18(1), 1–10. https://doi.org/10.1186/s13023-023-02717-2
Überall, M. A. & Maurer, S. (2023). Niedrig dosiertes Naltrexon zur Behandlung der Fibromyalgie: Vom Paradoxon eines Opioidantagonisten in der Schmerztherapie. *Schmerzmedizin*, 39(3), 46. https://doi.org/10.1007/s00940-023-4162-9
Vadas, P., Guzman, J., McGillis, L. et al. (2020). Cosegregation of postural orthostatic tachycardia syndrome, hypermobile Ehlers-Danlos syndrome, and mast cell activation syndrome. *Annals of Allergy, Asthma & Immunology: Official Publication of the American College of Allergy, Asthma, & Immunology*, 125(6), 719–720. https://doi.org/10.1016/j.anai.2020.08.015
Vancouver Island Mental Health Society. (2024). *The long road to an EDS diagnosis*. https://vancouverislandmentalhealthsociety.org/podcast/the-long-road-to-an-eds-diagnosis/
Vasiadi, M., Kempuraj, D., Boucher, W. et al. (2006). Progesterone inhibits mast cell secretion. *International Journal of Immunopathology and Pharmacology*, 19(4), 787–794. https://doi.org/10.1177/039463200601900408
Viswanathan, V. & Khubchandani, R. P. (2008). Joint hypermobility and growing pains in school children. *Clinical and Experimental Rheumatology*, 26(5), 962–966.

Vuong, V., Mosabbir, A., Paneduro, D. et al. (2020). Effects of Rhythmic Sensory Stimulation on Ehlers–Danlos Syndrome: A Pilot Study. *Pain Research & Management*, 2020, 3586767. https://doi.org/10.1155/2020/3586767

Wallwork, S. B., Noel, M., & Moseley, G. L. (2022). Communicating with children about ›everyday‹ pain and injury: A Delphi study. *European Journal of Pain*, 26(9), 1863–1872. https://doi.org/10.1002/ejp.2008

Wang, E., Ganti, T., Vaou, E. et al. (2021). The relationship between mast cell activation syndrome, postural tachycardia syndrome, and Ehlers-Danlos syndrome. *Allergy and Asthma Proceedings*, 42(3), 243–246. https://doi.org/10.2500/aap.2021.42.210022

Wang, Y., Strutton, P. H., & Alexander, C. M. (2025). Falls and balance impairment; what and how has this been measured in adults with joint hypermobility? A scoping review. *BMC Musculoskeletal Disorders*, 26, 88. https://doi.org/10.1186/s12891-025-08318-3

Ward, S., MacDermott, E. J., Simmonds, J. et al. (2022). Symptomatic hypermobility in children and young people: A scoping review of clinical characteristics using a developmental framework. *Physiotherapy Practice & Research*, 43(2), 223–236. CINAHL Complete. https://doi.org/10.3233/PPR-220699

Whalen, K. C., & Crone, W. (2022). Multidisciplinary Approach to Treating Chronic Pain in Patients with Ehlers–Danlos Syndrome: Critically Appraised Topic. *Journal of Pain Research*, Volume 15, 2893–2904. https://doi.org/10.2147/JPR.S377790

Wiesmann, T., Castori, M., Malfait, F. et al. (2014). Recommendations for anesthesia and perioperative management in patients with Ehlers-Danlos syndrome(s). *Orphanet Journal of Rare Diseases*, 9(1), 109–109. Academic Search Ultimate.

Wilhelmsen, I. (2000). Brain-gut axis as an example of the bio-psycho-social model. *Gut*, 47 Suppl 4(Suppl 4), iv5–7. https://doi.org/10.1136/gut.47.suppl_4.iv5

Williams Buckley, A., Hirtz, D., Oskoui, M. et al. (2020). Practice guideline: Treatment for insomnia and disrupted sleep behavior in children and adolescents with autism spectrum disorder. *Neurology*, 94(9), 392–404. https://doi.org/10.1212/WNL.0000000000009033

Yew, K. S., Kamps-Schmitt, K. A., & Borge, R. (2021). Hypermobile Ehlers-Danlos Syndrome and Hypermobility Spectrum Disorders. *American Family Physician*, 103(8), 481–492.

Zabriskie, H. A. (2022). Rationale and Feasibility of Resistance Training in hEDS/HSD: A Narrative Review. *Journal of Functional Morphology and Kinesiology*, 7(3), 1–18. https://doi.org/10.3390/jfmk7030061

Zernikow, B. (2015). *Schmerztherapie bei Kindern, Jugendlichen und jungen Erwachsenen*. Springer.

Zernikow, B., & Wager, J. (2014). *Wissenschaftliche Fakten und Hintergrundinformationen zum Animationsfilm »Den Schmerz verstehen und was zu tun ist in 10 Minuten«*. Deutsches Kinderschmerzzentrum.

Zhu, T. H., Ding, S. J., Li, T. T. et al. (2018). Estrogen is an important mediator of mast cell activation in ovarian endometriomas. *Reproduction*, 155(1), 73–83. https://doi.org/10.1530/REP-17-0457

Zisopoulou, T., & Varvogli, L. (2023). Stress Management Methods in Children and Adolescents: Past, Present, and Future. *Hormone Research in Paediatrics*, 96(1), 97–107. https://doi.org/10.1159/000526946

Glossar

Agranulozytose	Durch Fehlen oder starke Abnahme der Granulozyten (eine Art von weißen Blutkörperchen) bedingte schwere, meist tödlich verlaufende Krankheit
Analgetisch	Schmerzlindernd
Anamnese	Strukturiertes Gespräch zur Krankheitsgeschichte und zum aktuellen Gesundheitszustand einer Person
Aneurysma	Pathologische, begrenzte, irreversible Aufweitung der Wand eines Blutgefäßes oder der Herzwand
Anhidrose	Stark verminderte bis fehlende Schweißbildung
Angioödem	Eine akut auftretende und einen bis sieben Tage andauernde Schwellung der Dermis, der Subkutis oder der Submukosa (verschiedener Hautschichten)
Antetorsion	Verdrehung einer anatomischen Struktur nach vorne
Antipyretisch	Fiebersenkend
Arteria-mesenterica-superior-Syndrom	Sehr seltene gastrointestinale Gefäßerkrankung mit einer Duodenalstenose (Einengung des Zwölffingerdarms) durch Kompression des distalen Duodenalabschnittes zwischen der Arteria mesenterica superior und der Aorta
Atrophe Narben	Blasse bis weißliche Narben. Bei kleinen, oberflächlichen Gewebedefekten sind sie nur leicht eingesunken (z. B. nach Schürfwunden), bei größeren Gewebedefekten liegen sie tief im Umgebungsgewebe (z. B. nach einem Abszess)
Atopie	Allergieneigung/Neigung dazu, mit Überempfindlichkeitsreaktionen auf den Kontakt mit ansonsten harmlosen Substanzen aus der Umwelt zu reagieren
Autonome Ganglionopathie	Autoimmunerkrankung, die Nervenzellgruppen angreift, die unwillkürliche Körperfunktionen steuern
Autosomal-dominante Vererbung	Bei der autosomal-dominanten Vererbung wird die Erkrankung in der Regel von Generation zu Generation weitergegeben. Bei einem von einer autosomal-dominanten Erkrankung Betroffenen besteht eine Wahrscheinlichkeit von 50 %, Kinder zu bekommen, die von derselben Erkrankung betroffen sind
Beighton-Scoring-System	Klinischer Test, der bei Verdacht auf Hypermobilität durchgeführt wird

Glossar

Brachyzephalus	Schädeldeformation mit einer Verkürzung des Schädels
Chiari-Malformation Typ I	Verschiebung von Kleinhirnanteilen durch das Hinterhauptsloch in den Spinalkanal
Chronische Fatigue	Chronische Multisystemerkrankung
Differenzialdiagnose	Beschwerdebild mit ähnlicher bzw. nahezu identischer Symptomatik, die vom Arzt neben der eigentlichen Verdachtsdiagnose ebenfalls als mögliche Ursachen der Beschwerden in Betracht gezogen werden muss
Dislokation	Vollständige Ausrenkung von Gelenken
Dunbar-Syndrom	Durchblutungsstörung des Darms durch Einklemmung des Truncus coeliacus
Dysautonomie	Funktionsstörung des autonomen Nervensystems (ANS)
Dyshidrotisches Ekzem/Dyshidrose	Krankheitsbild der Haut in Form von kleinen, fast immer juckenden Bläschen an den Fingerseitenflächen, Handflächen und Fußsohlen
Dysmenorrhoe	Schmerzhafte Monatsblutung
Dyspraxie	Koordinations- und Entwicklungsstörung mit Störung der Fein- und Grobmotorik
Ehlers-Danlos-Syndrome	Vererbbare heterogene Erkrankungen des Bindegewebes mit 13 Subtypen, die durch Mutationen des Gens hervorgerufen werden, das für das Protein Kollagen kodiert
Endometriose	Vorkommen von gebärmutterschleimhautähnlichem Gewebe außerhalb der Gebärmutterhöhle
Epidemiologie	Lehre von der quantitativen Erforschung der Faktoren, die Gesundheitszustände beeinflussen
Exterozeption	Wahrnehmung der Umgebung
Faszie	Bindegewebsstruktur aus Kollagen, die einzelne Muskeln, Muskelgruppen, Organe oder ganze Körperabschnitte umgeben kann
Fibromyalgie	Chronische Schmerzerkrankung
Genu valgum	Achsenfehlstellung des Kniegelenks (»X-Beine«)
Globusgefühl	Fremdkörpergefühl im Rachen bzw. Hals, das unabhängig von der Nahrungsaufnahme ist
Hämatologie	Lehre vom Blut bzw. den blutbildenden Organen und seinen Krankheiten
Hamstringmuskulatur/ischiocrurale Muskulatur	Muskulatur der Oberschenkelrückseite
Hernie	Eingeweidebruch, z. B. Leistenbruch
Hüftdysplasie	Angeborene Fehlbildung des Hüftgelenks
Hyperhidrose	Unphysiologisch starke Schweißbildung

Glossar

Hypermobiles Ehlers-Danlos-Syndrom (hEDS)	Subtyp der Ehlers-Danlos-Syndrome mit multisystemischem Charakter, der sich u. a. durch eine Überbeweglichkeit (Hypermobilität) der Gelenke auszeichnet
Hypermobilitäts-Spektrum-Erkrankung (HSD)	Erkrankung mit multisystemischem Charakter, die sich u. a. durch eine Überbeweglichkeit (Hypermobilität) der Gelenke auszeichnet, aber nicht alle Kriterien für hEDS erfüllt
Hypersensitivität	Überempfindlichkeit des Körpers bzw. seiner Rezeptoren (Zellen, die auf Reize reagieren und weiterleiten) gegenüber bestimmten Mikroorganismen, Stoffen oder Reizen
Hypotonie	Zwei Bedeutungen: 1. Herabgesetzte Muskelspannung. 2. Niedriger Blutdruck
Interozeption	Wahrnehmung von Signalen der Körperorgane und aller anderen inneren Körpersignale, inklusive der des autonomen Nervensystems sowie die Interpretation dieser Signale und die Reaktion darauf durch die betroffenen Individuen
Kinesiophobie	Angst vor Bewegung
Komorbidität	Begleiterkrankung
Komplexes regionales Schmerzsyndrom	Chronische neurologische Erkrankung, die u. a. mit Schmerzen, Sensibilitätsstörungen und Gewebeveränderungen einhergeht
Kraniozervikale Instabilität	Instabilität am Übergang vom Schädel zur Halswirbelsäule
Leaky Gut	Gestörte Barrierefunktion der Darmschleimhaut im Bereich des Dünndarms
Liquorverlustsyndrom	Krankheitsbild, dass durch den Verlust von Hirnwasser (z. B. nach einer Liquorentnahme) entsteht
Livedo reticularis	Netzartige, bläulich-violette (livide) Zeichnung der Haut
Lupus	»Schmetterlingskrankheit«; Autoimmunerkrankung, die alle Organe angreifen kann
Marfanoider Habitus	Äußerliche Merkmale, die auf ein Marfan-Syndrom hindeuten können: Lange Armspanne im Verhältnis zum Körper, lange Extremitäten inkl. langer Finger (Arachnodaktylie), Pedes plani (»Plattfüße«), ein hoher Gaumen und engstehende Zähne u. a.
Marfan-Syndrom	Vererbbare Krankheit des Bindegewebes, die durch Mutationen des Gens hervorgerufen wird, das für das Protein Fibrillin kodiert
Mastzellenaktivierungssyndrom	Multisystemerkrankung mit einer entzündlich-allergischen Symptomatik, die durch eine Überaktivität von Mastzellen ausgelöst wird
Menorrhagie	Verlängerte und verstärkte Monatsblutung
Münchhausen-Syndrom	Psychische Störung, bei der Betroffene Krankheitssymptome vortäuschen oder diese gezielt herbeiführen
Münchhausen-Stellvertreter-Syndrom	Psychische Störung, bei der Betroffene nicht sich selbst, sondern anderen Menschen Schäden zufügen

Nocebo-Effekt	Phänomen der Symptomverschlimmerung oder das Auftreten neuer Symptome, das ausschließlich durch negative Erwartungen zu z. B. Arzneistoffen, Behandlungen, dem eigenen Körperzustand oder einer Erkrankung hervorgerufen wird
Nozizeption	Schmerzwahrnehmung
Orthostatische Intoleranz	Unfähigkeit, den Körper über längere Zeit aufrecht zu halten
Osteoarthritis	Chronisch-degenerative Gelenkveränderungen mit Knorpelabbau
Osteogenesis imperfecta	Vererbbare Erkrankung des Bindegewebes, die sich durch eine unvollständige Knochenbildung mit erhöhter Brüchigkeit der Knochen auszeichnet
Pädiatrisches akutes neuropädiatrisches Syndrom (PANS)	Neuropsychiatrisches Syndrom, das durch das plötzliche Einsetzen von Symptomen gekennzeichnet ist, die einer Zwangsstörung und/oder Tic-Störung gleichen
Patella	Kniescheibe
Pes planus	Fußfehlstellung mit nach unten durchgedrücktem Längsgewölbe (»Plattfuß«)
Piezogene Papeln	Beulen aus Unterhautfett an der Ferse
Plagiozephalus	Schädeldeformation mit einer asymmetrischen Abflachung des Hinterkopfs
Polyzystisches Ovarialsyndrom	Stoffwechselstörung der Frau, die durch seltene bis ausbleibende Regelblutungen, Anzeichen eines Androgenüberschusses (wie männlicher Behaarungstyp oder Akne) und ggf. polyzystischen Ovarien (übermäßig große Anzahl von Follikeln oder übermäßiges Volumen des Eierstocks) gekennzeichnet ist
Post-Exertionelle Malaise (PEM)	Belastungsintoleranz; Symptomverschlechterung nach körperlicher oder geistiger Anstrengung
Posturales orthostatisches Tachykardiesyndrom (POTS)	Erkrankung, bei der Betroffene beim Wechsel in die aufrechte Körperlage (Orthostase) an einem erhöhten Puls und an Benommenheit und/oder Schwindel leiden
Prolaps	Vorfall eines Organs oder eines Organteils
Proliferation von Zellen	Wachstum bzw. Vermehrung von Zellen
Pronationsfußhaltung	»Abknicken« des Fußgelenks nach innen (Hebung des lateralen Fußrandes bei gleichzeitiger Senkung des medialen Fußrandes)
Propriozeption	Wahrnehmung der Lage und Bewegung des eigenen Körpers im Raum
Raynaud-Syndrom	Gefäßerkrankung, die mit krampfartigen Verengungen von Blutgefäßen und in der Folge Minderdurchblutung an den Fingern oder Zehen einhergeht
Restless-Legs-Syndrom	Unbeherrschbarer Bewegungsdrang und quälende Missempfindungen vor allem in den Beinen, vorwiegend in den Waden

Sjögren-Syndrom	Autoimmunerkrankung, die v. a. Speichel- und Tränendrüsen angreift
Skoliose (idiopathische adoleszente)	Dreidimensionale Verformung der Wirbelsäule (ohne erkennbare Ursache in der Jugend auftretende)
Somatosensorische Verstärkung	Erhöhter Wahrnehmung oder Verstärkung von körperlichen Empfindungen
Spasmolytisch	Krampflösend
Subarachnoidalblutung	Arterielle Blutung in den Subarachnoidalraum, den größten zusammenhängenden äußeren Liquorraum des Gehirns
Subluxation	Unvollständige Ausrenkung von Gelenken
Tethered Cord Syndrom	Pathologische Anheftung des Rückenmarks am Ende des Spinalkanals
Vasovagale Synkope	Kurzzeitige Bewusstlosigkeit (Synkope) in Folge eines überschießenden Vagotonus (Verschiebung des Gleichgewichts des vegetativen Nervensystems in Richtung des Parasympathikus)
Viszeroptose	Senkung der Bauchorgane

Sachwortverzeichnis

A

Acetylcholin 66
Adjuvans 85, 86
Agranulozytose 85
Aktivitätszentrum 111
Akupunktur 95
Aldosteron-Paradoxon 64
Allergie 65
Amygdala 61, 119
Anästhesie 89
Angioödem 66
Angst 26, 31, 45, 46, 48, 52, 60, 61, 64, 69, 71, 83
– Forschung Interventionen 117
– Management 119, 137
Anpassungsmaßnahme 82, 127
Antibiotika 89
Arthritis 49
Ärztliche und therapeutische Fachkraft
– Listen und Datenbanken 156
Aufmerksamkeitsdefizit-/Hyperaktivitätsstörung 49, 61, 119
Autismus-Spektrum-Störung 49, 61
Autoimmunität 49, 63
– Pentade 62, 66

B

Begleiterkrankung 45, 50, 82
– Im Kindergarten 128
– In der Ergotherapie 109
– In der Physiotherapie 96
– In der Schule 128, 131
Behandlungsleitlinie 77
– S2k-Leitlinie 21, 77
– Weg bis 2026 20, 77
Beighton-Score 22, 28, 34, 51, 78
Bendybodiespodcast 151
Bewegung 41, 44, 81, 100, 151
– Zum Schmerzmanagement 84, 92, 142, 144
– Zum Stressmanagement 138
Bewegungsfreude 81, 92, 130, 135, 158

Beziehung 134, 146
Bindegewebe 16, 24, 57
Biologischer Faktor 120, 123, 159
Biomarker 36
Biopsychosoziales Modell 123
– Diagnostik 119
Bipolare Störung 120
Blauer Fleck 26, 27, 44, 52

C

Chiari-Malformation 49, 63, 66
– In der Physiotherapie 96
Chimera Health 106
Chirurgischer Eingriff 88

D

Darm-Hirn-Achse 66
Dehnen 94, 97, 151
Dekonditionierung 58, 61, 81, 93, 129
Depression 47, 49, 61, 65, 69, 120
– Forschung Interventionen 117
Developmental Gym 104
Diagnostik 23, 36
– Erwachsene 19, 34
– Fehldiagnose 17, 18, 27
– Kinder 19, 29
– Nachteile 79
– Praxishinweise 78
– Verzögerte 17, 51, 78, 133
– Vorteile 52, 79
Dislokation 26, 31
Dokumentation 152
Dopamin 66
Dünndarmfehlbesiedlung 63, 65
Dyshidrotisches Ekzem 66, 70

E

EDS ECHO 150
Eingeschränktes Leben 52, 54, 158
Elastase 66

Elastin 57
Emotionale Gesundheit 60, 121, 134
Entspannungstechnik 138, 143
- Atemtechnik 138
- Meditation und Achtsamkeitsübungen 138
- Muskelentspannung nach Jacobson 138
Entwicklungsstörung 27, 79
Epigenetik 58
Epstein-Barr-Virus 25
Erfahrung Betroffene 17, 18, 20, 51, 121
Ergonomische Maßnahme 151
- Anziehen 113
- Bad 112
- Gurtsystem 111
- Hilfsmittel 127, 151
- Kindergarten 127
- Kleidung 113, 127
- Küche 108, 152
- Laufrad 111
- Mahlzeit 111
- Malen 113
- Schaukelpferd 111
- Schlafen 151
- Schreiben 108, 113, 151
- Schuhe 151
- Schule 128
- Sitzball 114
- Sitzen 128
- Tragen 128
- Treppe 112
Ergotherapie 25, 55, 84, 97, 106, 107
- Forschung Interventionen 73, 74, 106
Ernährung 89, 137, 152
- Nahrungsergänzungsmittel 89, 137
Erworbene Hypermobilität 50, 58
Essverhalten 118
- Essstörung 26, 49, 120

F

Facebook-Gruppe zu Hypermobilität 157
Fallbeispiel 16, 25–27, 47, 48, 97, 114, 120, 122, 130, 135
- Werkzeugkoffer Schmerz 146
Familienanamnese 34, 36, 78
Familienplanung 17
Faszie 16, 40, 95
Fatigue 31, 45–47, 60, 70, 81, 93
- In der Physiotherapie 96
- Management 117, 145
Fibrillin 58
Fibro Guy 105
Fibromyalgie 47, 67, 86

Forschungsstand 20, 45, 49, 56, 73, 158
Freundschaft 118
Früherkennung 17, 36, 78, 89, 92, 127

G

Gastroenterologie 80, 81
Gastroparese 97, 152
Gefahrenquelle im Alltag 108
- Bad 112
- Treppe 112
Gehirn-Darm-Achse-Kreislauf 65
Gehirnnebel 16, 47, 48, 64, 69
Gelenk 49, 54
- Extremposition 100
- Fuß 40
- Großes 110
- Hüfte 40, 43
- Kiefer 40
- Kleines 100, 110
- Knie 42, 43
- Schulter 28, 98, 101
- Sprunggelenk 40
Gelernte Hilflosigkeit 118
Genetik 57, 78
GP Toolkit 78
Gurtsystem 109

H

Hack (Tipp) 151, 158
Haut
- Auffälligkeit 30, 34, 39, 51
- Dehnbare 25, 80
Hernie 26, 30, 34
- Okkulte 25
Hinweis Hypermobilität 24–26, 92
Hormon 50, 58
- Östrogen 50
- Progesteron 50
Hüftdysplasie 41
Humangenetik 80
Hypermobility 101 Series 152
Hypersensibilität 26, 59, 60, 69, 71, 79, 158
- Geräusch 27
- Licht 27
Hypotonie
- Blutdruck 26, 47
- Muskelspannung 25, 108

I

Ibuprofen 42, 85
Inklusion 82, 93
Innenrotation
– Gelenke der unteren Extremität 43
Insularer Kortex 60
Interstitium 57
Intervention 73
– Ergotherapeutische 106
– Grundpfeiler 90, 134, 135, 158
– Hilfsmittel 73–75, 91, 100, 106, 108, 128
– Multidisziplinäre 73–75
– Pädagogische 73, 124
– Physiotherapeutische 74, 91
– Psychologische 73–75, 116
– Psychomotorik 125
– Stressmanagement 125

J

Jeannie Di Bon 105
JointSmart Child 116
Just GAPE 24

K

Kanarienvogel in der Kohlemine 63, 158
Katastrophisierung 117, 121
Kinder- und Jugendmedizin 26, 42, 55, 77, 132, 148, 149, 158
Kindergarten
– Anpassungsmaßnahmen 127
– Schwierigkeiten 126
Kindersitz 110
Kinderwagen 110
Kinesiophobie 50, 61, 81, 92, 118, 121
Klassifikation
– Internationale von 2017 19, 34
Kleinkind 25, 102
– Halten und Tragen 109
Kollagen 57, 63
Kommunikation 61, 95, 119, 122, 126, 129, 130, 134, 154
Komplexes regionales Schmerzsyndrom 67, 86
Kompressionskleidung 75, 87, 95, 113, 151, 152
– Forschung Interventionen 106
Konstipation 47, 62, 65, 69, 81, 108
Konzentration 26, 69
Koordinationsstörung 49
Körperhaltung 99
Krafttraining 59, 81, 94, 97, 107, 119, 151

– Fallbeispiel 135
– Forschung Interventionen 91
– Hand 108
– Hoher Widerstand 101
Kraniozervikale Instabilität 49, 63, 66

L

Lauflernwagen 111
Leaky Gut 65, 67
Lebensqualität 45, 56, 81, 92, 94, 116, 134, 145, 147, 151, 158
– Forschung Interventionen 74–76, 91, 106, 117
Liquorverlustsyndrom 67
Logopädie 25, 77, 112

M

Magen-Darm-Blase 26, 31, 45–47, 51, 69
– Management 89, 137
– Pentade 62
Marfan-Syndrom 16, 58
– Marfanoider Habitus 27, 34, 80
Massage 95
Mastzelle 49, 50, 61, 63, 65
Matrix
– Extrazelluläre 36, 57, 59
Mayo Clinic 55
MCAS 49, 51, 86
– Management 88
– Pentade 65
– Triade, Quartett, Pentade 62
Menstruationsbeschwerden 49
Metamizol 85
Mikrotrauma 49, 59
Missbrauchsvorwurf 18, 52, 79, 132
Mobbing 61
Motorische Entwicklung 25, 43, 97, 102
– Feinmotorik 112
– Krabbeln 25, 43, 103
– Laufen 25, 103
– Poporutschen 25, 43
– Zehengang 43
Muldowney-Protokoll 104
Multidisziplinärer Ansatz 56
– Forschung Interventionen 74, 75
Multiprofessionelles Team 132, 147
Münchhausen-(Stellvertreter)-Syndrom 18, 27, 79, 132
Musik 15, 108
Muskuloskelettales System 30, 39, 51, 59

Sachwortverzeichnis

N

Naltrexon
- Niedrig dosiertes   86, 152

Naproxen   42

Nervensystem
- Autonomes   45, 60, 64
- Enterisches   66
- Sympathisches   48, 63, 64
- Zentrales   59

Neurodiversität   60, 61, 79, 120
- Melatonin   137

O

Ohnmacht   48, 64
Opioid   85, 86
Orthese   95, 97
Osteogenesis imperfecta   16, 58
Osteopathie   92, 98

P

Pacing   53, 81, 83, 93, 127, 134, 145, 152
Pädagogik
- Forschung Interventionen   73
- Themenfelder für Fachkräfte   125

Panikattacke   48, 61, 64, 69
Paracetamol   85
Pentade-Super-Syndrom   51, 63, 64
Pes planus   27, 42, 80
Physiotherapie   25, 55, 73, 84
- Forschung Interventionen   73, 74, 91

Positionswechsel   110
Post-COVID   47
Post-Exertionelle Malaise   81, 83, 93, 145
POTS   16, 31, 45–47, 51, 60, 61, 63, 67
- Diagnostik   48
- Fallbeispiel   48
- In der Physiotherapie   96
- In der Schule   128
- Management   87, 119, 137, 145, 152
- Pentade   64
- POTS plus   62
- Triade, Quartett, Pentade   62

Prävalenz   15, 22, 78
Prävention   17, 36, 78, 81, 89, 92, 135
Prognose   49
Propriozeption   17, 44, 59, 60, 63, 107, 108
- Förderung   93, 112, 119, 128, 151
- Forschung Interventionen   91
- In der Physiotherapie   97

Psychische Belastung   17, 36, 51
- Management   117, 152

Psychosozialer Faktor   61, 74, 119, 120, 123
Psychotherapie   55, 83
- Fehldiagnose   117
- Forschung Interventionen   73, 74, 116
- Traumatherapie   119
- Verhaltenstherapie   83, 84, 117, 119, 121

Pubertät   50, 97

R

Raynaud-Syndrom   70, 130
Regeneration   82, 91, 135, 137
Resilienz   118, 130
Ressource   118, 130
Restless-Legs-Syndrom   40, 42
Rheumatologie   80, 81, 98
Rumpfstabilität   101

S

S2k-Leitlinie   77, 89, 158
Saugen   25
Säugling   25, 102
- Bauchlage   102
- Halten und Tragen   109
- Rückenschlaf   102

Schädeldeformation   26, 102
Schlaf   17, 26, 41, 48–51, 53, 64, 69
- Melatonin   137
- Schlafhygiene   136

Schleimbeutelentzündung   40
Schlucken   112
Schmerz   16, 58
- Akuter   31, 42, 59, 84, 139
- Bauch   41, 79
- Chronischer   31, 34, 45–47, 53, 84, 140
- Ergonomische Maßnahme   108
- In der Physiotherapie   96
- Kiefer   40, 152
- Kopf   48, 64
- Management   84, 108, 117, 138
- Management in der Schule   129
- Multimodale Schmerztherapie   84
- Rücken   40, 99, 101
- Schmerzmedizin   80, 81
- Schmerztagebuch   145
- Wachstumsschmerz   26, 27, 40, 53, 79, 87, 96, 139
- Werkzeugkoffer   134, 143

School Toolkit   133, 155
Schreiben   27, 108
- Hilfsmittel   113, 128

Schule

- Abwesenheit 129
- Anpassungsmaßnahmen 128
- Arbeit mit Erziehungsberechtigten 132
- Ausflug 129
- Lesen und Schreiben 128
- Nachteilsausgleich 128, 131
- Netzwerkbildung 132
- Notenschutz 131
- Pacing 129
- Pausen und Wege 128
- Schmerzmanagement 129
- School Toolkit 133
- Schulvermeidung 130
- Schwierigkeiten 126
- Sensorische Umgebung 129
- Sitzgelegenheit 128
- Sozio-emotionale Gesundheit 130
- Sportunterricht 128
- Toilettengang 129

Schwangerschaft 17, 52
Selbstfürsorge 122, 132
Selbsthilfeorganisation
- Begleiterkrankungen 156

Selbstmanagement 55, 133, 134
Selbstwert 122
Serotonin 66
Sitzkreis 111
Sitzposition 44
Skoliose 49, 80, 97
Smartphone-Nacken 99
Soziale Entwicklung 110
Spektrumstörung
- Multisystemische 16, 37, 78

Spielstation 111
Spinnennetz-Darstellung 38, 79
Sportart 26, 90
- Auswahl 95, 151
- Gefahrenquelle 128

Sprachliche Entwicklung 110
Steifheit 49
Stigma 18
- Psychische Erkrankung 123
- Soziales 52

Stress 18, 51
- Management 137

Studienqualität 74, 75
Subluxation 16, 26, 31
Subtyp
- Von EDS 19
- Von pädiatrischer HSD 30, 39, 40

T

Taping
- Forschung Interventionen 106

Teilhabe 17, 18, 52, 82, 92, 93, 107, 117, 130
Tethered-Cord-Syndrom 49
Tom Morrison 105
Trauma 119
Triptan 85, 86
Tryptase 62
Türhopser 111

U

Übergang
- In Ausbildung, Beruf, Studium 131
- In die Schule 131

Überweisung an andere Fachdisziplinen 80
Umweltfaktor 50, 63, 67
Ungeschicklichkeit 26, 44, 118

V

Vagusnerv 63, 65, 66
Vaskuläres EDS 81, 97
Venöses Pooling 48, 61, 63, 64, 70
Verhaltensänderung durch Hypermobilität 107
Verschärfender Faktor 50
Viszeroptose 66
Vitamin-Mangel
- Vitamin B12 25
- Vitamin D 41

Vorbereitung medizinische Termine 147
Vorlastversagen 64

W

W-Sitz 25, 26, 43, 111
Wahrnehmung 71
- Exterozeption 60
- Forschung Interventionen 107
- Interozeption 60, 61, 119
- Intervention 107
- Körper 122
- Nozizeption 60
- Sensorische 118
- Sensorische Integrationstherapie 106
- Sensorische Umgebung Schule 129
- Viszerozeption 60

Wechseljahre 50
Weg bis 2026 20, 34, 77, 89, 158
Wunderheilmittel 90

Y

Yoga 95

Z

Zebra 18, 122
Zentrale Sensibilisierung 59
Zusatzuntersuchung 80
Zwangsstörung 120